治療的面接への探求

1

増井武士

人文書院

序

神田橋　條治

増井君は臨床の人である、かかわりの現場に身を置く人である。生身の彼とであった人は皆知っている、彼は全身を感覚器官として場を感知し、全身で語りかける。身振りや表情だけでなく、音調も間もコミュニケーションの手段として駆使される。文章についても同じである。彼の文言は、受け手との関係の場のなかに投入される。彼の言葉がしばしば独語・呟きの様を呈するのはその故である。これは逆説ではない。整った言葉はそれ自体で屹立した主張であり宣言であり、受け取る相手を想定していない、場を無視しても成り立つ性質を帯びている。清清しさをもたらすことも多い。受け取る相手と自分とで作る場を想定して吐き出される言葉は、それ自体では完成していない。場の完成に寄与する使命を帯びているからである。真の臨床家の言葉はそうならざるを得ない。場に影響を与え受け手を変えるだけでなく、当然自分も変化する。それが臨床家の生きる姿である。清清しくなんかなるはずがない。

身を削るようにして紡ぎだした増井君の言葉が纏められた。今度は読者とのかかわりが想定されている。読者に変化をもたらすことが期待されていると言ってもよいだろう。ただし増井君はひとつの文章を生み出すたびに、自身変化してきたはずである。最後の巻にそれぞれの文章の初出が歴史年表の形で一覧できるように纏められている。臨床家増井君の成長の歴史である。増井君と臨床的な場を作り自己の成長に役立てたいと意図する読者は、年表の順序で読み進めると、ちょうど自分の成長段階のテーマに出くわし、当時の増井君とかかわる体験をすることになろう。出会いとはそれである。生身で抱き合っても出会いにならない場合がほとんどであることは心理臨床の常識である。増井君と出会う体験をする読者の多いことを期待する。

平成一九年三月

自序

はじめに――人生の逆算と「事実から学ぶ」という心理臨床観――

私が五〇歳を超えた頃から「私はいずれ死ぬ」というリアリティが高まり、それまでの「明日何をするか」という発想から、「死ぬまでにどう生きたいのか」といういわゆる人生の逆算的発想にじょじょに変わってきました。私事ですが私の趣味の関係上、友人はヨットマンが多く、その方達の多くは、そのような発想をしないと船で長期に渡り遠く外洋を渡って外国まで行くという見切りがつかないようなのです。

このような人生の逆算的発想をしかけるとじょじょに自分のしたいこと、やっておきたいことが少しずつ明確になり、自分の心理臨床についての考えなり方法について自発的に単独で本を書いておきたいという思いが深まり、学位論文のまとめなどを含め四冊くらいまとめました。この選集もその延長線上にあります。

私のそれまでの論文などは出版社からとか、ある方から依頼されてまとめるという形が大半でした。それゆえ、私のいわゆる研究業績一覧表なるものの多くは、共同執筆のようなものであり、どこかから依頼されてどこかの書物に掲載するという形のものが大半です。

また当然それらはさまざまな書物や学会誌などに散り散りになっていて一つのまとまった形にはなっておりませんでした。そのうち、上述した逆算から出てきた一つは、「伝える」ということで、スーパーバイズに少し力を入れるようになりました。そうなると、この人にはあの論文を、この人にはこの論文が役にたつだろうなどということが頻繁に起こるようになり、いちいちその部分のコピーをとるのがとても煩わしく、その都度一つにまとめられたらという思いがつのりました。また少数の方から「先生の文章は婦人雑誌から学会誌などどこに散らばっているかわからないので探すのに苦労するから一つにまとめて下さい」という声もありました。ですから、本書は私の散り散りになっていた論文や分担執筆したものの中で、これは良いなと独自に判断したものを選んで必要と思われる所を修正付加して出来上がったものです。むろんこれは少し悪いなというものも少し入っています。それは私という一人の臨床家として、どれほど変われるかという一つのサンプルとして読んでもらいたかったためです。

思い返せば私の臨床家としての奥の部分に、既成の理論や概念はとにかくとして、どのような面接が患者さんにとり自己回復の援助となりうるかという一点に向かって歩み続けてきた実感はずーっと続いております。ですからこの本のタイトルを考えていて、神田橋條治先生に少し話したところ、偶然にも私の考えていたものとぴったりタイトルが一致して、『治療的面接への探求』となりました。このタイトルに示された課題はたぶん、この仕事に携わっている限り残り続けると思います。けれど一応自分なりに、まあこのような面接がやれればほぼ満足いくものであり、その面接が仮にその回で終了しても、自分がその患者さんとの間で伝えて同意できること、予後のために伝えておいた方が好ましいことなどを含めてやれることを全てやっていて、打つ手は打って、自分のやるべきことはやってしまっているという実感が明確になってきたのは、十数年前からのような気がします。

私はこの仕事についてから、一貫して心の底にある願いの一つは一般受けする臨床研究家でなく、日々の臨床に黙々と打ち込んでいる地味な臨床におけるプロから評価してもらえる臨床家やその研究家になりたいというものでした。それは、私にとっては必然的に平たく事実を見て、その事実こそ何よりも優先させ、その事実から学び、その事実こそ最高の権威であり、発想の根拠となるという立場をつくりました。臨床的事実に寄り添う理論である限り、より臨床的治療的事態に活用されうるという大きな仮定に則っています。それゆえ、日本においてよくある何とか派の代表という理論から事実を学ぶというベクトルと当初より馴染まないものでした。多様な事実から学ぶ姿勢がないと自己完結してしまうからでもありました。それゆえ、この姿勢なり立場は、事実を基軸にして理論化を続けるという立場なりベクトルを形成しました。そして、それは日本においてはまだマイナーと思われる（国際的にはたぶんメジャーと思うのですが）立場に立ち続けていることと深く関係しています。

思い返してみると上述した臨床家としての自分の全面的見直しとか、それまでやってきたことへの絶望に近い反省の念が大波のように来て、それまでの自分を気持ちよく流して行き、ゼロから出発しようとしたことは私には三度くらいあります。その都度問題となったのは何だか自分の全身でなく、どこかある部分に片寄って話を聞いたりしたりする不全感が残っていました。そしてそれが薄皮を剝ぐように少しずつ薄れていき、やっと全身で面接の場に臨んでいる感覚が出てきました。おそらく自分の言葉では的確に表せませんが、面接の場での全身を支える第六感も含めた五感の適切な活用法のようなものを探索していたのだと思います。たぶん、今も、全身で聞いていないと思うときもむろんありますが、その片寄りは僅かな時間の修正で可能となりました。この薄皮を剝ぐ過程には、面接とは生き物であり、その本質は決して文章や言葉にならないという自覚の深さと対応しているように思われます。その自覚は、自分の心も生き物であり、その本質は「何か」であって決して言語にはならないという思惑が自分の心を生き物として作用させるために有用だったとも換言できると思われます。この「何か」に向かう時、五感の片寄りの修正とか、治療者としてまたは一人の人間としての全体的機能は「充全に機能する」方に導かれていくような気がしてなりません。

本書のタイトルでもある治療的面接とは私にとり何かを問うてみると、極めて簡単な答えが昔から常にあったような気がします。それは、ミクロには、自分のある対応により、少しは患者さんの心のボルトが緩んでいるかどうかの確認とも言えます。そして、もう少しマクロには、面接を始める時より、終了時の患者さんの表情なり、態度なり、足取りなりが、僅かでも和らいでいるかということであり、よりマクロには治療過程の中でそのようなな現象が目前に起こってきているかということです。

私自身として、常にこの単純な命題が最高の命題であり、そのためにあらゆる理論と方法を私なりに生み出してきたという実感があります。そしてそのために既成の多様な理論や方法を検討し、時には取り入れ方の工夫をしてきたようです。むろん、上述の目的に反する方法と結果からその方法に反する方法として工夫もしてきました。私のその工夫の特徴の一つは、多くの理論が、多様な心中を語ることに治療的意味を主張する反面、語らないで済むことの方が時として上述の目的が達成されやすいことも多いので、語らないで済む工夫も行ってきたとも言えます。私は詩やエッセーが好きですが、そのうちの一つに、愛することについて歌ったフレーズで、「愛は歌いたくない、そのわけも歌いたくない」というフレーズがあります。しかし、このフレーズの中で愛が雄大に歌われていることは、誰でも気づくことですが、同様なことは心と言葉にも言えます。これが私なりの「工夫」の一つだとも言えます。

今、現在進行中の私の理論や方法は、本論中にはそれほど納得のいく形では掲載されていません。もし掲載するとなると、別書に改める必要があるくらいその考えは次々に浮かんでは消えることを繰り返し、それはあたかも大海に流れ行く小川や大河のように止まる所を知りません。それらは、かろうじて掲載論文の追想の中で散りばめてはいます。というのも、前述しましたが、ある時期より私は面接という物の本質はその場こっきりの生きている生き物であり、常に変転して止まない物のように思えてならず、それは記述不可と記述する方が適切ではないかと思いかけました。それで随分前に面接の本質的な記述の可能性について、中井久夫先生に問いかけたことがありました。その時、先生は「かろうじて、バラバラのメタファの限りない連続のようなものがそれに近いかも知れんよ」と答えられたことの意味がそれなりに十分納得できたからにもよります。面接とは、流れ行く川に発する「アブク」のはじける音と姿の世界であり、言葉や文字という雑な網では到底すくい取れない次元の異なるものであり、それは言ってみれば「不立文字」とも言える世界にわれわれは生きているのです。それを換言すれば言葉にしてもしてもできない「何か」が一人の臨床家と患者さんとの間の本質的な生き物として「生きている」臨床の世界だろうと思われます。

それゆえ仮に「治療的面接学」という学があるとして、そこでの理論というものは、たぶん、面接行為一般において何らかの意味で、患者さんにとりその回復のために少しでも作用している部分の普遍的な項目の記述、考察であると考えられますが、この理論の記述は受け取られ方によってはその害も少なくありません。この事は後にもしつこいほど繰り返し示しましたが、「面接」行為は、「極めて個別的で、その時々の心の生き物の相互作用全体である」と定義したとすると、その定義が理論となり、以上で終わりということになります。そしてこの記述のみの理論の方が、ある方にとっては、その方の臨床行動にとり、より良い理論となるかもしれないことは容易に推定されます。例えばその方にとり、その生き物としての相互作用全体を考え、その方なりのその時々の治療仮説めいた柔らかい考えで動いていき、それらを常に事実と照合して、また考え、また事実と照合するという無限の連続体として面接があるからです。その時の事実との照合の一つの考えなり指標としてその方に似合った「理論」めいたものがあれば、その方の面接の質は向上するかもしれません。

多くの、ないしここでの理論とは、そのような形でインプットされることを念願しています。「理論」と銘打つ危険性は、「理論なり総論があり面接がある」と誤認されやすい点にあります。すると、極端な場合、「患者さんの基本や構造・指針が明確にならないと面接行為は不全になる」という生きた面接においてはとても有害な発想が発生し、その発想は治療者の自由な「心」なり感性の行動を困難な状況に導きかねません。それゆえ、理論があり面接があるのでなく、生きた面接がまずあり、その中で理論めいた事象が頭をかすめる時、初めてその論は面接に生きた論として蘇ります。

それゆえ面接とは、「閃く閃光。乱出して初めて正しい感性。ときめく仮定。声に聞こえる言葉にならない心と心。楽しげな微笑み。僅かな脱力。僅かな弾み」のようなものであると示す方が他の理論的な文章よりよほど自分の臨床の根の部分に近いことは確かです。これをどう論理化するかは、しないほうが良いという論理も十分成立するはずです。理論とは時としてそのままにして置くとそのままの全部生きた自然なものを、たった一つの線を引くだけで全く異なる二つの人工的な物にしてしまい、生き物としての自然がたちまち崩れていくように作用します。それは、心と言葉との関係も似たようなものがあるに違いありません。混沌という怪物に形を与えたら、たちまち死に至ったという古い諺は、生き物としての面接でのアナログ性の保存とデジタル性の定義のバランスを考える時、生きてきます。

何度も繰り返しますが、このように臨床とは元来刻一刻と不断に変転していく「生き物」であり、それ自体アナログ的な、「言うに言えない生体と生体との感じ合いの総体」であり、デジタル的言語では到底その姿を記述し尽くし得ないものであると考える方が、関係を自由に生きられると思います。そこで交わされた言葉は記述しきれない河に浮かぶ泡であり、決して河それ自体やその流れではありません。またそこには何の法律も決まりもなくただ「何とかしてもらいたい人」や時には「何ともしてもらいたくない人」とその要求に応じようとしている人がいるだけで、その二人の間にふさわしい決まりを大まかな「危害を加え合わない」という原則の枠にのっとり双方の合意を上手に「作って」いけばよいのです。そのような場と人があって決まりがあり、決まりがあって人がいるのでは決してありません。これを逆転すると決まりに縛られた面接となり、いかにその決まりにより、その方の能力が発揮できずに困っているかを私はスーパーバイズの場で嫌というほど見聞きして考えさせられてきました。いわく、「勉強する弊害」であり、「観念で対人関係を生きる窮屈さ」であり、「歩く前に考えてしまい歩けなくなる」不自然さであり、一歩一歩踏み出して、その景色を見ながらまたより風景のよい一歩を決められなくなる不自由さです。この心の在り様は患者さんの特有のものであっても、治療者はその病気の治療的な関係にするための罹り方と治り方を身につけていないと、きちんとした面接は難しいような気もします。本論がそのような方に何かの一歩を踏み出す契機になってもらえばと深く念じております。

実名記述やその他についての事前の了解

本書の各論文の前後に、その当時や今の思いを追想とかまえがきとして述べています。その中には実名で、あの時「××先生がこう言ったので」とか出てきます。これは私にとり、とても鮮明で大切な記憶なのですが、伝えた当の本人は全てと言ってよいほど忘れていると思います。それはあたかも「先生があの時×××と言ってくれってなかったら私は確実に首を吊っていました」と回復された患者さんが述べ、そのときの発言に当方は全く記憶がない事とやや類似しています。それは何気なくフッと出た言葉は、時には相手の心の深くに響くことが多くあるようにです。それゆえ、記述して失礼でない限り実名で、それもその場で敬語を使っていないなら、「××さんとか××氏とか」書かせて頂き、あまり不要な敬語を使っていません。場の雰囲気が伝わらないからです。それゆえ、実名記入された先生方はこの点を御了解頂き、失礼を許して頂きたいと思っています。

また、本書の随所に、「ある論文を神田橋先生に手渡すとポイと横に捨てられた」などの追想なり本文なりが繰り返し述べられています。事務的に考えると一度の記述で済むことです。しかし何度も異なる文脈の中で連想に浮かんだものは、それだけ私にとり心的意味が大きく、さまざまな文脈の中で示す方が、その意味の多様性が伝わると考えて、あえて割愛しませんでした。私の臨床家としてのある音楽におけるテーマコードのようなものです。またそれは、ある治療者の何気ない言動が患者さんの転機に大きな意味を持つという臨床的事実とも類似しています。

なお、本書で掲載した論文の英語のアブストラクトやキーワードの部分は本書の出版の目的ではないので全て割愛しています。また私の仕事の一つに何らかの学会での発表やコメンテーターやシンポジウム、学会前のワークショップなどがあります。正確ではないのですがたぶん数十回に及ぶと思います。知っている方も多いと思いますが、これらは他の学会と異なり、ほぼ二時間以上、時には六時間にわたるものであり、それらを本論の中に加えるなら到底気の遠くなるような話ですので、ごく僅かを残して後は全てカットするか、所々に追想の形で思い出として記入しています。それらの多くは再生不可能なもので、そのように扱われるのが最も私の中で活き、かつ読まれる方の中でも活きた形で受け取ってもらえるかもしれないと思ったからです。

平成一九年八月吉日

もくじ

II　治療的面接学各論——199

治療的面接への探求（全4巻）

① 治療的面接学総論／治療的面接学各論 **（本巻）**
② 症例研究／コメント論文／自己史論およびスーパーバイズ論
③ フォーカシング研究／イメージ研究／リサーチ論文
④ 文化・社会論、家族および家族面接論／小論、学会報告およびエッセー

凡例

一、本書には、著者の主要な著書、論文を選び、テーマ別に編成して収録しました。その際本書の統一は、必要最小限にとどめました。

一、本書を編集するにあたっての説明、注記は、［ ］で示しました。

一、「精神分裂病」という診断名は、現在「統合失調症」とされていますが、論文発表時の当時の表記をそのままにのこしました。

一、本書は公表される出版物ゆえ、原典においても記述した患者さんを特定できないような配慮は当然のこととしていますが、念のため連絡の取れる患者さんにはその原稿を見せて掲載の了解を得ました。

治療的面接への探求　1

I

治療的面接学総論

はじめに

「自序」で示した「面接」行為の個別性、その本質の記述不能性については何度も繰り返す必要がある程の要件と思われますので、まずここである理論を取り入れる弊害について少し細かく書いてみます。例えば、私の中で総論めいた面接の一つの原則として「抽象から具体」という指標があります。多くの患者さんはその当初は、自らの問題について、やや遠回しに、抽象的ないし比喩的に語ります。そして、その時々に「例えばその家族問題とはどういう事を示していますか？　もう少し具体的に話してくださる方がわかりやすいのですが」という対応なり、または自然のプロセスで、話はやや具体的にないし具体化していきます。そして、もっと生きた具体性を双方が知るために時として、「その時のあなたの気持ちはどんなお気持ちですか？　私なら×××のような気持ちになるような気がするのですが」などの、その具体性に「気持ち」という生き物を与えようとしたりすると、時としてそれは自然に生き物のようになって行ったりします。そして、「そのようなあなたの気持ちに対して、あなたご自身はどのように思われますか」という、気持ちへの気持ちの確認に到ります。すると、「そのような自分が許せないのです」などの気持ちが少し明確になれば「許せない気持ちがあり、それが少し変わると楽になると思いませんか？」というように、私の理論ないし方法における問題の核心的部分、すなわち気持ちと主体との関係が表れます。そこでやっと私なりの患者さんの心の治療の患部の一部に触れることができるようになります。

しかしこのような記述をすると、「抽象から具体」という総論が頭の中に強くインプットされている方がいるとすれば、その対応がその時々心の相互作用において視野狭窄に陥り、時には具体的にするために急ぎすぎ、自然のプロセスを乱して対応を事務的にさせ、患者さんにひどく負荷をかけて徒に疲れさせたりしかねない結果を招きます。ですから、われわれの仕事において総論めいたものは当初からあまり当てにせず、その場で感じられ考えられる具体的なものからそれに沿った概念なり考えを引き出すことが肝要となります。そのような生きた面接をより活性化させ、その質を向上させるような概念の使い方なりが肝要で、それが総論中の総論ともいえるポイントと考えます。そこにおいては、治療者は「抽象から具体」という原則の逆で、「具体から抽象」という原則があるようです。それゆえ、単に総論とのっけから述べることの弊害をまず前置きしておかねばなりません。

当然の事ながら、全ての面接が当初よりこうならなければいけないとし、このようにあるほうが好ましいわけではありません。全てが患者さんの現時点でOKなのです。また、患者さんの心的状況は無限です。そしてその内的状況は変転し続け何一つ同じ物はありません。会ってみて、その場の状況に合わせた時間がまず必要でしょう。そして、ある成り行きで、フッとある概念が頭をかすめる時に出てくる問いかけが臨床的に生きた問いかけとなり、その概念は生きた関係の中で生命を与えられます。ある場合は上述した原則に乗らず、ある患者さんは相変わらず抽象的な表現を続ける時もあるでしょう。そして、ある時フッと治療者に抽象的なことのみを語る事自体がその人との問題との関係のあり様だと頭をかすめたとします。するとその抽象概念が目の前の具体的な場面として見直されるかもしれません。すると、その治療者の聞き方が微妙に異なったものとなり、抽象的な話をより保証する事がその方との関係のあり方を保証するかもしれないと考えることが出来たなら、関係はもっと安定したものとなるかもしれません。その時、上述した原則が頭にあまりにも固くインプットされていると患者さんの話がなかなか具体的にならない時、治療者は不全感を覚えるかもしれません。すると、このような原則は治療的関係の弊害となります。

上述は各治療者が遭遇する何万分の一の例えでしかありません。その時、重要なことは、まず治療者がある感性を持つ「人」として面接を生きることが前提とならないと上述した発想が起こりにくくなると思われる事実です。

少々しつこく具体的に示しましたが、このような弊害は私のバイズを通じて「いたる所」に発見できます。それゆえ、まずは人間として会ってみて、その時の実感の中からでしか理論は生きた形で生まれてこないかもしれないという前置きはとても重要な記述と思います。

以上の点を確認して、ここでは私の治療的面接について総論めいた論文をまとめました。改めて、今、総論めいたことを示すなら、仮に私の面接が患者さんの回復のためになっているのなら、それは初回面接から、あらゆる患者さんを「私はあなたを変な目でみたり、嫌な方とは思っていません。かえってそうなって当然だと思っているのです」ということを態度で、表情で、音声で、また言葉で示し続けるからだと思います。そしてその方に、どのくらい、どうしたら、どれほど、どのようになるか、という不渡り手形にならない程度の予後についての希望の灯を明確にし、必ず伝えること。患者さんの身になり、上司や会社、学校への細々とした手紙を書いたり、その間に立ち、双方の葛藤を低下させること。妙な色眼鏡を持った理論を全て捨て、今ここの患者さんの気持ちをできるだけ生の形で理解することなどに尽きると思います。

本論のこの部全体を通じて流れる一つの命題は、理論という色眼鏡は時として患者さんを客観化して、その心の作用自体が治療関係に悪影響を及ぼすこともあるというプロセスの記述とさえ言えます。この事は人とは元来、対象化され、観察されるものではなく、親しまれ、愛される主体であるという極めて単純な、しかし最も基本的な命題にのっとっているとも言える私の持論です。またこれらの全ての理論は仮に私が患者なら、どう扱われたいかと思う原点からの発想で、その原型は何の難しい理論にも立脚していません。

私は自分の趣味や恋愛関係などのプライバシーを聞かれたら喜んで必要と思われるそこそこを話します。それが患者の「試し」とも思っていません。仮に「試し」であるにせよ、患者さんは「試す」必要があり、権利があり、そのテストを早目にクリアーしないと、本気で話す気にならないでしょう。私が患者ならそうです。「黙って話を聞いていて何の問いかけにも応じなかったり、何の個人的メッセージも与えない治療者に誰が自分の心を話すか」というサリバンの言葉がありますが、本当にそうだと思います。患者さんを一人の人間としての「そのまま」の質を大事にしてこそ、次の自分なりの技法が生まれるものだと今でも信じています。これらは治療者の心の「あり様」であり、俗に言う治療的自我といわれるものの患者さんが感じるものの総体であり、各自の治療理論と不可離の関係にあると思われます。

すさんだ心の治療

1　〝すさんだ〟ということばの意味するもの

すさんだ心の治療について考える前に、ぜひとも〝すさむ〟〝すさみ〟ということばの意味を明確にする必要がある。

この語句は、心理学や精神医学で用いられるいわゆる学術用語ではなく、したがって『心理学事典』（平凡社、一九五七）にも記載されていない。それゆえ、われわれが日常的に使用することばとして取り扱ってさしつかえなく、『新選漢和辞典』（小学館、一九七五）によれば、〝荒む〟という漢字があてられており、乱れる、ききん、穀物が実らないなどの意味が記され、象形的な解字として草かんむりは草を示し、その下は川が広くかすんで見えない状態であり、全体として「草がぼうぼうとして荒れている様」とある。

われわれが〝あの人の生活は最近すさんでいるようだ〟というときの意味もこれに近く、荒れ果てた乾燥地で水分もしめり気もない岩場が無限に続くような、また人と人とが憎しみ合い、闘争と殺戮を繰り返す光景が浮かびあがる。

こうした事象に共通することは、しめり気がなく生き物が成長しにくい状態ということであり、これを心の問題に当てはめると、人情とか平和、安らぎとは遠くかけ離れ、干からびて心の成長が阻害されている状態と考えられる。

しかし、心がこのような状態であっても心はその活動をとめることはせず、正常な活動を妨害されたそのエネルギーが外に向けられたとき、さまざまな反社会的な行動、たとえば非行や暴走行為となり、それが内向から内攻という形を取った時に自閉的なうつ状態や登校拒否症、対人恐怖、不安神経症などの形で現れ、こうした内攻がある気質と結合すれば、被害妄想や妄想気分、関係念慮や関係妄想を主症状とした心の病に発展し、身体的な面に転化すれば神経性食思不振や下痢・頭痛、自律神経失調という名のもとで要約されるさまざまな症状を呈することは想像に難くない。また、こうした病理的現象だけでなく、心身共に健康な社会生活を営んでいる者でも、一時的に心の成長がとまらざるを得ない事態におかれたとき、心がすさんでくることも多くの人が経験するところであろう。

2 すさんだ心の認知のされ方

このように考えてゆくと、すさんだ心の認知のされ方はさまざまであることに気づく。その一つに、少なくとも本人はおもしろおかしく生活しているつもりなのに、社会一般や他人からはすさんでいると考えられるものがある。「すさみ」を一つの精神的症状とするならば、その人は、いわゆる病識の欠けた人であるといえる。

この種のすさみは重篤な精神病をはじめ、非行、暴走行為、おとなの目に映るある種の子どもの遊びや子どもの目に映るおとなの遊びなどのような対人的・文化的・社会的、さらには世代間のギャップなどにも生じる。

これとは全く逆に、人から見て何不自由なく充実した生活を送っているように見える人が、他人には想像もつかないような心のすさみを感じていることもある。一見平和な社会生活および家庭生活を送っている人が、突然行方をくらますような場合は、これに相当するように考えられる。
このように考えると、〝心のすさみ〟は特殊な精神現象でなく、だれにでも起こり得る現象とみる方が適当であろう。

3　すさんだ心の底にあるもの

さて、こうしたすさんだ心がなぜ生じてくるのか。また、非常に多様な現れ方をするすさんだ心に共通する要因は何かについて考えてみるとき、多くの心理学の教科書に記載されている欲求阻止―攻撃説という考えが浮かんでくる。すなわち、一次的な食欲・性欲や二次的な金銭・信用・名声・社会的地位などの充足が妨害されると人は攻撃的になり、心がすさむというのである。

しかし、よく考えてみると、こうした欲求が充足されればすさんだ心がいやされるかといえば必ずしもそうではなく、地位や名声、金銭などの保持とさらなる追求が、心をよりすさんだものにしてゆくことも少なくない。

こうしたことから、すさんだ心の底にあるものは、単なる欲求不満とかの次元ではなく、もっと人間存在の本質にかかわる何ものかの欠損状態であると考えられ、たぶん、それは〝基本的信頼関係〟といったことばで表現できうる事象ではなかろうかと思われる。

この基本的信頼関係という観念は、〝基本的不信感〟(basic mistrust) という精神分析的概念に基づいているが、本論では、ある個人の長い生活史の中で育まれてきた社会や人間に対する半ば無意識的な接触様式という意味で使うことにする。こうした信頼関係が上司であれ友人であれ、家族や伴侶らのうちにただ一人にでも持ち得るならば、心的エネルギーがその相手に向かってスムーズに働き出し、相手のそれも自分に通じて交流や相互作用が生まれ、心が成長するきっかけとなる。しかし、こうした関係をだれとの間にも確立できなかったり、あるいは意識的には作りたいと望んでいても無意識面ではそうした強い接触を恐れて拒否していたり、仮にそうした関係を樹立したかの如く見えても充実した満足を得られず常に相手に何かを求めていたり、あるいはまた表面的には信頼関係があるようでもどこか空虚なものが強かったりする場合、この相互作用は妨害され、心的エネルギーは行き場を失い、正常な回路からはずれて歪曲した形でしか外部と接触できないことになる。

4　すさんだ心の治療に必要なもの――〝新しい対象〟(new object)――

〝新しい対象〟(new object) という概念は元来、小此木(一九七六)の提唱によるもので、青年期に発生する精神障害の治療において、本来的に青年期自体が持つ心的特性や精神発達過程の障害として色づけされる部分と、いわゆる病理的部分を吟味し、〝新たな成長過程〟への再統合を促進するためには、患者がいままで経験してきた対人関係(多くの場合は親子関係)とは異なる「新しい対象」関係を結ぶことの重要性を示したものである。

しかし、著者は、こうした考えは単なる青年期のみならず幼児期や学童期、いわゆる子どもにも当てはまり得ると考え、現在もその治療方法論の吟味と試行を行っている。

すさんだ心の治療においては、特にいままでとは異なった対人関係を治療者との間に積み重ね、そうした関係に十分保護されながら自分に気づいてゆくという治療が重要であり、またこうした青少年に接するときは、治療者が「新しい対象」たらんとする志向意識をある程度明確に持っている方が、治療がスムーズに進行するように見受けられる。

以下においては、そうした意図を持った治療面接事例を示してみたい。

5　すさんだ心の治療事例

本事例のA子は、中学二年（一四歳）の女子である。家庭は比較的豊かで、サラリーマンの父と母、兄一人の四人家族であり、ときどき父方の祖母が遊びや説教に来るという。

母の話によれば、A子は以前は無口であまり世話のかからない子どもだったが、小学三年ごろより父や母に対する反抗が強くなり、母もそのころ、A子の出産から幼児園時代にかけて夫婦間のトラブルやマイホーム資金作りのために働きに出て、あまり構ってやれなかった罰がきたと思い、〝自分の不徳の故だ〟という後悔の気持ちで対応していた。しかし、姑から〝すべて嫁がわるい〟と非難されることが多く、加えて親類に対しては〝できのわるい子ども〟を持ったことが恥ずかしく、そのことばかり気になっていた。

このようにして中学にどうやら入学した直後から〝友人がわるいため〟か、A子の反抗は親の無視へと変わり、ことあるごとに「死んでやる」と言い、また着物に異常な関心を示し、一日に四〜五回もタンスの中をかき回して着替えたり、長いスケバンのようなスカートを駅のロッカーに入れ、内緒で着替えて町に出たりするようになった。母が気にして注意すると、「あんた私の何なのさ」といった当時流行のことばをはき、時には「あんた私の実の母なの？」とはき捨てるように言い、「家出をしてやる」と家を出ては夜半前後に帰宅することが多くなり、夫からも責任を追及され、ほとほと行き場に窮して相談に来たのであった。

面接の当初は母親だけが来談し、しばらく母親の気持ちが落ち着くのを待ってA子との面接となった。約束当日、治療者が急用のため約束時間を少し遅れて入室すると彼女はすでに待っており、その姿は母親の話で想像していたより地味な制服姿であり、またそれが非常に似合っていた。

このような母のことばと実際の子どもを見たときのずれは、臨床の場で日常しばしば経験することであり、治療者としてこうした先入観を持ったことに少し心の痛みを感じ、いつか時をみてそのことを率直に話そうと決めた。

一般的にこのようなずれは、〝問題を持っている〟という目で見られている他人や社会からの告発に対し、患者みずから抵抗と否定を行い、自己をよい意味に向けて主張しようとする働きでもあると解してよく、これは初回に特に強く現れやすい。こうしたずれこそ、より健康になれるための最初の踏み台であるので、患者に対して他人の目に映る健康な感じを告げるか、そうすることの苦しさに対して共感していることを伝えるなりして、その努力を続けることを支持する方がよいと思われる。

こうした出会いにひき続いて、初回の面接が始まった。

服装は落ち着いたものであったとはいえ、彼女の態度は硬かった。また、ちょっとした仕草の中に、その年齢に不相応なおとなびた対応が見られ、それは見方によれば知的に早熟な優等生を相手にしているといった気分が入りまじり、「きょうわざわざ来ていただいたのは、お母さんよりしかじかの話があり、私もできればあなたがいろいろ自分のことを考えていくのに役に立てればと思い、こうなりました」と、事情をできるだけ率直に説明した。こうした説明についていろいろ是非の意見があるが、この理由は省略する。

ただ、こうした説明の後の子どもの反応は、一般にきわめて無関心に聞き流すか、それとも長々と弁護を始めるかの二通りに大別されるように思われるが、彼女の場合は前者であり、全く表情も変えず、事務的な感じを受けた。

また、さらにつけ加えて治療者は、「率直に言うと、お母さんの話を聞いて想像していたより実際のあなたはずいぶん違っていて少し驚き、同時に安心もした」と述べた。

こうした話に彼女は興味を示し、「よほどズベ公と思っていたのと違う?」と少しはすっぱに笑い、「もし自分がほんとうにズベ公なら、やはり困りますか?」と質問してきた。治療者は、ズベ公であるかどうかということ自体あまり興味がなく、そのことによって彼女の気持ちがいろいろ左右されることが気にかかるということを語り、少しずつ治療者自身が話しやすい気持ちになっていることもつけ加えた。

こうして初回時面接の終わりには、「制服が似合うと言われたのははじめてだ」と、A子が笑うようになった。すさんだ、心の行き場を失った心に新しい回路を与え、〝新しい対象〟としての関係を結ぶことを目的とする場合、治療者として特に留意すべき点は、そうした患者ないし子どもは、必ず治療者や教師を、両親ないし彼らを〝問題児〟として告発している社会の代理や代役だと認知する傾向があるということである。治療者や教師はまた、問題を持つ者の変化を希望する親や社会と、その変化に抵抗する本人との間に立たざるを得ない。そして告発される子どもは、必ずといっていいほど、目の前にいる人物はそのどちらの立場を取ろうとしているのか、告発される側の苦しみをどの程度〝うそ〟でごまかし得るのか、といったきわめて客観的な目で見、動物的にかぎ分け、教師や治療者を素早く評価し、断定するのである。

こうした傾向ゆえにまた、初回時面接がきわめて重要になってくるが、治療者が〝新しい対象〟として道が開かれてくるのは、親や社会でもなく子どもの味方でもない、ほかならぬ治療者自身であることに気づかねばならない。すなわち告発されている子どもも、半ば動物的に治療者のこの中間的な立場の弱さを知るがゆえに、治療者はより治療者自身になり得たとき、より確かな形で新しい対象関係が成立しうると考えられる。

こうした意味で、治療者として全くとりとめもないと思われる経験であっても、できる限り患者に対し、〝新しい対象〟になり得ると判断できる限り、すなわち治療者としての自己に許せる限り、自己の内面を透明にしておく方がよいと考える。こうした立場は必然的に親に対してもとられ続けることが好ましく、それは子ども、親の立場をより高次な視点でまとめたものになる。

このような接し方を基調にして彼女との面接が続行され、四～五回目までは主に〝家族の崩壊〟として要約できるような内容が語られたが、次第に訴えのための訴えという色彩が強くなり、「両親の非を論じる以外の気持ちも人間ならあるはず」といった治療者の指摘に彼女も同意し、そうした気持ちを表しやすくするため箱庭を作ることにした。

そこでは、〝一人の少女が牧場の片隅の家でじっと考えており、一人になれてほっとしている〟場面が作られた。

この発言は、治療者が彼女の内的世界に干歩しすぎているかもしれないという心配を起こさせたので、そのことを告げると彼女は、「たしかによい子になるよう努力し、少しは無理をしている」と述べた。

この面接の後、母に対して、「なぜ、あんな所に連れて行くのか」といった抗議が強く現れ、治療者には、「こんなことをしてむだではないか」と反発をあらわに示すようになってきた。しかしこうしたことは、母にとっては以前の〝実母であるのに継母でもあるかのような関係〟よりもはるかに楽であることや、治療者にとっても、以前の〝借りてきた猫〟のような姿より無理のない今の方が好ましいことなどが両方から本人に伝えられ、彼女もそういった意見にはあえて反論しなかった。

このようにして、一時的には「母に自分の話をもらしている」という訴えもあり、母親との面接を別の者が担当するということもあった。しかし、彼女の抗議がふたたび以前のときのような〝抗議のための抗議〟という色彩が強くなったときに、「かえって疲れはしないか」と治療者が感想を述べると、「そういえば少しばからしい」と率直に受けとめ、むりをした形で生きてきた姿を少しずつ吟味するようになってきた。

以上の面接経過中、母親の方も並行して、〝母親らしさ〟や〝子どもらしさ〟についての話し合いが持たれ、さらには母親自身の子ども時代における母子関係にまでさかのぼって検討し、母親の自己洞察も深められていった。

文献

小此木啓吾「青年期精神療法の基本問題」笠原嘉他編『青年期の精神療理』弘文堂、一九七六

（初出：『教育心理　特集心のすさみ』二七巻二号、日本文化科学社、一九七九）

追想

約三〇年前のもので掲載するのも少し恥ずかしいものでしたが、まあ誰でも「早めのうちはこんなもんです」というサンプルとして掲載しました。しかし、当初より、本論にあるNew Object的発想、すなわち「ある患者の心の対象希求性に適合する」という条件に見合うなら何でも利用してやろう、ないし、そのような内的適合性と形成する条件はいったい何か？　という発想はいまだに強く、自分の心理臨床の基本部分を形成し続けています。ペットを含め、ＴＶゲームや、パソコンは妙な治療者より、よほど、言葉を発しないで何も言わないだけ、無難で優れた治療者である事を最も良く知っているのは患者さんでしょう。

このような考えに基づきその臨床について、中河原史子さんと「New Objectを目的とした治療面接の試み――児童を対象とした事例を中心にして――」という論文をまとめて九州大学の『心理臨床研究』にまで投稿したのですが、最終的にNew Objectの内的作用の考察で双方の意見が分かれ、とり下げた事を思い出します。その時いつものように、前田重治先生にいろいろ御世話になりました。

面接における基本的心得
――その質の向上のために――

1　理解学としての心理療法――「聞く」ことと「理解する」こと――

ここでは心理療法という作業の基礎となる要件はどのようなことか、全ての面接で起こっている現象を深めるために必要な作業は何かなどについて、できるだけ専門用語を嚙み砕いて簡明に示したい。また、ここで述べる事柄は、心理療法という特殊な事象に限らず、むしろ医療現場で医療にかかわる者と患者との関係において、常に発生している問題でもあり、治療に携わる者にとって必要な、基本的な配慮でもあると思われる。

はじめに――「聞く」ということ――

いかなる面接の場においても、治療者が留意すべき基礎的な要件の一つは、患者がわれわれと対面するという行為自体、患者にさまざまな内的空想ないし体験を喚起する、あるいは喚起せざるを得ないという事実であろう。これを平明に述べれば、われわれは対人事態で常に多少とも他人を意識せざるをえないものであると言い換えることができる。例えばバスの中で、横に座る人を意識するように、である。

現在、心理療法に関する多様な理論や方法が展開されているが、いずれの立場においても重要な要件は、治療関係における相互の信頼関係であろう。そしてその信頼関係とは、面接において患者がわれわれを「理解する、ないし理解しようとしている他人」という患者の空想ないし体験を確実なものにする作業と言い換えることができる。この理解とは、患者にとって理解されたくない、ないしはわかられたくない気持ちの理解も含まれていることはいうまでもない。また、われわれが患者について、わかっていないことを理解してもらう相互理解も同様である。

心理療法の仕事が多少とも専門的であるということは、この「理解する他人」のイメージを、面接という場で患者の心にどのように定着してゆけるかという作業に専門的であるとでもいえよう。そして、その最も基礎的で、確実で、かつ伝統的な方法とは、とりあえず患者の言うことをしっかり聞くことであろう。

この「聞く」ないし「聞ける」ということは、後に述べるように、何をどのように、かつ正確に聞くのかという、もう少し細かい問題ともからんでいるが、それは一人の治療者の治療的達成のベースラインさえ規定していると考えられる重要な作業である。患者の言葉を聞くということは、患者のいいなりになるということではなく、その言葉をきっかけにして、患者の心をできるだけ正確に理解するために、まずその言葉を聞く必要があるのである。

治療者―患者関係――「聞く耳」の相互性――

それではなぜ患者の心は、できるだけ正確に理解される方が好ましいか。その大きな理由の一つとして、治療者の正確な患者への理解は患者自身の自己理解に通じ、患者自身が混乱していた心を僅かずつ「整理」できることにも通じることがあげられる。またこの正確な理解は、誤解より患者の心をずいぶん和らげ、治療的な治療者―患者関係の育成にもつながる。むろんそれは、治療に必要な治療者―患者の信頼関係をはぐくむことにも通じる。

これらはきわめて常識的な事柄であるが、医療の場では患者にとって基本的な要件の一つとなる。これらの要件は医療に携わっている医療サイドの人間が、もし自分が患者になれば、どの程度のことが上質な医療サーヴィスとなりうるだろうかということを考えれば、より理解されやすくなるだろう。

心理療法の仕事は患者の心の理解に始まり、その理解に終わるといっても過言ではない。付け加えるならば、その理解は患者にとって大きくも小さくもない、より正確な理解である方が好ましい。「正確な」ということは、患者にとって、うなずける理解であるという理解の客観性のことを意味している。

この正確な理解とは、換言すれば「ありのままの理解」ということもできる。例えば、「理解されないにきまっている」という患者の心の理解であったり、患者が言葉では言いにくい、どうにかなりそうな気持ちの理解であったりする。むろん、時には、理解されたくない心の理解であったり、他人にはわかるはずがない気持ちの理解であったりもする。また、時には、患者が言葉で表現できにくいこともある。そのとき、その内容や苦しみの細部の理解は困難であるが、「言葉で表現できにくいこと」の理解は可能である。

このように、とりあえず、われわれは患者の言葉や言語を聞くことが肝心である。それは患者の心を正確に理解するためには、その言葉を「きっかけ」にすることが比較的確実であるからである。

むろん人の言葉と心は、実際は別にあるのではなく、コンピュータが語る言葉でなく人間が語る言葉である限り同時にある。すなわち、人の言葉にあっては、心を伝える言葉と意味を伝える言葉が同時に混在している。このことをもう少し細かく記述すれば、人の言葉には言葉の発生系統の源である、動物としての鳴き声という音声で心を伝える側面と、その音声が人間で共通の意味をもっている側面（神田橋、一九八四）とが混在しているともいえる。

再三繰り返してきたが、通常われわれが「聞く」ということは、患者が語るいくばくかの言葉を聞くことを示している。しかし、その治療者の聞く耳は、患者の言葉を通じて一刻一刻変化する、患者の生きた心の動きに向けられない限り、その理解は硬化してしまう。通常、心理療法でいう「今、ここ」での理解とは、患者の言葉の基盤にあって変化しつづける心のゆらめきについての理解なのである。

われわれが聞こうとするこの心とは、言葉で表現された「何か」であり、それは言葉で表現された何かの体験についてであるといえよう。そして、通常、この何かの体験とは、表現された言葉よりもっと漠然として、広くて生命的であり、多様な意味をもっている。それらは、いわば「ひと口では表現され難い」ものであり、ときには、「筆舌に尽くし難い」ものでもある。われわれが理解しようとするのは、そのような心の動きなのである。また、筆者の限られた体験から述べれば、この心とは、通常われわれが言葉でその表現を試みるよりもっと自分らしく、本当に近い自分をよく知っており、多くの場合、身体的な感覚という心の基盤を形成する生理的過程を含む、きわめて全体的で広い活動を行っているものである。

この心とは、例えるなら、われわれが語っていることと体験していることについての行き違いを感じさせるようなものでもあり、われわれは常にそれを感じてはいるが、しかしその言語化は即座には明確にならないような、自己の体験についての全体的な感覚であるといえる。心理療法の基本的な目的は、この全体的な心の感覚を面接の場で柔らかくし、患者がより広く自分の心の動きについての自覚なり、なんらかの対処がスムーズに行えることへの援助であるといえる。

心理療法における治療者―患者関係の基本にある相互過程をやや細かく示すなら、面接の場で患者が自らの漠とした心について語る言葉から、治療者が患者のその漠とした心について聞く耳を通じて、患者が自らの漠とした心に問い合わせることができる「耳」がじょじょに回復してくるという、相互過程のことを意味している。これを平明に述べれば、患者が自らの言葉を通じて自分の心を聞けるようになるためには、いっときの間、治療者が患者の言葉を通じてより正確にその心が聞ける治療者の耳が、とりあえず必要であるということもできる。

以上に述べた事柄は、治療面接における基礎的要件である。ここで基礎的要件として示したのは、それは、多くの治療理論なり方法が、暗に抱いている常識と共通しているからである。幾多の治療方法が咲き乱れている現在、とくにこの基礎的常識は明確に指摘される必要があると思われる。

心理療法における心と言葉

先に患者の心を理解するために、まずは言葉を聞くことであると述べた。そこでは心と言葉が一応別々の形で扱われている。ところが実際、精神的に健常な人でも、多少とも混乱している患者の場合でも、心と言葉は触れ合ったり、行き違ったりして、その関係はまさしく流動的である。

しかしここで言葉と心を一応別々に考えている理由の一つは、それらを別々のものとして考えることの方が言葉と心は同じであると考えるより、患者や治療者自身の言葉と心とのからまりぐあいが理解しやすくなってゆくからである。また別の理由として、われわれの接する患者は、一般的に健常人に比較して言葉と心が別々のようになっていることが多いので、常に患者の言葉からその心を正確に理解する必要が生じてくるからである。

患者が発した言葉が、常に患者が述べたい自分の全体的な心を示しているなら、それはむしろ患者ではなくなったときか、あるいは自分の心のすべてを急いで伝えようとして、それを聞く者に多少なりとも訳のわからない思いをつのらせるときか、であろう。

本論では細かい言語の発生について記述するのが主旨ではないので割愛するが、われわれの使用している言葉とは、人間の間の共通した記号ないしサインであって、元来きわめて具体的に感じられ続けていく「心」を伝えるメディアとしてふさわしくない面も多分に含んでいるものである。例えば、われわれの気持ちを相手に正確に伝えようとするとき、多少とも「ああでもなく、こうでもない」という表現になるように、本来心はなかなかひと口では割り切れないものであり、こうであると割り切るとき、またそうでもなくなるものである。しかし言葉ないし言語化という作業は、元来、「どうであるか」という「割り切り」により成立している。心とその言語化とは常にそういった相反する作業を同時に、かつある程度の水準でまとめていくことを繰り返しているのである。

また「筆舌に尽くし難い」ということわざにもあるように、感きわまった感動なり喜び、あるいは逆に離人感なり悲しさや、またこの世界が本当にどうにかなってしまいそうな、患者の症状が活性化したときの特有の感じなどは、まさにことわざ通りそれが言語を圧倒する体験であるだけに、その表現が困難ないし不可能となる。そのようなとき、場合により患者は沈黙する。そこで仮にある治療者が言葉と心がイコールであると想定する習慣がついているなら、その患者の沈黙は患者の心には何も起こっていないことであるという、とんでもない誤解が生じてしまう。また、このような特殊な事態でなく、内閉的で多感な患者が、人前や治療の場で何も言わないで沈黙してしまうようなとき、それは何も感じていないからではない。事実は、それとは逆にあまりにも多く感じすぎていて、その言葉どころではない状態であることは、患者にそのように確認すると、事実であることが容易に確認できる。すなわち「何も言わないのは、あまりにも多くのことを感じているからでしょう」という確認である。このような事態が多く発生するような臨床場面において、心と言葉を一応別々に考える習慣をつけておくことが、心の理解に役立つことが多いのである。

また言葉と心についてもう一つ付加すべき事がらがある。それは、言語化という作業は、このように内界が多感で多忙な患者にとって、相当疲労させる作業であり、場合によっては沈黙によってかろうじて守られ続けてきた患者の内的一貫性が混乱することにある。このようなとき、①その心や体験の理解のため、②とくに言葉と心とを別々に考え、③患者の言語と心の関係をより正確に把握する必要がある。

以上心理療法において、言葉と心を区別して考えることが「有用」であることの二、三の根拠を示したが、それらを図示すれば図1のごとくになろう。図で示そうとする趣旨は、われわれの言葉というものは、心の全体の動きの「あぶく」のようなものでしかないことを示そうとしている。

図1においては、まずわれわれの心を支える身体、生理的基盤としての身体がある。次にその身体がやや心に

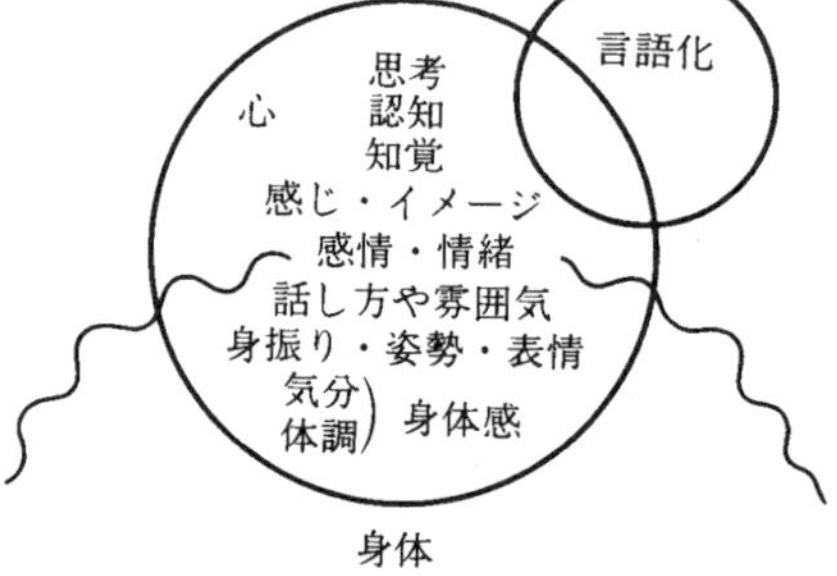

図1　心と言葉

接近したところに、その日の体調や気分という身体感があり、次いでその人の身振りとか姿勢や表情という、心を示す生理的な側面がある。そしてその人の話し方や雰囲気という精神的・生理的側面があり、もう少し心の部分に近づくと、感情や情緒、感じやイメージなどがあり、次いで知覚や認知、思考という形でじょじょに心の上層部の働きとなる。むろん人の心は、このように明確に線引きできるものでなく、これらは生命体のように連動し、一刻として静止していないし、その区分も曖昧である。

心理療法で扱う心とはこの全体的な心であり、身振りとか姿勢や表情などは、言語化された言葉よりもっと正確な患者の心のメッセージとして理解されうる。治療者がこのような全体的な心の理解を心掛けようとすること自体が、患者にとって心の全体的な理解を心掛けさせることと相互的であるからである。

「聞く」という文字

「聞く」という漢字を分解すれば、「門」構えと「耳」とによって構成されている。この構成はいろいろな意味をわれわれに教えてくれる。その一つは、自分という門の中にあって耳をよく立てて、教える人ないし患者の言うことをよく聞く、ということであろう。そして他の意味としては、自分という門から出て耳を外にもっていって、教える人ないし患者の言葉を聞くということである。これらを換言すれば、前者は患者の言葉を自分の心でしっかり聞くという意味であり、後者は患者のことについてあれこれ考えるという、自分の思惑を一応置いておいて、自分という門から外に出て患者の言うことをまずは正確に聞くという意味を示しているともいえる。

結論を急ぐ必要はないが、心理療法の仕事では、この両方の仕事が同時に行えるように自分の耳を育てていく必要がある。自分の心で聞こうとすると、聞く人の「私」が入りすぎて、時として独断となる。かといって、極度にそれをなくそうとして、患者の心を正確に聞こうとするあまり、治療者の「私」がどこかに忘れ去られ、結果的にはまるで聞く機械のようになってしまう。

このように述べると、それらは両立が不可能なように思われるが、「聞く私」としての治療者自身の心を聞きながら患者の言葉を聞き、それが正確な理解であるかということを患者に聞くという基本的な姿勢があれば、じょじょにこの二つの耳が同時にバランスよく治療者に育成されてくるものである。

この治療者の心掛けと態度は再三繰り返してもよいくらい、基礎的で重要な作業である。なぜなら、このような姿勢や態度自体が患者にとって、すでに治療的であるということ以外に、先に述べてきた心理療法に関するさまざまな理論や立場のいずれにおいても、治療者の正確な「耳」がもたらす「理解」がその基本にあるからである。このことはまさに、どのような理論的な建築物にせよ、土台と基礎が十分でない限り、その上に建った理論は砂上の楼閣になるとでもいえよう。

心のほぐれと、新しい体制の出現

以上の論述を少しまとめてみよう。まず心理療法においては、とりあえず治療者のあれこれの思惑をカッコにくくって、まず患者の言うことを「聞く」ことが重要である。この聞くということは、患者の言葉を通じて、患者が「今、ここ」で体験している心や苦しみの正確な理解のために必要なのである。すなわち治療者のその「心」を聞く耳は、患者自身が自らの心を聞く耳を形成する作業と相互的な関係である。そして、じょじょに患者が言葉を通じて自分の心が整理されるなり「理解」されることによって、心の硬さがほぐれてくる。

心理療法の仕事を例えるなら、患者が今までもつれていた心の糸を、あわてて一本の糸にしようとすればするほど、そのもつれが硬くなってしまったようなとき、まず治療者がそのもつれ具合を見て、どのようにもつれているかを落ちついて観察し、早急に一本の糸にしようとせずに、逆にその糸のもつれをじょじょに解きほぐそうとする作業に類似している。

心のもつれとは、糸のもつれのように、見る角度や見方や見る方向によってさまざまに変化するものである。心理療法とは、このもつれた糸を点検することと、それを整理すること、そしてそれらをほぐすこと、そしてその結果として、そのほぐされた糸が新たに次の事態に備えられるような援助をすることであり、それらの作業の繰り返しであるといえよう。この過程は心理療法という作業を患者側から眺めたとき、多くの心理臨床にある程度共通する基礎的な過程でもあると考えられる。

2 二、三の基本的な治療的心構え

前にも述べたが、心理療法とは、患者の理解に始まり、患者の理解に終わると表現しても過言ではない。なぜ「理解」が必要なのか。これも以前に少し触れたが、理解は誤解より人の心を安堵させ、その心を安静にし、余分な心的エネルギーを鎮静化するからである。そしてこの心の安静とか鎮静という作業は、心の治療に限らず、身体の治療においても医療の原則であり、それ自体が治療的だからである。繰り返すようだが、この常識的な考えは、それが常識であるだけに基本的な配慮であり、心理療法を支える基本的な作業となる。本節では心理療法における理解をめぐって、その正確性を促進するような二、三の心構えなり、要件を簡単に述べたいと思う。

教えることと教わること——患者は病気の先生——

患者の気持ちや心の理解が心理療法の原点であるということは、すでに再三述べた。そして治療者の患者への理解の正確性が、治療関係における信頼関係を形成していくうえで不可欠な要素であることも、また、この正確性はまずは患者の言おうとしている言葉を「聞く」ことがその原点になっていることもすでに述べた。

われわれはいろいろな精神的混乱についての「知識」を、さまざまなメディアを通じて得ることができる。しかしそこで、例えば強迫神経症とか、分裂病とか、さまざまに分類されている患者の一般的特徴を知ることができても、元来、そのような分類は知識の整理や考え方の整理には役立つにしろ、それらは概念であり、観念上の産物であり、強迫神経症一般の患者などは存在しないのである。常に存在するのは、そのような傾向をもった一人一人の患者であり、一人一人の患者がそれぞれに苦しんでいるわけである。そしてその苦しみはいくばくかの共通点はあるにせよ、ある患者にとっては、その人の客観的な年齢の半分以上もその病気と連れ合っており、その患者の苦しみは患者が最もよく知っており、その苦しみの細部は患者にしかわからないものである。

また、とくに境界線症例や分裂病の患者のように、言葉を圧倒するような不安や自己自体についての一体感自身が言いようのない体験により、いわば別の自分になってしまいそうな不安や体験は、それが言葉にならないものだけに、その苦慮の正確な理解と共感は困難である。むろんこの理解は、治療者自身の感性や体質により多少の差はあるにせよ、患者の体験が通常人との思考や感性を凌駕しているゆえに困難さがつきまとうのである。そのような次元では、とくに患者は病気の感性のプロであり、しょせん治療者はアマチュアの域を出ないことを自覚しておくことは重要である。そして患者は病気の先生と考え、患者から教えてもらうという基本的な姿勢が重要になってくる。

「患者は病気の先生である」という基本的な姿勢がもたらすメリットは次のように考えられる。その一つは、そのような姿勢をもつことにより、治療者のその患者に対する理解の正確性がじょじょに増加してくることにある。

心理療法において、治療者が患者に教えようとすればするほど、患者側に立った心の理解の正確性は一般的に低下するようである。その低下がもたらす弊害に比較するなら、患者から教わろうとする姿勢の積み重ねがもたらす治療的メリットは大きい。患者が先生であるという姿勢のもたらす他の長所の一つは、そのように考えている限り、その患者との治療過程は大くずれしない点にある。心理療法において、治療者が患者に教えようとしたり、治療過程を引っぱろうとするほど、治療関係はあわただしくなるものであり、それらが患者の安静と沈静につながらないことが多い。堅実な治療過程では、治療者の歩行速度が患者のそれより僅かにゆっくりしたものであり、患者の二、三歩後を歩んでいるように見える。患者が先生であるという姿勢がもたらすものは、患者より早く急いで歩こうとしないことがもたらす治療過程の堅実性にあろう。

また患者が先生であることのメリットのもう一つは、患者の理解の正確性というメリットと重複するが、患者の話をよく聞けるところにある。そしてそのような姿勢を治療者が持ち続けることで、患者が次第に、この治療者なら自分の体験を教えてもよいという気持ちが高じて、それ自体が治療関係をなめらかなものにする。そしてその関係は、治療者が自分を教師と考え、何か患者に教えなければならないような態度がもたらす治療関係のぎこちなさに比較すれば、よりましであろう。

このように患者は先生であるという態度は、治療者の別の態度なり姿勢に比較して、「まだまし」という、すなわち〝better〟である表現をしてきたのは、心理療法において〝best〟という発想より、「よりまし」であるとする緩やかな発想それ自体が治療関係をマイルドなものにするからである。

最後にこの姿勢がもたらす最大と思える長所の一つは、その患者から教わろうとすることの蓄積による治療者の共感能力や、治療過程を見る能力の増加にある。治療者が患者の事実を見て事実から教わろうとすることは、ある治療理論から患者の心を見て、その治療理論から教わろうとするより困難な作業かもしれないが、患者について偏りがなく、より正確な知識が育成されると考える。

心の区画整理のための「言葉」

心理療法における心と言葉についての関係の特徴を示すために、きわめて適切な「たとえ」がある。それは昔、混沌という怪物がいて、ある賢者がお礼のしるしにそれに目鼻をつけてあげたら、混沌という怪物が死んでしまった、というものである。極端に割り切るなら、この混沌という生命体は、われわれが理解しようとしている心の動き全体を示し、それらについての言語化や概念化は目鼻をつけることに相当するだろう。

この混沌とその目鼻についてのたとえは、おもに二つの理解が可能であろう。その一つは、患者の漠とした心について上手に目鼻をつけると、それが沈静化するという意味である。この意味は、従来から心理療法において、治療者の共感的理解とか感情の明確化といって、われわれが重視してきた作業のもつ大きな治療的意義に通じる。患者が治療者の言葉や概念を通じ、じょじょに自分の心やその動きが明確になってくるのも、おもにこの働きによることが少なくない。

また、この混沌と目鼻のたとえのもつもう一つの意味は、元来生き物である患者の心や、そしてわれわれの心に下手に目鼻をつけると、それらは形骸化し、硬直し、死に絶えるという意味である（増井、一九八九ａ）。言語の発生過程から考えても、ある心の言語化とは、その心の極端な抽象化である。患者の、そしてわれわれの心を言語化し、時に分析し、時に概念化し、ある枠組みで理解する場合、必ずそれらの作業に含まれない心が存在する。そしてそれらの心は言語化・概念化により割愛され続けてゆく。そしてその作業が行き過ぎた場合、不適切な言語化によって置き去られた心は、治療者の予想以外の治療過程を展開させるものである。

心理療法とは、換言するなら、この混沌とその目鼻づけについての二つの意味での効用をめぐる治療的なバランス感覚についての理論ないし方法であるともいえる。またそれは、発音すると同一になる「言語化」と「言語下」、すなわち人の体験の言語化とその言語の下で体験されているものについての治療的配慮、および患者―治療者間における言語化と、そして言語下体験における相互性とに注目した方法とでもいえよう。

また心理療法とは、混沌とした患者の理解を、治療者の患者についての混沌とした心から開始しようとするものであるとも表現できる。それは、患者の混沌についての治療者の混沌を媒介とした理解であるともいえる。このように考えると、心理療法における言葉とは、心の区画整理のためにあると考えられる。

患者個々人により、心という土地の荒れ具合はさまざまである。ときには戦争直後の焼け野原のように、すさんでいるときもあれば、ときにはまったく収拾のつかないようなゴチャゴチャとしたものが入り混じっているときもある。そのような土地をほどよく区画整理するのが言葉である。それゆえ、あまりにも正確すぎて厳密な区画整理には患者がうんざりし、あまりにも雑な整理には患者に不全感を抱かせる（増井、一九八九b）。また場合によっては、患者自身が区画整理しすぎてしまって、自ら自縄の状態に陥り、身動きがとれないこともある。心についての言葉化は、ほどよく区画整理されるために使われるよう配慮することが必要である。そしてそのほどよさを見積り、その区画整理を援助するものは、患者の心についての治療者の理解、すなわち患者の心についての治療者自身の心のほどよい区画整理についての自覚であろう。

心と言葉を点検する習慣

心理療法では、「今、ここ」で感じられる漠とした、しかし生命的な心を重視する。それは、身体が生息するために、全体的な調和を必要としている事実とほぼ同義的に考えられる。心が生息するためには、その心にそった調和が必要であるという命題を、そこでは暗に含んでいる。それゆえ、心理療法の根底には、多少ともは人の心を媒介とする人間中心的基軸を暗にもっている。

それゆえ、心理療法においては、治療者自身が自らの心についての感受性とその適切な言語化を習得する必要がある。なぜなら、治療者が自らの心を聞き、その様相を点検できることが、患者の心の理解の枠をほぼ決定すると考えられるからである。そして治療者のこの修得は、単に技法的な問題の次元をこえ、ある治療者自身の生き方まで関係するところのものとさえなりうる。そして、ある治療者の生き方とは、その治療者の人間性とほぼ同義である。前にも示したが、患者が、漠として定義しようのないこの治療者の「人間性」について、きわめて敏感で卓越した意見をもつ「教師」であることを念頭に置くことは、われわれにとってきわめて有益な治療的自覚であると思われる。

また、すでに述べてきたように、心理療法では、一刻一刻変化する何かについての心を重視する。それはまさしく一人の人間としての治療者の「私」自体の体験の重視である。この治療者の「私」自体の体験がどこかに忘れ去られ、概念的理解だけが進行するような治療面接は、治療者自身の人間としての「私」の体験をどこかに忘れてきている面接であるともいえる。われわれは現在の多様な治療理論や理解の枠組みを身につけようとするとき、同時にこの「忘れ物」の過程も促進する可能性を常にはらんでいることを自覚する必要がある。

本章では心理療法における基礎として、理解学としての心理療法として、「聞く」ことの意義や理解の正確さなどについて述べてきた。そこではできるだけ専門用語を使わず、それらをかみくだいて記述するよう心掛けたつもりであるが、それらはかなり専門家でないと十分な理解が届かないところもあると考えられる。心理療法という仕事は、その記述を読んでいる限りでは、あまりにも当然なことであるように思われる反面、その当然なことを実施することは、かなり専門的な考えなり実践能力が必要とされる。このことは、それを実践してみて初めてわかることが多い。それゆえ本論の記述を、知的知識としてではなく、実践的知識として利用してもらいたいと願うものである。

＊注　中井久夫先生からこの記述と同様なことをサリバン（Sullivan, H. S.）は、ゼサイアとしての言葉と意味を伝えるだけの職業としての言葉に分けて説明している、と聞いた。

文献

神田橋條治『精神科診断面接のコツ』岩崎学術出版社、一九八四

増井武士「精神療法の基本の基礎――治療者の迷い困る能力とその工夫――」『九州大学心理臨床研究』八巻、一九八九a

増井武士「「置いておく」こと、と「語りかける」こと」北山修編『現代のエスプリ　言語と精神療法』至文堂、一九八九b

（初出：「心理療法の基本問題」森谷寛之、赤塚大樹、岸良範、増井武士『医療・看護系のための心理学――精神保健入門――』培風館、一九九一）

追想

当時ある医科大学に在籍されていた方が、学会の懇親会の時、「医療系大学の学生のためにこのような本を出すのはその教育に携わっている者の社会的責任ではないか」と詰め寄られ、おたおたして「少しなら書いていい」と言ったことを思い出します。そして出版後、あちこちでこの文章をテキストとして使うとわかりやすいようだとかと聞き、少し安心したり、そんなもんかなあという感慨がしきりでした。また神田橋條治先生から、「このような文は治療者が色眼鏡をかけないでよい面接ができるからとても良いよ」と言われて、「それもそうかな」と思いました。自分の言葉で自分の臨床世界を綴るということが少しずつできかけてきたころの論文と思います。この頃から割合本格的に「臨書」ではなく「臨床」と関わられている地味な玄人肌の方から、時々「もっと書いたら良いよ」とか「増井さんは書く方が良いね」と言われたりすることが少し増えてきたような気がします。

本論は、中井久夫先生の言う「言語精神療法においては非言語の側面が、非言語精神療法においては言語的側面が重要なテーマになる」という論の私なりの面接論とでも言えます。言語精神療法においての非言語の部分は、言語よりも患者が語りたい気持ちやわかってもらいたい心が含まれているという事実は私の体験から間違いがないような気もします。

「自己学」としての精神療法

1　はじめに

この特集の主旨は冒頭［『心理臨床』四巻三号の冒頭］に示されていると思われるので割愛するが、本論では「自己学」としての精神療法と題して、精神療法における「私」ないし自己という大きな問題についていくばくかの意見を述べてみたいと思う。

のちに述べるが筆者は精神療法という行為を「自己学」という概念で整理しつつある。ここで「自己学」といういまだ聞き慣れぬ概念をことさら使用しようと思い立ったのは二〜三の大まかな理由による。

その一つは、われわれはさまざまな心的混乱に陥った人たちの精神的援助を仕事としているが、その仕事とは患者のそれぞれの心をその患者らしく生きることのできる援助であり、患者の個性を個性として生きられる援助ともいえる。しかし、われわれ治療者自身が、果たしてそれぞれの心を大切にし、それぞれの場でその人特有の感受性や個性を重んじ、その人なりの概念を重視し、その人らしく生きているかといえば、あながちそうではないようである。事実はむしろ逆かもしれず、われわれは幾多の先人や他人の提唱した概念や理論の吸収と消化に明け暮れるあまり、肝要の「私」としての心や感受性をどこかに置き忘れ、あるいはどこかに置き忘れたということさえ忘れ、臨床的な中心軸なり基軸を一人称の私の心に求めようとせず、他に求めようとしていることも多い。われわれの先達が示す概念なり立場とは、精神療法の入り口でありえても出口であるとは限らない。われわれはそれらを入り口にして私という体験の中でそれぞれの出口を発見しなければならず、またその出口が入り口となり私なりの出口を見出すことの繰り返しにより、われわれの臨床がいわばより「まとまり」、個的に統合されてくるものと思われる。

本論でいう精神療法における「自己学」とは、一人ひとり独自な感性と言葉をもたせている「私」としての心や体験を大切にし、それを基軸として、ないしそれに見合うようなその人なりの概念を重視しようという努力や心掛けを示している。

このように示せば、それはごく当然で毎度聞き慣れているもののように聞こえるかもしれない。しかし筆者自身の精神療法を学ぶ過程を振り返ってみてもそうではなかったし、また筆者の見るところ、われわれは先達や他人が提示する概念や立場を借りて人の心を理解しようと努力していても、われわれ個人の自然な人としての心の動きに耳を澄ませ、それを基軸として一人ひとり別々なものの見方や臨床観を構築しようとしていないようにも思える。

そこで起こっている問題は、われわれの仕事が患者が患者らしい心を生きられることの援助であるにもかかわらず、われわれが治療者らしい「心」を生きることができなくなるという自己矛盾である。それはまた、他者なりわれわれの先達が示す治療概念や立場への同一化による私の「心」の非人格化であり、「私」への不信であり、私の心の閉塞化であり、ときには無機質化であるともいえる。それらは、自分の心について自分がもっとも知っているはずであるにもかかわらず、自らの心の動きに対する感受性の退化と鈍磨化を自らが知らず知らずのうちに進行させている危険性であるともいえる。

もし仮にこのような事態が現在進行中であるなら、その事態に匹敵するだけの「自己学」が提唱されることが好ましい。われわれは心の学問の専門家として自己学というルネッサンスが必要であるかもしれず、また歴史的にも必要な時期にきているようにも考えられる。

以上が本論で示したいと思う精神療法における「自己学」の概要である。そして「自己学」という概念を提示する限り、最低限の筆者個人にとっての自己学の経緯の概要を示すこともあながち無意味でもないかもしれないと考えられるゆえ、「私事として恐縮であるが」という前書きの正当性を横目で眺めながら筆者にとっての「自己学」の経緯の概要について述べてみたい。

2　私にとっての「自己学」のはじめ

かれこれ一五年くらい前まで、私は心の理解を主に無意識を中心とする精神分析的枠組みで理解しようとしており、またそのことによりかなりの不自由を感じてもいた。その不自由さとは例えるなら、家全体を裏口から眺めようとするようなある種の不自由さともいえ、人や自分の心の見えない部分を見えているかのごとき理解をすることによる窮屈さ不自由さともいえるようであった。もっと平たく言えば、本来、心の表が体験されているわれわれの心の感じ方を逆転させ、心の裏を中心に物事を考えることから起こる不自由さでもあり、窮屈さでもあり、それは、患者をそして自己をそのように考えれば考えるほど、その考えは本質めいてはいるが、その考えにより自らの心や言動が束縛され、心のもつ本来の動きを自縄してしまうという、いわば心の自然な動きに対する「思考の自縄性」ともいえるものにかなり満ちたものであった。またそれは人の心の裏を詮索することによる「悪いもの」探しのようでもあり、それはどこか自分の本意でないある種の意地悪さに通じるもののようでもあった。

また治療では、患者を悪くさせる部分のみが拡大され、あるいは見えすぎ、当然その結果として患者自体が悪くさせるものに眼が行き、かえって状態が悪化し、加えてその悪化自体が治療的であると思い込むような一種の乱暴さをときにはうすうす感じてもいた。いまになり考えると、それらは患者を悪くさせる治療方法論をもちえても、よくしようとするきめ細い治療方法論をもたないものであったようである。また当時、大きな事故なくある程度の治療達成を得られたのは、ひとえに治療者がかけている患者への負荷を上回る、患者自身のよくなろうとする気持ちのおかげであったように思える。この傾向はわれわれのかかりやすい一つの職業病のようにも思われる。われわれは元来、患者の自然な心の動きを促進するのが役目であるにもかかわらず、知らず知らずのうちに人の心の現れについて素朴な受けとり方や考え方を止め、いたずらに「心」をとりざたして細かく概念化することによる自暴自縄状態が生じる。仮にそれを専門的と呼ぶなら、われわれは心の専門的な追求をやめることに専門的になる必要が生じる。すなわち、もっと心の理解をできるだけ素人のように見つめることに専門的であらねばならないともいえる。

このような考えは後に明確になってきたのであるが、このような事柄に気づきかけた転機は、約一五年程前にさかのぼる。その日時は定かではないが、春の風だけが記憶に鮮明に残っており、その風に運ばれるようにある考えが文字通り私の頭に運ばれてきたようだった。その考えとは、簡単に述べれば「人の心はどのように考えても自由であり、どう考えても自由である限り、自分の理解や言動にとり、より自然でそれを自由にさせる物の考えが自分にとり意味があり、それを自分は追求してはいないのではないか」というものであり、「同じ一生なら自分が少しでも自分らしく生きられやすいものの考え方を求めればよいのでは」というものであった。付加するなら「人の心はどのように考えても自由であり、現在はその自由が許されている時代なのだから」とでもいえるものでもあった。この考えは一見ごく当たり前の考えでもあり、当然のようなものだが、その時の自分にとっては、何かそれまでの細かいこだわりがあたかも眼から鱗がとれたようにカラカラと気持ちよく崩れていき、ひどく身が軽くなる思いがしたのが記憶に新鮮に残っている。

それから私は、人の心をつき動かすものから、つき動かされている人に、すなわち非人称的無意識衝動から意識的で人称的な人に、あるいは個人を揺り動かせているものから揺り動かされることを体験しながら、なんとかやりくりしていこうとしている人の主体的な努力へと注意が移行していった。またこの移行は、その体験の記述が説明的になりやすい無意識を軸にした発想からその体験の記述が了解的、記述的になれるような意識を軸にした発想への移行とも表現できる。

このように自分自身が、人が皆、普通の体験をするような順に物事を考え、特別な専門用語をそれほど使わなくても、普通に聞けるような「心」の考え方がある程度できるようになったが、それによるメリットは計りしれないものがあるように思える。その主なものを列挙すれば、特殊な考えに縛られることなく、自分の感じ方で患者と接することができる自由である。そして、それが結果的には治療関係の柔らかさを生み出し、それは患者の好意は好意として、また治療者のそれはそれとして受け取っていける自然さにも通じるものでもある。また、その自由と心の自然な感覚の回復により、自らの言語や概念で自らの治療感覚や治療過程を吟味できる点であり、あまり他人の概念の借り物をしなくても臨床的に十分やっていける便利さであるともいえる。

3 「自己学」の伏線

このような精神療法における「自己学」的定位なり視点に気づき得たのは、偶然ではない。ある考えなり概念が個人の中で育まれるのは個人の努力にもよるが、それだけでは育ちにくいものであろう。それには、ある治療者の指導者がどのようにそれらを評価し、ないし否定し、どの部分をある治療者に育もうとしているかと相互関係的である。

細々と私的な事情を示す余裕もないが、私にとっての「自己学」の伏線の一つに、筆者が臨床を学んだ九州大学では、ある治療者がそれを欲する場合、自らの頭で考えながら自らの枠組みを長年かけて育むことを決して急がせようとしない文化的風土があり、世の中一般が求めるほど早くかたちにすることを求めず、その人それぞれのペースに合わせ、待つことができる基本的雰囲気が存在したことが挙げられる。何事も一長一短であるが、この基本的雰囲気とは、個人の心を育む土壌のなかでも最も基本的なものであることはわれわれ臨床家のよく知るところでもあろう。

またある程度臨床になじむようになってから特に個人的に指導を求めたスーパーバイザーの指導方針や個性、その人の基本的な臨床観なり人生観、人間観も欠くことのできない要因である。本論でそれをもし語ろうとすれば、「上手なスーパーバイズの受け方」と題するに十分な紙面が必要であるが、筆者にとって神田橋條治先生との教育分析とスーパーバイズを適度におり混ぜた体験は、「何をどう考えても自由であるから自分を活かすような考え方を大切にする心掛けを常に自分にしつける」という自己学そのものであった。そのうちのわずかな例を挙げれば、「できるだけ説明概念や分析用語を使わないで患者や自分の状態や事態を説明する」ことであった。筆者はその試みにより、それらの説明概念は人の心の理解にどれほど便利であるかを自覚できた反面、われわれはその説明概念のさし示す具体的な体験について、患者にも了解されうるような具体的な概念がひどく貧弱であるかをも知ることができた。それをごく単純に示せば、例えば、患者に抑圧という説明概念を利用しその理解を進めようとするより、何やら漠然としてもやもやして、どことなくイライラすることもあり、それを体験することを患者はひどく嫌がっている、というふうに考える方が患者の心の理解の正確さや患者への共感といった治療的メリットがどの程度あるかを想像していただければ十分であろう。

ある治療者の感じ方、考え方を否定することは、その感じ方、考え方の基盤を支える心の動きの自由を育むことよりひどく簡単であろう。場合によっては自己の考え方を否定できること自体がその人間の成長と勘違いされやすい。しかし、そのような無理の中で人の心や、ある治療者が元来備えている感じ方や考え方が個性化されていくわけでもない。そして、そこら辺りを見極めることは、言うほど簡単な作業ではない。自己学としての精神療法が表現すれば当然のようなことが、時によればそれほど簡単に理解されにくいのもそこら辺りにあるかもしれない。

4　治療者の「立場」の定位の功罪

われわれはできるだけ患者にラベルやレッテルをはらず、可能な限りありのままに理解することを重視している。精神科医と精神療法家との作業の違いの一つはそこにある。しかし、われわれは自己の方法や立場についてはいとも簡単にラベルやレッテルをはりつける。場合によってはそれを好んでする向きもある。これは、ある種の自己矛盾である。この自己矛盾は、患者に「もっと自由になりなさい」ということを不自由な顔で話をしている治療者とどこか重複している。

われわれは多くの場合、先達の説く理論や概念の学習から臨床を学ぶ。そして、それぞれの好みや状況に応じて先達の理論や概念を手がかりにして心の理解を深めようとする。そしてその概念の利用に慣れた頃、あるいは長期間慣れたままであるとき、その枠組みに合わない部分がじょじょに目に止まらなくなるという治療者の心の硬化が始まる。またそれらと時を同じくして、その治療者の「ひとりの人間としての私の心」という忘れものが多くなってゆく。

ある治療者の安易なある立場への同化がもたらす治療的弊害は多々挙げられる。その一つは、人が右派か左派かを問われたとき、多くの場合、事実は右のところもあれば左のところもあるように、単に××派とは割り切れないところにその治療者の治療的ないし臨床的エッセンスや基本的な治療感覚が存在するにもかかわらず、ある立場に同化することでそれらを意図せずとも割愛し、その治療者なりその人特有の治療的感性や概念を非人称化し没個性化してしまう点にあろう。

またある立場に同化する他の弊害としては、その同化により、その立場や理論本来が示している基本的な治療者の治療態度なりあり様をかえって硬化させかねない危険が存在することである。例えば、筆者は来談者中心療法についてかなり定型化されたイメージをもっていたが、実際の臨床の場を示すビデオを見る機会に恵まれたとき、そのイメージよりはるかに自由で、個性的で人間的であり、改めて原典にあたり、自分の理解が知的で概念的でしかなかったことを知ったこともあった。ある治療者のある理論や立場の取り入れにおいて、その取り入れ方それ自体が、ある治療者の治療的あり様を示し得る一つの指標でもあろう。その治療者が取り入れようとする治療理論がいくら柔らかいものでも、その取り入れ方が早急で安直で硬い場合、どれほどその治療者が柔らかいことを理念にしていても、しょせんとり入れられたものは早急で硬いものとなる。そしてその変化は、その治療者自身の概念の取り入れ方という「私」への自覚抜きではなかなか修正されにくい。これを換言すれば、ある立場や理論への一人の治療者としての関係のあり方それ自体にその治療者の人となりが現れ、その人となりとその人が達成できうる治療的ベースラインとは相互に関係しあっているとでもいえよう。それぞれの治療者が個々人のあり方について十分点検を加えることが精神療法における「自己学」の重要な課題であると思われる。

表現が重複するようだが、われわれの仕事では人間の自主・主体性、自発性、人間性を尊ぶというモットーを持ちながら、われわれ自体が容易な立場の取り入れにより、かえってそれらが自己に育ってくる言葉を自分自身でつみ取っているという現実ないし自己矛盾は、十分に考慮すべき問題であると思われる。「心」をできるだけ全体として点検したとき、それはそれほど単純にこうであると一口でなかなか割り切れるものではない。これは、われわれの体験がそれほど容易に一口で表現されうるものでないという事実と重複している。こうであると割り切ったとき、そうでない部分は割愛されていき、それが慣性化したとき、そうでない部分は酸素不足となり、どこかに追いやられる。それは多くの場合、その治療者特有の個性的な感受性でもある。そして、そのどこかに追いやられたものは心の常として、どこかで生き続け、どこかで作用し続けていくものである。これらの追いやられた治療者の「私性」の受容体として「自己学」という概念なり立場が必要でもある。そしてまた、この自己学という立場も安直にとり入れられたとき、本文に示した同じ自己矛盾が繰り返される結果にもなりうる。しかし、精神療法において、ある治療者のひとりの人としての「心」の育成に十分配慮し、それを基軸に考えようとすること自体が重要なテーマであるという考えは再三繰り返して述べる価値はあるようである。

5　治療における中立性と相互性――「中立」のもとに割愛されていくもの――

表現に多少の差異はあるにしろ、治療過程とは基本的には治療者が十分な中立性を保つと患者の意識、無意識を含めた心全体により浮かびあがってくる事象であると考えることはどうであろうか。精神療法を自己学として考えたとき、治療過程における治療者の中立性という概念がもたらした、あるいはもたらしている弊害はその効用とともに再考されるべき課題であろう。

治療者の中立性の治療的効用を明言させうるのは、実は中立性を保とうと努力し、比較的中立でありうるときに発生する治療者の患者認識の正確性ではなかろうか。またさらに問題なのは、ひとりの治療者がその中立性保持という、実は治療における絶対というほどの決まりのない決まりによって、じょじょに剝奪され職業的に抑圧されてゆく治療者の、私としての個性ある「心」であり、感じ方であろう。これは中立性を自ら押しきせることによる「中立仮面」ともいえる不自由さから発生する理解方法やその治療的弊害ともいえ、その方が、個的な私の心を生きようとすることによる治療的弊害に比較し、随分多いようである。

厳密な意味での中立性がありうるか否かという論点はある意味で不毛かもしれない。ただ筆者個人としては、その類の中立性は治療者が描く妄念にすぎないし、問題はその類の中立性がわれわれの精神療法における治療者個人の心をどのように自縄し、どのようにそれらを柔軟にするか。また、治療者個々人の心を人間として柔らかく感受するために有用でありうるだろうかという実践的な議論が必要であろう。

自己学として精神療法という営みを考えたとき、治療過程を中立性という概念で把握するより、治療過程とは文字通り患者―治療者の相互過程であり、治療者の認識と心の感受とその促進の仕方いかんでは、治療過程は大きな幅でもって変化しうるものであるという理解が重要になってくるだろう。

精神療法においては、治療者個人の私としての心の感受の仕方とその伝え方、あるいはその心の生き方自体が患者との関係において相互的である。精神療法において原点となってくるのは、一人称としての治療者それぞれの「心」とその感受性であろう。われわれは中立性の名のもとで割愛されていく「私」としての感性を、相互性という概念のもとでその生かし場所を求める必要があるだろう。

6　治療過程における相互性――心を聞く耳の相互性――

さきに自己学的な見地から考えて、精神療法における相互性という概念の重要性を従来の中立性というそれに比較して述べた。それゆえここでは治療における相互的な基本的構造を示してみたい。

現在、精神療法に関する多様な理論や方法が展開されているが、いずれの立場においても重要な要件は、治療関係における相互の理解から生じる信頼関係であろう。この理解とは、患者にとって理解されたくない、ないしはわかられたくない気持ちが理解されることも含まれていることはいうまでもない。そしてその信頼関係を育むもっとも基礎的で、確実で、かつ伝統的な方法とは、とりあえず患者のいうことをしっかり聞くことであろう。これはひとりの治療者の治療的達成のベースラインさえ規定していると考えられる重要な作業である。また、なぜ患者の言わんとすることを聞くことが必要なのか。それは患者の言葉をきっかけにしてその苦しみを正確に理解するために必要であるからであろう。
それではなぜ患者の心はできるだけ正確に理解される方が好ましいか。その大きな理由の一つとして、治療者の正確な患者への理解は患者自身の自己理解に通じ、患者自身が混乱していた心をわずかずつ「整理」できることにも通じるからであろう。精神療法の仕事は患者の心の理解に始まり、その理解に終わるといっても過言ではない。付け加えるならば、その理解は患者にとって大きくも小さくもない、より正確な理解である方が好ましい。「正確な」ということは、患者にとってうなずける理解であるという理解の客観性のことを意味している。

通常われわれが「聞く」ということは、患者が語るいくばくかの言葉を聞くことを示している。

しかしその治療者の聞く耳は、患者の言葉を通じて一刻一刻変化する患者の生きた心の動きに向けられない限り、その理解は硬化してしまう。通常、精神療法でいう「今、ここ」での理解とは、患者の言葉の基盤にあって変化し続ける心のゆらめきについての理解なのであろう。概念的理解はこの心のゆれ動きについての治療者の感受性を高めうるとき、治療的であり、それを低下ないし硬化させる事象は逆に作用するようである。

われわれが聞こうとするこの心とは、言葉で表現された「何か」であり、それは言葉で表現された何かの体験についてであるといえよう。そして、通常、この何かの体験とは、表現された言葉よりもっと漠然として広くて生命的であり、多様な意味を持っている。しかしこの心の、ないしその体験の漠然性、多義性を、無意識と換言することには注意を払いたい。というのはそれらをひとからげに無意識と概念化することにより、元来、漠として多義的ではあるが何かのまとまりをもって感じられている体験自体が、そのような概念を用いると同時に、突然そのまとまり感覚が消失し、いまだに追体験不可能な、われわれの体験とは遠い距離にそれらが放置されかねないからである。漠とした心はいわば「一口では表現され難い」のであり、ときには、「筆舌に尽くし難い」ものと記述する方がまだ患者の体験にそった表現であろう。

心理療法における治療者―患者関係の基本にある相互過程をやや細かく示すなら、面接の場で患者が自らの漠とした心についての言葉から、治療者の患者のその漠とした心について聞く耳を通じて、患者が自らの漠とした心に問い合わせることができる「耳」がじょじょに回復してくるという相互過程のことを意味している。これを平明に述べれば、患者が自らの言葉を通じて心が開けるためには治療者の正確な「耳」がとりあえず必要であるということもできる。

以上に述べた事柄は治療面接における基礎的要件である。ここで基礎的要件と示したのは、それは、多くの治療理論なり方法が暗に抱いている常識と共通しているからである。幾多の治療方法が咲き乱れている現在、とくに、この自己学的常識は明確に指摘される必要があると思われる。この聞く耳の相互性を基本的に促進する要因は治療者自身の自らの心に細かく問いかけ、それを正確に聞く耳であろう。その耳とは、あらゆる治療的概念をカッコにくくり、白紙にはなれるわけでもないが虚心に自らの心に問いかけ、自らの心の動きの一つ一つを細かく聞くことができる耳であろう。そこで聞ける心は可能な限り広くそして柔らかくその耳も広く柔らかいものにこしたことはない。なぜならそれらは、治療面接の場面では、その逐語録からはとうてい明示できない、いわば言語下的メッセージとなり患者に伝わる生き物であり、それが患者の言語化を支える大きな基盤となっているからであり、それらの言語下的体験も患者、治療者間においてすでに刻一刻相互的なものであるからである。

患者にとりなぜ「理解」が必要なのか。それは当然のことのようだが、理解は誤解より人の心を安堵させ、その心を安静にし、余分な心的エネルギーを鎮静化するからである。そしてこの心の安静とか鎮静という作業は、心の治療に限らず、身体の治療においても医療の原則であり、それ自体が治療的だからである。患者の心の理解を促進し、かつまたそれを柔らかいものにすることは、治療者自体が、患者の言動を通じた自らの耳を正確にし、かつまたそれを柔らかいものにすることと相互的であることは再三繰り返されてもよい治療上の一つの基本的な構造であろう。

7 むすび

「紺屋の白袴」という諺があり、「医者の不養生」という諺もある。心の自律性や調和的育成をめざすわれわれが、心の自立性や自主、独立性を語り、その調和についてあれこれ細かく取りざたすることはできても、われわれ自身が自律的、自主的、調和的でありえているとは限らない。逆にわれわれは自己矛盾に満ちたものであるともいえる。患者にリラックスするように固い表情や態度で語るときや、四角四面で患者に気を楽にもつように説明するときや、患者に自信をもつことを自分に自信のないときに主張し、人生において笑いが必要なことを悲痛な表情で語るときなどその枚挙にはいとまがない。われわれは概念で「心」を思考するほど、その心の自主、自律性に歯止めをかけ、それを硬化させかねない。われわれは、割り切れない心を生きながらその都度、言語や文字により、ある程度割り切っていかざるをえない。このバランスが片方に片寄ると、「何を考えているのかまとまりがつかず理論的でなく」なり、片方にすぎると「あの人が語っていることとあの人自身は一体どうなっているのか」ということになる。

われわれは「私」としての体験を常に手元に引きつけながらそれを母体にして慎重に概念化を行う作業を繰り返さない限り、われわれの概念はすぐ心を離れ、悪いときには他人の心と概念化をとり集め、「私」のものにしようとするあまり、借りものの「私」と「私」自体との区別がつかなくなる。そのようなとき、「私」（わたし）性を自ら放棄したような心を治療者が生きている反面、患者に個性的であることを求める治療を行うという、治療者の「ないものねだり」が生じてしまう。

われわれはいかなる立場に立とうとも、ユングやフロイトその人では決してない。われわれはいかなる立場を極めようと努力しても、その立場に立つ「理論」や「概念」が治療を行うわけでもない。一見、治療者にそのように見えていても患者にとっては目の前の治療者の「心」が治療を行っていると見えるはずである。

われわれが過去の巨匠たちに学びうるところは莫大ではあるが、結局彼らは自己という命題を常に素材として離さず、その体験を概念化しようと懸命に努力した。われわれはこの結果を学ぶとき、そのケタはいかに小さくてもやはり「自己」を手元におきながら学ぼうとしない限り、先人たちの学び方と異なった学び方となり、いくら学んでもその学び方を学んでないことになる。

ある程度便利のよい駅は、おおむね私鉄とＪＲがその駅で接合されている。その駅で終わりとなれば文字通り行き様のない事態となり、それで終了である。常に終了している治療者は自己完結的でそれ自体が患者に完結的な考えをほどこす以外のやりようがなくなる可能性が生じる。

幾多の治療理論や技法が咲き乱れている時代においてその数に匹敵するくらいの「自己学」が提唱され、自己学的学び方を重視していかないと「心」についての知的な概念だけが行き交い、肝心な「心」がどこかに忘れられる危険性にわれわれは常にさらされていることを自覚することは重要であろう。

（初出：『心理臨床』四巻三号、星和書店、一九九一）

追想

本論は私のその時点までの臨床や考えの総括としてまとめたものですので、各先生方に送付しました。村山正治先生曰く、「これにつきるね」、神田橋條治先生「これは卒業論文よね」、中井久夫先生「自己学とは大上段に構えましたね」などのコメントを思い出します。今読んでみても、ある理論、方法などの取り入れは「自己」を通過したものでないと身に付かないし、臨床的にも生きた活用性がなくかつ説得力も薄く発展性もないというのが持論でもあり実感でもあり、ますますその念が深まっています。

治療目的の相異に起因する面接特徴と患者体験からみた診断名の逆転性および治療的診断の必要性について

まえがき

ある理論を持つというのは、それだけ、患者さんの気持ちの理解時に色メガネをかけるということです。それは時には見えない濃淡な光をくっきりさすものから、自然を人工化させて見てしまうものまでさまざまです。できればそのような色メガネでなく、何か患者さんが、ホッとするようなメガネをかけ続けていたいというのが私のいつも臨床の底辺に流れている強い願いです。

また何度も示しましたが、私の臨床の原画は「仮に私が患者ならどう扱われたいかが原画」となっています。その原画を基に細かく再分化した枝葉がありますが、根の部分の発想と臨床はそうです。また、それを述べるだけで大変な量になってしまうぐらいですが、少なくとも、かなり重い医学的診断名をいとも容易に患者さんに伝える精神科医を始め、われわれの仕事に関係している方について、診断という作業をもっと深く考えてもらいたいと切実に思うことが多々あります。

医学的な診断名をつけることは、保険請求とか公費での支援のためとか、患者さんの要求があり、例えば統合失調症とか、としてあげることで患者さんのメリットになる場合以外は極力避け、診断名を単に聞きたがる本人や家族の方に、そのような理解の「有害性」さえ必要なら私は伝えています。

患者さんや家族にとっての診断は、そのように名づけた診断が自己や他者理解に通じ、この先どうしたら良いかという方針とセットになっている機能があります。それゆえ、「統合失調症」と伝えるより「薬を服用して、少しでも静かな時間を持とうと気長に構えて下さい。すると少しずつ心が静かになって行く。病気というのはそのような病気です」と伝える方がよほどの治療的メリットになることが極めて多いからです。これらを細かく伝えると同時に「当分の間そのようになるためにここに通うなら通って下さい」と提案するのは治療的インフォームを得る作業にもなります。このインフォームは、「当分の間はあなたの苦しみは××と○○ですから、これを少し静かにしてもらうことにしようと思うが良いかね？」とか、細かければ細かいほど、丁寧であればあるほど面接の質は高まるという実感は強くなるばかりです。このような事情で上述要件と関係する自分の著作から若干修正したものを示します。

1　治療目的についての理論モデルについて

おそらく治療という概念は、基本的には何らかの病状を異常として定義づけ、正常という、量ないし質的に定義されうる状態に戻すという作業を常識的には含んだ概念であろう。そこではまず普遍的な正常状態を多少とも何らかの形でどこかに設定している。ところが、「治療という言葉の意味には、いまひとつ、『患者の苦痛の除去を目標とするサービス』という面があり、医学の歴史から考えるとその意味の方が本質的であるかもしれない」(神田橋、一九八八) 側面がある。

むろん、多くの場合、治療者のある理論に立脚した治療方法が治療的であるかもしれないという柔らかい仮定が患者治療者間で相互に確認されつつ、患者にとり、それが治療的サービスになっていくのが好ましい実態であろう。しかし、治療者の内にあるこの二つの治療に関する枠組みのうち、極度に前者が肥大したときが問題である。そこでは、治療者が考える治療的理論における正常性の枠組みの中でしか患者の正常性が検討できず、またそこでは、治療者が治療的であるかもしれないという、治療における重要な柔らかい仮定が消失する。そしてそこでは、それらの理論が仮定ではなく決定として、ある治療者の中で患者についての正常性が規定されているような事態でもある。そこでは、治療者にとっての正常性とは、例えば「出会えること」や「自己一致すること」や患者が「洞察に向かうこと」や直面することや何らかの「学習が達成されていくこと」において、患者の正常性が見積もられていく。そのような場合、治療者が想定するその正常性とは、おおむね臨床の場では不可欠と考えられる、「ある治療的概念や方法は、すべての事態において、ないしとくに患者にとっては、仮説ないし仮定としての意味しか事実として存在しえず、それが検証されるのは治療過程においてであり、重要なことは患者自らが感じる改善感においてであるかもしれない」という柔らかい前提が欠落している。そこではすでに、治療者が治療を開始する前から決定されている類の認識の下で、患者が理解されてゆくこととなる。そしてその頑なな場合、すべての患者にBestに通じる治療理論なり方法が存在するという無意識的な前提さえうかがわれる。むろんそのような前提のもとでは、多くの治療方法がもっている一長一短についての自覚は困難となる。

ところが筆者が見る限り、多くの患者は、このような治療者が考えるほどの「出会い」を求めてはおらず、またこのような治療者が考えるほどの自己一致をも、また洞察をも、またある学習の習得をも求めてはおらず、ただ単に、今より少し楽になれることを求めているようである。神田橋（一九八八）は患者に出会う前に考えてよいことの一つとして、医学的治療かサービスかを挙げ、その根拠を「なぜなら、これまでの筆者の経験では、『治療』の開始から終結までに起こってくる様々な問題は、突き詰めると、『患者の治療目標』と『治療者の治療目標』との一致する部分、食い違う部分の問題に帰納されるものであり、治療上の行き詰まりは、常に『治療』の意味にまで立ち戻って考えることでしか解決が語られなかったから」であると示している。

本論で示す治療的方法は、患者が抱く症状について、「少しでも楽になりたい」というごく素朴であるが、多く患者が求めている治療についての患者側の要求の「実態」を文字通り、事実として受け入れ、その実態に適合するために考察されてきたものであり、患者にとっての改善感を極めて重視する。そこでは、患者がある方法により改善感を持つなら、その方法は患者にとり役に立っているのであり、患者がある方法である状態が得られた時、患者が前の状態より「良い」と自らを評価するならそれは良い結果が得られたのであるという、ある意味で常識的とでもいえる理念をその背景にもっている。

この方法では前の状態より「良い」と患者が自己評価しうる要件を、患者にとり「どうにもならない感じ」を、どこかに「置いておき」、しばしの間ホッとするような自己援助的内省を豊かにすることであるという治療における大まかな命題に立脚している。むろんこの前提は一つの理念であり、そのかぎりにおいては別の理念からの反論も存在しうるだろう。多くの批評家はそれらを、「一時しのぎ」と言うかもしれない。しかし、この方法にとっては、「一時でもしのげないよりしのげること」の方が極めて重要である。それは発熱を一時さげる薬の意味と同様に重要である。発熱を一時抑えることは、生体自体がよくなろうとする条件を整えることであろう。「一時しのぎ」を主張する時、どこかに永遠の治療が存在し、それは死ぬまで風邪にかからない治療が存在すると考えるところとどこか共通している。

多くの治療方法がめざす治療目的は、比喩的に示せば「患者の心のボルト緩め」(増井、一九八九)であるとするなら、この方法は筆者なりの「ボルト緩め」の方法の一部である。そして、そこでは、患者が治療者に注文をつけることを患者側としては当然の事象として考え、何も語らず沈黙を守る患者には、治療者がとくに何かを語らなくてもよい場であることを治療者の沈黙なりで伝えようとするような極めて平易で常識的で日常的な発想を大切にし、またそれらに立脚している。なぜなら多くの患者がまず必要としているのは、平明な常識に立脚した治療者の考え方や患者にわかりやすい治療概念やその方法であるだろう。とくに患者の心が問題となるような事態では、患者はまず、常識的な発想を治療の場に持ちこみ、また治療者がその常識の枠からある治療的営みを育もうとする時、まず患者の抱く「常識」を常識として認め、治療者もまずは常識的な水準で、患者に判明しやすく、かつ納得のゆきやすい発想なり概念なり概念の使い方に留意する必要があろう。治療において患者に伝わりやすい普通の概念、ないし言葉のヴォキャブラリーを増やすことは、治療的接近における「予備的原則」（中井、一九八五）とも言える基礎的で重要な作業でもあろう。

このように、この方法がめざすところはさまざまな意味でその実践性にある。筆者が観察する限り、多くの治療者より多くの患者の方が現実的でかつ常識的な発想をしていることを発見するのはさほど困難な作業ではない。治療か治療的サービスかを考えることの効用の一つは、治療者が抱くある治療的作業にまつわるBestとMustという、治療上あまり好ましくないと筆者が考える感覚を、BetterやPreferに緩和することが挙げられよう。そこでは「患者が、まだましとするならそれでよし」という治療者のある種のわきまえや大らかさという、それ自体が治療的営みと考えられるある態度なり発想に通じるかもしれないことが挙げられよう。

そしてまた、治療か治療的サービスかについて治療的サービスが肥大した時、文字通り患者に振り回される事態が発生しかねない。この時にも、「私には×××以上のことはできない」という、誰にでもわかりやすい水準でわれわれが日常行っている治療者の常識的な行為が欠落しているかもしれない。そしてまた、治療的サービスが肥大した時、患者にとりサービスでなければいけないという治療者のサービス強迫にかりたてるBestとMustが治療者を固くさせ、患者をも固くさせるかもしれない。

以上、筆者なりの観察による治療か治療的サービスかをめぐっての極端な場合を論じてきたが、むろん裏表である。しかしそのどちらかを選ぶとするなら、筆者は後者を選ぶだろう。それは、両極を比較した場合、患者にとり実害の少ないのは、やや後者よりであるという筆者の観察によっている。しかし、より好ましいのは、前者においては「治療的サービスを含みながらの治療」であり、後者は「治療を含みながらの治療的サービス」であろうが、このように両者を加算して二で割るという中庸性もまた常識的な事柄であろうが、意外と困難な作業かもしれない。
このような概念のもとで本研究の立場なり視点なり観点を明示するなら、「治療的サービスを確認しながらの治療」論であり、ややタイトな、それゆえ本質的な定義づけを行うと、本研究は、「治療的サービスを前提、ないし軸にした治療方法とその理論」であるといえる。

2 患者体験から視た症状論

「心の営み」と「症状能力」としての症状

ある症状についてどのように考えるかという治療者の理論は、それに対してどう対処するかという治療方法論と臨床の場では密接不可離の関係にあるだろう。この想定は、ある症例に対する「理解」の枠組み自体の妥当性やその治療方法の妥当性なりを吟味する時も、おそらく必要不可欠な想定になる。

患者が気掛かりな症状に対して、個々の患者がそれなりに「距離」とか「間」を取ろうという努力を支払ってきていることは既に述べた。この方法では、患者のそのような症状に関する主体的努力を重視する。そして、ある症状を何らかの理論的枠組みで把握された、例えばある類の学習の獲得の不足や防衛の失敗とかという、不足とか失敗の状態として位置付けない。むしろそこでは、症状を患者により、場合によれば長い期間ある努力を伴って営々と営み続けられてきた「心の営み」として、また場合によれば、少しでもよく生きようとする「あがき」として、生命体としての心が生息するための営みとして、より全体的な視野において理解する。この方法は、心の営みという活動から定義すれば、患者が営み、時にあがいている主体的で生命的な努力について、患者・治療者間でどのような営み方やあがき方をすればもう少し楽になれるかについて検討する方法であるともいえる。

またこの方法では、ある治療者が、症状の裏後に想定できるある治療理論に準拠した構造やシステムについて十分理解が可能な場合でも、その構造やシステムを患者の症状に対する「営み方」と理解し、その現れである患者の「あがき」や、何とかしようとする主体的努力とその努力によって達成されてきている患者にとっての現実的側面を重視する。

例えば、幼少時より、「全く奇人としか考えられない両親」と患者自身が述べる環境に育ち、「テストという事態における達成を生きがい」にし、自己愛的障害との診断のもとで紹介されてきた三〇歳の男性がいた。彼は、自分の抱えるさまざまな問題を、「冷静に、他人事のように、感情的にならずに語ること」について語り、ある治療者が、知性化し、分断し、理想化された自己へのしがみつきという防衛について再三指摘し、彼も「本当はこのような話し方で私は損をしている、実際はドッと弱みをさらけ出し泣きわめいてもよいような状況なんですが」と述べていた。しかし〈仮にあなたが、いわゆる他人事として自らを語れなくなるとどんなふうになるか〉という確認に、いっときの間考えたうえ、「ひょっとすると今の職を続けていけず辞め、社会にも追われ、もう生きてはいないかもしれない」事態について語った。加えて、その他人事のように冷静にしか語れないという一種の防衛と理解された心の営みないし営み方は、他人事のように冷静に語れるおかげで、苦しみながらも今まで何とかやってこれたのも一面の事実であり、より重要なことは、冷静にしか語れないというこの防衛は「冷静に語れる」という彼の人間性や人格のある特性をも示していることであった。この場合、彼の冷静にしか語れないというこの防衛は、明らかに冷静に語れる「能力」とし、また、人格として、そのために彼が苦しみながらも彼の心の生息に役立ってきており、その防衛とは、自分も他人も傷つけずにできるだけ平和に暮らしたいという願望にさえ裏付けられていることは患者の認めるところでもあった。そして、このような治療者の理解は、自己のその冷静さについて「腐っているようでもやはり柱がないと家が崩れるように、これは私の柱なのだ」という、「今まであまり考えたことのない自分についてのある別な考え」をもつ契機とさえなり得た。

多くの防衛と考えられる現象は、患者なりの心の営み方でもあり、それにより患者が苦労する反面、またそれにより心的混乱を局地化し混乱を全面化しない効用をもつ。このような時、「防衛」とは、語義的にも元来そのような類の作業を示しているものとして位置づけられよう。この方法では、患者に想定される多くの防衛を営み方として位置づけ、その患者の困ったことに対する心の営む能力としてまずは理解する。

この心の営む能力としての防衛を論じる時、後にさまざまな症例として記述するのでそれほど多くの喩えを示す必要もないだろうが、われわれの素朴な実生活に立脚して考えてみる。すると、嫌なことや嫌な人物に対して嫌とは言えず、たえず笑顔で同意するような、通常反動形成といわれるこの防衛も、その個人にとって、目下のところはそれに頼らざるを得ない心の営み方とも考えられる。そしてそれにより、個人が窮屈な心的苦労を費やしてきている反面、その防衛のおかげでその個人が考えるやや特徴的な「平和」が持続でき、その個人が考える社会との「調和」が保たれ、その防衛がかもし出すその人の「人の良さ」によりその個人が救われているという肯定的な面も認められる。そして、これらは、個人のある傾向や特徴のもつ「一長一短」とでもいえる簡単な事実の中にもうかがわれる。例えば優しいといわれる特徴も、多くの場合優しくなれるために多少の気苦労を必要とするように、個人の性格的傾向は文字通り一長が一短であり、一短が一長であることも多い。臨床的に重要なことは、防衛のもつ一長一短をできるだけ全体的に理解することでその防衛を洗練し、より社会化する契機になりえるが、一短のみの解釈では、知的にわかっていても患者の心がなかなかそれを吸収できない点にあろう。

また、症状を生命体としての心が生息する営みとして把握し、心の全体的で生命的な営みを重視する時、その心の営みとは、ほぼ生体における生命的営みと類比的に考えられる。例えば、生体における発熱とは、個人を困らせている症状であると同時に、生体全体から考えるとその発熱により、生体にとり、より深刻で破局的な事態への進行の歯止めとなり、生体内での戦局を局地化し全面化しないようなある機能を果たしていよう。その時、その発熱は症状であると同時に、生体を保持し維持しようとする能力でもある。それと同様に症状とは、心の生命的な営みとして考えた時、ある個体にとり、それ以上の破局的な事態に発展しない歯止めとなっていよう。それゆえ症状とは、その個人の精神世界において、その個人を困らせながらも、なおかつより全面的な破局ないし混乱状態を局地化し、歯止めをかけ、防衛するという、生命的な水準で心の生息のために発揮される一つの能力であり、ある個体の心的恒常性を保つ一つの心の営みとして理解される。

この方法において、患者が困っていることとして述べられる症状についての「能力」を考える。それは例えば、学校に行けない能力として、また、後述するであろう妄想をもてる能力として、また自閉し、孤立し、関係を断つ能力としての症状である。この類の理解は、筆者には、精神療法における最も基本的で基礎的な理解（増井、一九八九）のようにも考えられる。

この症状についての理解ないし理論は、ライクロフト（Rycroft, C., 1968）が不安を、「人という生体の精神面にとって最も重要な感覚」とし、「それは身体的における痛みとアナロガスに考えてもよい」とする、いわば生体にとり不快な不安の能力が痛み感覚と同様、ある生体の保存における重要な機能を示唆しているような発想とやや重複しているかもしれない。しかし明確な治療的枠組みをもってこのような脈絡の下で症状を概念化している文献は、筆者の研究不足のせいかもしれないがあまり見当たらない。しかしこの考えは、多くの治療理論ないし治療仮説が抱いている、生体それ自体がもつ良い状態への根源的志向性、ないし自然治癒能力や、自我自律性、ホメオスタシスなどの発想と基本的には同じ基盤に立つものであろう。また、この理論的枠組みを拡大すると、ある類の原始的生命体がある一定以下の温度において、自らを損なうとしか考えられない個体の保持の方法をとり、それ以上のおもに温度条件においては極めて攻撃的な保存形態に変容する（中村、一九八九）という、微生物体における生存モデルにおける生命体の基本的な営み方から多くの示唆を受けることが可能でかつ有益でもあろう。この想定が最も容易な症状はヒステリー発作であるが、むろんそれに限られた想定ではない。

この方法においては、患者が言語で語る過程と相互的な、ないしその言語化の過程を形成する言語下で体験されている患者の「症状体験」を重視する。そしていわばそれらの体験ないし体験過程は「心の営み」としてまず概念化することが、それらの過程を容易にかつ正確に理解するために有用な概念であると考える。また、常識的に負の行為として想定されがちな症状を「能力」と把握することによる利点は、おもに二つある。一つは症状という類の能力までも発揮せざるを得ない患者の心の営み方における苦衷や苦慮や内的事情を理解し、時として懸命の努力にもかかわらず、症状という行為を示さざるを得ない内的必然性の理解から生まれる治療上不可欠な共感的理解である。そしてもう一つは症状に対する患者の主体的なかかわり合いへの理解であり、この二つの理解が同時に促進されやすいという治療実践的な意味においてである。

また、症状を、心の営みにおける能力と理解することは、症状の全面的肯定を意味していない。事実としてはむしろ、症状とは多くの場合、当事者にとって不都合で困っている一つの営み方なのであり、もう少し楽になりたいと多くの患者が願望しているという点においてである。また付加するなら、われわれは生息している限り、あれやこれやの気がかりなことにかかわり合わざるを得ず、その時のかかわり合い方は生涯通じて一定でなく、個人にとり、そして周囲にとり、より妥当であると個人が考える水準に近づいたり、逆の場合に遠のいたりする形で変化し、その「変化」という事実を支える基礎的概念として「能力」を設定することが理論的にも、また患者に対する説明用語としても有益であるという基本的な意味においてである。

このように、症状を心の営みとして生命的に全体的に把握しようとする試みは、現象を可能な限り「そのあるがままの姿でとらえようとする」(May, R., 1961) 現象学的な基本姿勢や、現実をバラバラの部分に分解してこれらの部分に対する抽象的な法則を導き出そうという努力を本質的な性格と定位し、それらを「脈拍の感じられない」理論 (May, R., 1961) とする実存哲学的思想を背景にしている治療理論と多少とも重複する。例えば、神経症を、個人が自分自身の中心、自分の実存を守るために用いる一つの方法として定義し、症状を「脅威から自分の実存の中心的なものを守るために、自分の世界の範囲を縮小するいくつかの道」とし、「環境のある面を遮断して残された部分には妥当であり得るようにする一つの道」とする症状理解の枠組みにおいてである。そこでは神経症を適応の失敗と定義することの不適切性を述べ、「正確には神経症が一種の適応なのである。そしてそのことが厄介なことなのだ。それは自分の中心を保持するために必要な一つの適応である」(May, R., 1961)、という考察を、発声ができないという主訴をもったハッチンズ夫人の症例をもとに考察している。また、この夫人のきちっとした態度を「彼女がもつ不確かな中心を保持しようとする、死にもの狂いの努力の一部であった」とする考察も十分うなずける。しかし、神経症が一つの適応の道とする時、その神経症を生きるために他にもさまざまな道があることについて同文献は触れていない。本研究は症状を一つの心の営み方として理解するが、加えて、その他のいろいろな「道」についても考察することが主な目的でもある。

また、症状ないしその裏後に想定されるある情動システムを、患者の心の営みと見直した時、アンビバレンス(Ambivalence)ないし葛藤(Conflict)と述べられているある心性も、患者にとり、心の営み方を窮屈なものにする一つの傾向ではある。しかしそれらの概念は、まずは治療者の理解の枠組みとしての概念であり、患者のある体験的特徴を整理する時、有効な概念でもある。しかしより重要な要件は、ある個人ないし患者がアンビバレンスと説明されるある心性を生きてきたことによって、その個人のうちに培われてきているある傾向であり、それは、その人の、その人となりを形成している核とでもいえる人間性を形成し、構成してきていることである。それは、例えば、仮に多くの日本人が、甘えたい―けれど甘えられないという心性を備えているとしても、その甘えたい―けれど甘えられないという心性をわれわれ日本人は「つつましやか」とでも概念化できる一つの生存の倫理感なり生きる美学という文化的な価値を含む生き方にまで統合し、まとめあげている実態に観察されるように、多くのアンビバレンスは、それなりに他人に対する細心さと心配りと遠慮深さという人格特性を形成する。この時、患者のそのアンビバレンスの苦しさと共に、そのアンビバレンスを担って生きてきているその人自身の努力や苦慮や心の営みから醸造されてきている人格のある特性に対する治療者の共感なり注目なり敬意なりが、治療の場における治療者の自然な心遣いとなってくる。このような時、患者のアンビバレンスとは、患者の心の営まれ方であり、アンビバレンスという概念化された本質が実在するのでなく、そのように想定され、たぶん患者において体験されているある傾向であろうと推定される特徴を生きてきたその人自体の努力なり営みなり、それにより保持ないし達成されてきている現実をこの方法では重視する。

患者に体験された世界の恒常性の保持という、症状のもつ能力は、例えば、臨床の場面ではさまざまな問題を抱えながらも言葉化せずに、ないしできずにいる患者が初診時に、たぶん、家族の者に「何でも思っていることを全部話しなさい、あの先生なら安心して話ができるから」という罪のないアドバイスに患者も一念発起し、さまざまな打ち明け話や苦労について語り、治療者は確かな手応えを感じ、次の面接を心待ちにするような事態で、患者が突然断固として来院拒否を示すというわれわれが少なからず体験する事態に典型的に現れてもいる。そこでは、患者が話さない、話せない、という営みでかろうじて彼の体験世界における恒常性を保ってきた一つの形態が、一念発起して何でも話すことにより急速に変容し、患者は、話さないという肌になじんだ「まとまり」を再び回復するまで、話しすぎてバラバラになった事柄を、そしてその心を、また己の心の中に収納するまで一定の時間が必要となるだろう。それまで来院しない方がよいことを、多くの患者は感覚的に気づいているものである。そしてまた、この典型的な例は、患者が自分の性格なりある傾向を急に変容させようとしたことが契機となり何らかの混乱に陥る類の患者のなかにもうかがえるだろう。

この方法では、症状を今現在患者が営んでいる心の営みとして把握し、その訴えを患者の体験的世界における恒常性保持のための言語ないし言語下的努力として理解する。この視点は必然的に患者の変化のためにはその患者の内的恒常性に向かっての営みについての全面的な共感なり肯定を必要とするという治療的仮説を抱かせる。

3　治療理論における「加算モデル」と「乗算モデル」

自閉、相互性不在という概念と加算モデル

ここでいう「加算モデル」とは、極端に例えれば、話せない患者に対し話すことを勧めたりするように、症状を負（－）の心的行為とみなし、それに対して正（＋）の働きかけを行うと負の症状が低下するであろうという仮定に立脚した考えのことである。その極めて素朴な姿は、例えば内気な子どもに陽気な友人をつけると明るくなるだろうとか、爪を噛む癖のある子どもにそれを止めて他に注意を転化するよう注意をするとか、その姿は至る所に認められるモデルである。

結論を急ぐ必要はないが、筆者の観察する所では、そのモデルが成立するのは精神的に極めて健常で相互に十分な信頼関係がある時であり、病者の病者たるゆえんはそのモデルが成立しないゆえであると言える。例えば不登校の患者に元気を出して学校に行くようにとか、また、例えば対人恐怖の患者にあまり人を怖がらないようにとかである。おそらくこれらの発想のモデルの不毛性は、患者が既に、十分に、その効用のなさを体験し尽くしたものでもあるからであろう。

しかしながら、精神療法の理論の中でもその姿を微妙に変化させつつも、基本的には加算モデルに立脚した治療理論が存在する。その理論は筆者の見るところ、自閉、相互性不在を中心とする分裂病の症状論と治療論にその典型的な姿を見ることができるので、ここでは筆者の意見と共にそれらをまず述べてみたい。この論述の目的は、ある症状をどう考えるかという作業は、それをどう扱うかという治療方法論とほぼ対応しているからである。

分裂病患者にとっての体験的特徴を示しうる基本的な概念のうちの一つは、おそらくその体験の言語になり難しさであろう。この指摘は、彼等について〈何か困ったことがあるか〉との質問に対し、「別に」とか「何もありません」とかただ黙るのみという返答が他の患者に比較して比較的多い事実にもよるし、場合によれば、〈何

もないわけではなくひどく言葉にしにくい事もあるだろう?〉という治療者の介入に対し、首をうなずく患者も少なくない事実にもよる。そして仮に、彼等が本当に何もないなら、もう少し自発的に病棟のさまざまなりわいに参加できるはずだのにという素朴な疑問を周りの者に起こさせる。

また、ある程度本人にとり、困ったことについて言語化が可能である場合でも、その言語化の困難性は一般的である。例えば、「ある特定の場所から何かの電波を受け、胸がへこんでしまうこと」を目下の問題として述べた患者の場合、彼が主に気になって問題としていることの一部は、その胸のへこんだ感じであるけれども、それだけではなく、ある部分は「ある特定の場所」としか言えない感じである。そして次に、「それが、たぶん、北の方であるが南の方ではないということはわかっているが、随分考えてもどこかある場所には違いないとしか言いようのないもの」で、その特定の場所の感じがまず問題であり、次に「何かの電波としか今の所言いようがないが、それがテレビのようであるがラジオのそれではない。ひょっとして電波でなく、もっと別のものかもしれない」こと、ないし感じが問題となる。ついで「胸がへこんでしまうような穴をあけられること」が問題となるが、その感じについて細かい説明を求めても、「先生それはそうなんです、このように胸がへこんでしまうのです、少しですが」と自らの胸をさし示し、その感じの自明性以外の説明の困難さに出会わさせ、われわれをそして彼等を疲労させてしまう。

この類の治療的体験から、筆者は困ったことをある程度言語化可能な患者に対してでも、むろんそれが不可能な患者に対してでも、まず、〈言葉でいろいろなことを話すのはひどくむつかしくてそれは大変なことなんだ〉という言語化不能な彼等の体験的事態についての共感的なくみとりを重要視するようになり、また、その対応に多くの患者は極めてわずかながら首をうなずかせたり、わずかに力を抜いたりする非言語水準での応答が感じられるようになった。むろん分裂病や重篤な患者の精神療法において、このごくわずかの積み重ねが、派手な目立ったやりとりより極めて重要で基礎的な要件となるのはほぼ常識であろう。

当然の指摘であるが、われわれの使用する言語とは一度に一つのことしか言うことができない。すなわち心の中のあることを述べるためには、いっときの間は別のことはどこか心の隅の方に置いておかれる必要があるという、言語と体験における素朴な規則とでもいえるある限界がある。しかしその限界をわれわれの体験が圧倒するとき、われわれはわからないことを次々に言葉に出してしまうように、である。

彼等にとっての困った体験とは、「一度に一つのことしか言えない」というわれわれが共有しうる言語の常識をはるかに超えているという彼等の体験に対する基本的な理解の枠組みが必要であろう。

この枠組みはさまざまな形で発展する。例えば、われわれが言う患者の言葉の混乱とは、彼等を圧倒し、場合によれば静かに侵略し続ける彼等の何かの体験についての内的整合性を、言語という外的整合性により、まとめあげようとする莫大な努力として位置づけることができうるし、また治療方法的にはその混乱の静かな置き場が問題となってくるだろう。そしてまた、この枠組みは、彼等のその莫大な内的整合と言語への関係づけが達成されればされるほど、「彼は妄想がいよいよひどくなってきた」とわれわれはのべ、また家族は「ますます妙なことを言うことが増えた」という現実に遭遇しなければいけないという、彼等の置かれている困った立場についての共感を豊かにさせるかもしれない。分裂病患者における事態と言語とは、彼等に体験される妙な、時により未曽有な体験を伝えるために、言語における発見学的機能が極度に肥大化せざるを得ず、言語が他にもっている公共性や共有性といった別の機能どころの話ではなくなる事態とでも記述されうるだろう。

前述したように、おそらく、ある特異な心理状態における患者のその状態の理解や特異な体験様式の理解は、その治療の第一歩を形成する重要な作業である。また、文字どおり自らの状態を客観的に言葉にすることが困難で、特異な表現が目立つ分裂病において、その理解は、どうしても「外側」からの理解概念に頼りがちになり、片よりがちとなり、内側からの理解は困難であるが、かといって不可能なわけではない。その方法の一つは、治療過程を通じて分裂病患者自体が語る自らの体験についての数少ない言語化から、その体験の特徴をじょじょに明確にすることである。そして、その治療過程から得られた漠とした、しかも治療者にとってその治療経験から彼等の体験の特徴について何か記述できそうな、いわゆる分裂病治療の積み重ねにおける患者についての治療者の自らの漠とした感じをじょじょに概念化することであろう。この治療者自体の分裂病患者についての漠とした感じを全く除外視し、分裂病に関する莫大な文献にさ迷いだす時、文字どおり混沌とした分裂病理解となり、「As if」経験が患者のものでなく治療者自身のものになっていくことも珍しくはない。

以下に素朴であるが基本的な彼等についての理解の仕方を示すために一つの実話を示そうと思う。それは、筆者が関係する病院での実習の時、一人の学生が、ある自閉症の精神療法の見学の後、「自閉症というのは、他人や外界との関係を断絶した病気と聞いていたがなるほどその通りだと思った」という印象を述べた。筆者はその時、その自閉症児との精神療法における治療目標は、患者と治療者が全く一人一人別の人間として断絶しながら、ある一定の時間と空間を共有するという、言語下的状況を中心とした、かなり神経の使う精神療法が進行中であり、かろうじて患者にとり治療者がそこにいることを共有できていた時点であったので、その学生に、その定義が事実どうなのか、その患者に嫌われないように近づき、できれば抱き取ることを提案した。学生は相手を驚かさないようやさしく声をかけながら近づいたが、結果的には患者は、学生が語るところによると、「まるで鬼を発見したように」逃げ去った。

仮に自閉症が、他人との関係を完全に断絶している病気であるならば、その患者は、ある意味では、他人の接近にも「物体」のように反応し、抱き取られるのも意に介さないと考えられる。しかしその自閉症児は明らかに、通常の子どもより敏感に他人の接近に反応したわけである。

自閉症に限らず、程度の差はあれ多くの患者にみられるこの傾向は、彼等は、その内的な体験として他人や他者の接近に対し、健常人より明らかに何かを感じすぎており、その何かは、その個人に混乱を起こすような圧力の高い感覚の下で体験されているという仮定を十分に成立させる。この仮定は、彼等は、一見他人との関係を断絶しているような形を取らざるを得ないほど、内的体験としては他者を混乱するような形でしか感じとることができない状態とも表現できうる。すなわち、働きかける他者にとっては「断絶」「自閉」と説明することがふさわしい彼等の言動は、働きかけられる側の内面においては、彼等が体験する諸々の事象に対し極端に開かれており、その意味では「自開」的であり、多感で、その「多感性について喧噪で多忙な状態」として彼等の体験を特徴づけることが可能である。

この他者への内的「自開」性と、その自開の世界における内的喧噪性および多忙性という特徴は、疾病単位として自閉症と異なる分裂病の場合においても、ないしわれわれが接するいわゆる情緒的に何らかの障害感を訴える患者の共通観念としても位置づけられよう。登校不能状態の患者はその登校不能状態なりの、またうつ状態にある患者はそのうつ状態なりの内面の騒がしさとあわただしさがあり、本研究はそれらに対し、「そっと置いておく」ことが治療方法の骨子として考察されてきたわけでもある。

もし仮に、分裂病と呼ばれているあるタイプの人ないし人達の病が、完全に他者との関係を「拒否」し、「断絶」した所に成立する病とするなら、どうして彼等が人前や人ごみの中に我が身を置くと、「生汗が出るほど」疲れるのか、どうして彼等は自発的に人前を逃げるような形で生きようとするのか、それは、「自閉的で拒否的だから」とすれば、これは、一種の同義反復になってしまい、彼等の細かな内面や彼等が体験する言語下状況における苦慮性についての細かい理解が全く行き届かない。

完全に他者と断絶して生きているという記述に近いのは、ある時は顔で笑いながら心では他人を完全に無視するという芸がこなせる健常者についての定義に近いかもしれないが、分裂病の人達についてのものではない。彼等は、内的体験としては、あまりにも他人について多くのことを感じすぎていて、その感じの対応に大わらわなのであろう。そしてこの過程なり考察は、コンラード（Conrad, K.）の述べるごとく、「事象は喚起しある意味の雲の乱舞に蔽われ、（患者はその）応接にいとまがない状態」という記述（中井、一九八四）にもうかがわれる。

この多感・多忙・過敏という患者の体験的特徴は、その質の変異さえあれ、神経症水準の症状にも適応可能なものであり、それらは彼らの体験的苦慮をくみとるキーワードであるとさえ言える。

症状定義の視点と理解の質――「外」からと「内」からの逆転視現象――

当然の指摘であるが、強迫神経症なり境界線症例なり分裂病と分類されて、ある症例が語られる時、むろん、強迫神経症一般という強迫神経症は概念的な形でしか存在せず、個々のさまざまな症状に悩む人しか実在しないのであるが、その人達に共通した苦慮の世界にのっとってその症例が語られるのであろう。しかし、ここで問題となるのは、分裂病なら分裂病についてのあれこれの定義が、むろんある種の分裂病を示す定義であるにせよ、治療者に個々の分裂病の患者を忘れさすような既成概念となりうるような一般論を与えることであり、それが素朴な水準であるほど治療者に根強い考え方として定着することであろう。

それゆえ、われわれ精神療法家にとっての一つの役割としては、ある症例における診断、ないし患者のある傾向を説明するために概念を使用する時、個々の患者の苦慮する世界の実態の正確な伝達が可能なように配慮することが求められてくる。このことは、後に診断のところで詳しく記述するが、その配慮の重要性は、患者の抱える問題の基本的な理解の枠組みを患者に与えると同時に、家族の者がその枠組みの下で患者の苦慮を正確に理解する契機を与え、その枠組み自体が「窓」となり、相互に理解しうる治療的環境を形成することも少なくないからである。

この点をもう少し細かく示そう。例えば分裂病の症状の特色としてよく述べられるのは、自閉、拒否、了解不能な言動、相互性不在である。そして、これらの彼らについての症状の記述自体、他者からの働きかけについての彼らの「反応」の特色を示す概念である。確かに彼らは他者の働きかけに対し「自閉」し、「拒否」し、時には他者には「了解不能な言動」を示し、他者からみると「相互性不在」である。しかし、この症状記述と症状理解では決して、彼らの体験する内側からの共感的な症状理解とはなり難い。繰り返すようだが、彼らは「他者の働きかけへの反応」としては自閉であるが、彼らは他者から働きかけられた時の体験的特徴は、多くは超過敏であり、感じすぎており、極めてそれらの感覚に多忙となり、疲労する。そしてとりわけ彼らの体験的苦慮は、自己の内に生育する体験が、内的であるほどそれが露呈化され、公共性を帯びてしまうという「見られ体験」、「あばかれ体験」であろう。この指摘は彼らに次のように問うと即座に明確になる。すなわち、「あなたは人の働きかけに自閉していますね」と確認したときの肯首する患者の数と「あなたは人に働きかけられると心がひどく騒がしくなり、時には疲れますね」との確認に肯首する数とを比較した時である。この肯首の数の差は、彼等の意識の中では、「自閉」という言葉はあくまで他人の言語であり、「いつも何かに見られているようだ」とか「心が騒がしい」とは自らの言葉であることを示していよう。

このように観察と考察を進めると、他人への反応特色としての自閉は、体験する側の特色としては自らに開かれすぎているという「自開」やその過敏性という逆の症状記述が成立する。同様に他人への「拒否」は、他人の事について意味を感じすぎてしまう意味感覚の超多様化を極力弱体化するという体験的症状記述が可能であり、同様に、時には他人から見た「了解不能な言動」は、彼らにしてみれば、何らかの形で自らに「了解可能にする言動」となり、他者からみた「分裂」は彼らからすれば「バラバラなものを無理にまとめあげようとして余計バラバラになる」という精神「統合」となる。これは分裂病に限らず他の多くの症状や病名にもうかがえる。例えば登校拒否児は、他からの登校刺激に対して明らかに拒否であるが、内的体験から示すと、逆に、「登校意識が極度に肥大化している」病気でもある。これと同様に、対人恐怖症とは対人事態における自己(像)恐怖症とでも記述しうる。

本研究の症状理解とは、明らかに、彼らの体験的苦慮と一体になれる症状理解である。そのためには、多くの教科書に示される彼等の他者への一般的「行動」特徴の理解と共に、彼らの側からの体験的理解を示しうる症状名なりを常に個々の患者に即して創作する必要があるということである。

本論では、症状に関する理解を、ある症状の共通事項を疾病単位としてまとめられているような、いわゆる多くの精神医学の教科書に見られるような理解を、ここでは「外側から」の症状の理解ないし定義とする。そして、患者に体験される言語下的事態を含めた、行きづまり状態なり苦慮するところを、その患者の体験にそって理解ないし定義する作業を、ここでは、「体験する側から」の症状の理解ないし定義とする。この区別はほぼ、前者を横割りの、後者を縦割りの理解ないし定義と表現可能である。そうした時、精神療法的に重要な作業は、穏やかな外側からの定義を含みつつ、より明確な縦割りの理解ないし定義であるだろう。またこの場合の「外側から」の理解とは、おおむね「働きかける側」からの理解であり、「体験する側から」の理解とは、「働きかけられる側」からの理解とも言えよう。

治療理論における加算モデルと乗算モデル

この方法においては、患者にとっての「言葉にならない」体験を重視する。そのことはすなわち、患者の言語下的体験を重視し、そこでの暗黙裡の意味や感じられた意味を重視することを基本的な治療命題とする体験過程理論の基本的な動向と軸を一つにしている。それゆえ、本研究では、おもに、体験過程理論における分裂病や重篤な患者の体験様式の特徴を示す概念などを参考にしながら、この方法が立脚するいくつかの治療的概念を整理してみたい。ここで体験過程理論を引用するのは、筆者の「なじみ」もあるが、むろんそれだけではない。むしろ、それが他の多くの言語精神療法の目指す共通する所のものを含んだ一つの典型的な理論と考えられるからでもある。

自閉や相互性不在を患者の負の行為ないし不毛な行為とみたて、それを治療者の正の行為で何とか局面を打開しようとする治療理論は現在でもなお根強い。根強いというよりむしろ一般的であるとさえ言えよう。例えばジエンドリン（Gendlin, E., 1964）においても分裂病の治療における「相互交流のない場所にいかにしてそれを起こすか」という「治療の基本的な問題」を述べるときの「相互交流の不在」という患者の、というより正確には患者に接する治療者の体験の特徴が述べられていたりする。

また、やや長い引用となるが、同論文における、「全人間的にみてこういう人々は孤立し、断ち切られ、意気消沈し壁をめぐらし、黙して内にこもり、遅鈍となり、生き生きした生命の営みからは離れているのである。彼らをわれわれや世界とある形で再結合する必要がある。こうした理由から私の考えでは分裂病を定義すること――分裂病を一つの疾患実体として分類しようとすること――をめざすわれわれのあらゆる努力はたぶん水泡に帰するであろう。分裂病は不在（isn't）を本質とする何かである。そこには相互交渉が不在である。内部の他者に向かう生き生きとした在り方が不在である。確かにこの結果、あらゆる類の化学的不均衡や有機体としてのさまざまの反応が生ずるに違いない。もしこれらの不均衡や反応を軽減しうる化学的方法が見出されるならば、こういう病者が再び世界との結合をかなりとり戻すことも可能になり得るかもしれない。しかしながら、私は相互交渉（interaction）なしに化学的あるいは何か他の治療があり得るだろうかと疑問を抱く。相互交渉の存在しないこと、その欠如、断絶が精神分裂病と呼ぶものを構成すると私は考える」という記述における分裂病の孤立性、自閉性、感情鈍麻性と相互交渉の不在性である。

これらは、彼らについての教科書的な外面からの理解による特徴の記述とそれほど変わらない。すなわち、彼らにとり、そうせざるを得ない内的体験についての考察が欠けている。それでは、どうして、ないしどのようにして患者はそのようなあり様を示さざるをえないのか？　この問いについての筆者なりの仮定は基本的に簡単に述べることができる。なぜなら、それは、「それ以上悪くならないために」である。むろんこれは、全ての何故ならではないが、その中の重要な一つとしての仮定である。この指摘は、以下において筆者が記述する治療方法と相互不可分の関係にあり、また既に記述した症状についての考察とも相互不可分の関係にある。すなわち、

「彼らがもし、あわてて、孤立しないで、断ち切れないで、意気消沈しないで、壁を取りさり、黙して内にこもらず、感情が生き生きとなり、われわれとの相互関係を回復し、われわれや世界とある形で再結合」したとするなら、たぶん彼らは以前より混乱し、収拾のつかない事態となり、心が生息していく上でより深刻な事態が発生するかもしれない、との仮定である。また症状とは、それ自体、患者を不自由な体験に押しやる反面、それ自体により個体の心が生息してゆく上で、より破局的な事態を回避する何らかの歯止め的な能力の現れであるという理解の枠組みである。またこの仮定は、沈黙を続ける患者に〈あれこれ話そうとしたり考えようとすると余計混乱するんじゃない〉という治療者の確認に、場合によっては驚いたように、首をうなずかせることが決して少なくないという彼らの精神的事態についての筆者なりの観察にもよっている。

そしてまた、分裂病のこの孤立、自閉、相互交流の不在性は、「再結合する必要性があり」、「相互交流なく他の治療法がありえるだろうか？」との論述は体験過程治療法における基本的な論理である。そこでは、治療における治療者の沈黙の重要性を再三指摘してはいる（Gendlin, E., 1964）ものの、結局は、「分裂病は、ただ（われわれから）切り離されていて、そこから何も生じないもの」（Gendlin, E., 1964）であり、「分裂病者との間では、徹底的に、治療者自身の内的過程を言語化することによって、たとえ、患者が黙っていても、その治療者自身の事柄を〝二人〟の事柄に変えていかなければならない」のであり、この過程のことをジェンドリンは、「相互人間的過程」（Gendlin, E., 1964）とも称している。

患者の沈黙や、自らの体験を言葉に定かにしない傾向に対して、言葉による明確化の必要性を論じる精神療法理論は少なくない。例えば「無私の傾聴を」あれほど尊んだフロム゠ライヒマン（Fromm-Reichmann）でさえも、長期にわたる沈黙の建設的治療的側面を指摘しつつも、その沈黙のもつ「時間的損失」と「極度に非建設的」側面を述べ、「治療者と患者はそれぞれこのような不毛の沈黙を打ち破らねばならない」類の事象（Fromm-Reichmann, F., 1950）として理解している。むろんこのような沈黙を、治療における何かの抵抗と考えることは、通常の精神療法において認められる一般的な理解の枠組みでもあろう。

この発想は、表現は異なるが、多くの他の治療理論にも認められよう。患者の沈黙には治療者の言語化による働きかけをもって対応するという治療理論やその方法は、むろんその働きかけの質には驚くほどの差は認められるにせよ、その基本的な治療理論を極度に簡明にするなら、自閉とか拒否、相互不在という彼等の症状を負（−）の行為と見たて、その負の行為は他者の働きかけという正（＋）の行為により修正されうるという、いわば加算の論理に立脚している。すなわち、（−）＋（＋）≒0という論理システムである。しかし仮に患者の実態がこの論理に合わない場合、すなわち別の乗算のシステムに近い場合は（−）×（＋）＝−→、すなわち負（−）の増大という結果をもたらす。これは、事態としては、治療者が人間的に働きかければ働きかけるほど彼等の自閉と拒否、相互不在が目立ってくる現象を示し、その働きかけの副作用が高じる状態とも定義できる。この副作用とは、治療者が温かく人間的に患者に接しようとするほど、患者はその対人関係を拒否することが困難となり、それでなくても内的多忙と多感の混乱がある上に治療的関係も受け入れることによる混乱の増幅ともいえよう。また時には、治療者の勧める「心を開く」ことにより、それまでかろうじて「自閉」により一貫性が保たれていた患者の内的一貫性を崩壊させる結果とも言えよう。その結果、患者、治療者双方が混乱し、文字通り、何のための治療であるか、全く見通しが立たない状態を起こしかねない事態である。その場合要求される治療的枠組みは（−）×（−）＝＋（プラス）の増加という治療論理であるだろう。この乗算のパラダイムは、例えば自閉という患者の負（マイナス）的行為をもっと自由に安心して自閉を保てる状況を仮に育成することが可能なら、（−）×（−）＝＋→、すなわち負に負を乗算すれば正の増加が予想されるというものである。

精神療法という作業は、その治療過程のどこかで、ないし当初から、加算モデルから乗算モデルに移行する作業がない限り、その成功が疑問視される作業であると言えよう。例えば、空想癖のある患者に、治療者が、治療的に時と場所を「治療の場」と限定し、その空想にのっかることが可能ならその空想は正しく生きるチャンネルを得て、かえって空想と現実との区別が可能になるようである。

このような加算のシステムにおける問題点を二件述べたい。一つは、そこでは分裂病患者の示す相互不在性や沈黙の不毛性は指摘しても、そうした事態を示さざるを得ない彼らのまさしく体験についての考察の必要性である。おそらくその一端は「溺れるものはワラをもつかむ」という諺における、彼らにとってのワラとしての相互不在性、であり、時にはそれが彼らにとっての、ひたすらな、ないし懸命な、ないし心の営みとしての相互不在性であり、ワラ摑みとしての相互不在性である。これは、彼等が示す相互不在性のごくわずかな建設的意味や健全さに対する治療者の心のまなざしとも記述されうる。相互不在とは明らかに彼らの症状である。この事は誰でも理解されえるが、相互不在は同時に彼らにとってのおそらく数少ない現実接触の方法であり、時には「いこい」であり時には「よるべ」であることはそれほど理解されてはいないようである。

本研究で示した能力としての症状や、心の営みとしての症状などの多くの概念は、とどのつまりは、患者の「症状」に対応した治療ないしその過程をいかに乗算モデルとして治療的に、ないし論理的に進行させるかという仮説のために形成された概念に外ならないといっても過言ではない。また加算モデルがもつ他の問題は、患者が自己の体験を何らかの形で「Explicate」(明示)するためには、おそらく十分な「Implicate」(非明示)する過程が必要であり、それが治療関係として、ないし治療場面としてさまざまな水準で構造化される必要があるという点である。これを換言すれば、おそらく、自然な変化のためにはそれに先立って十分な安定が必要であるとでも言えよう。「Implicate」ないし「Implicating process」とは、本方法のもつ重要な治療概念でもあるゆえ、それらを示すためにも、まだ少し体験過程理論を引用しながら考察を進めてゆきたい。

4　心理臨床における「診断」について

患者の症状の理解と他人への適切な伝達用語としての「診断」用語

心理臨床家ないし精神療法家としてのわれわれは、医療における社会的役割から考えると、原則として診断を述べる立場にはない。しかしこのことは、われわれは診断について関与しないということでは決してない。逆にわれわれの自由な立場から医学的診断を消化し、われわれの立場なりの診断論をもつことを現実的には必要とされている。なぜなら、患者やとくにその家族の者は、一般的に患者の診断について詳しく知りたいと希望しているという事実それ自体が、すでに、心理学的な事象であるからである。また、与えられたその診断をもとに患者は自己認知し、家族もそのように認知しようと努め、その点において家族内で共有できる患者の病気についての認識をもてるきっかけになるような体験は、極めて治療上有効であり、そのこともまた、基本的には心理学的事象に属するからである。

診断的行為について従来から、その是非をめぐってさまざまな意見が交わされてきたであろうが、精神療法的な観点からそれを考えると、与えられた診断は、患者のさまざまな生活水準や局面において自己を規定するある枠組みを与えるという機能については、ほぼ同意が得られるだろう。このことは、患者にとっての診断とは、それを与えられた患者の特有な体験なり実態について他者が理解しやすいような、患者の苦慮のメッセージとなりうる質のよい象徴化が求められる。

診断のもつ機能を神田橋（一九八四）は、その第一として「行動方針」を挙げ、ついで「共通言語」と「説明の道具」を挙げている。すなわち、クレッチマー（Kretschmer, E.）の提唱した「敏感性関係妄想」という類型のように、その診断によりその症状に対する基本的な処理法がワンパックになっている機能と、DSM－IIIの試みに著明にうかがわれる如く、専門家の間で、ある共通の事象を示すコミュニケーションの道具としての機能と、患者の説明の道具としての機能である。また診断とは、それぞれの機能において「役に立つように工夫し作製されたもの」にしかすぎず、「決して永久劫下不滅のゆるぎないものでない」とし、常にこの三機能を考慮する習慣の重要性を示している。

精神療法からこの診断機能を考えた時、とくに第一と第三の機能のバランスが重要になってくる。すなわち、ある診断により、いまから行おうとしている治療者の対処法の概要が、患者や家族にとりワンパックになって理解されやすいものにする工夫と、説明されたその診断により、患者や家族の者が患者のある内的側面についての理解が行き届き、加えて家族の者がそう考えることで、患者の理解の接点となりうるような診断のバランスについてである。これは、いわば患者の体験に寄りそった〈見立て〉の必要性とでもいえる。また、とくに患者の症状に対する努力を考える時、この二つのバランスの中で治療者なりの、患者がそう努力することが治療的であると想定される努力を含んだ診断ないし見立てが必要となる。それゆえ、この見立ては、当然、治療の進行状況や患者自身のその時点での自己認知や家族の特性により変化する。

例えば、そのような見立てが幾分かの治療的効用が認められるものとして、人生の約半分を病院で暮らし、退院時においても対人状況におけるごくささいな諍いでも、その心のざわめきからの回復のために常に三ヵ月以上も必要としていたある患者に与えた、「余り心の波風を立てないように心がけると少しは平和に暮らせる病気」(三二歳、男性、分裂病)とか、前に示した対人状況における緊張を恐れ、会社勤めで忘年会でカラオケを歌うことを恐れ続け、その優秀な知能と才能を押し殺すという多大な犠牲を払い続けてきた患者に対する「上手に(そのような事態を)断ることができれば何とかやっていける病気」(三七歳、男性、対人恐怖症)などである。前者は「いつもその〈見立て〉のことを念頭におきながら」、彼なりの生活を営むことで、割合、以前より平和な暮らしができ、後者は、「今までに全く思いつかなかった」洞察を含む診断であった。

ちなみに、極めて常識的なことだが、分裂病とか躁うつ病とかの医学的診断用語は、われわれの共通言語でありえても患者や家族にとってそのように伝えてその診断が患者理解を促進し、かつ患者がそう考えることで自己理解が深まり、かつ患者、家族を含めてどのようにしたらよいかという対処が行き届くことは極めてまれである。というより、そのような用語自体を家族に持ち出すこと自体がすでに問題であると言ってもよい。それらの医学用語は、患者の自己理解、家族の患者への対処がワンパックとなるような、すなわち、その用語自体が治療的と考えられる教科書外の適切な多くの診断用語を治療者が常に用意をする必要がある。それゆえ、この類の診断用語は時と場合により無限により適切なものに変化して、プロセスによっても変化するし、変化しなければならない。このような類の診断用語はいわば精神療法のための診断用語とでも言えよう。

文献

Fromm-Reichmann, F., *Principles of intensive psychotherapy*. The Univ. of Chicago Press, 1950.（フロム＝ライヒマン・F『積極的心理療法』坂本健二訳、誠信書房、一九六四）

Gendlin, E. T., A Theory of Personality Change. In Philip Worchel and Donn Byrne (Eds), *Personality Change*. New York John Wiley, 1964.（ジェンドリン・E『体験過程と心理療法』村瀬孝雄訳、ナツメ社、一九八一、三九-一五七頁）

神田橋條治『精神科診断面接のコツ』岩崎学術出版社、一九八四

神田橋條治『発想の航跡』岩崎学術出版社、一九八八

増井武士「精神療法の基礎の基礎――治療者の迷う能力とその工夫――」『九州大学心理臨床研究』八巻、一九八九

May, R., *Existential Psychotherapy*. Random House Inc. New York, 1961.（メイ・R『実存心理入門』佐藤幸治訳編、誠信書房、一九六六）

中井久夫『中井久夫著作集1 分裂病』岩崎学術出版社、一九八四

中村弘（産業医科大学免疫学教室教授）パーソナルメッセージ、一九八九

Rycroft, C., *Anxiety and Neurosis*. Pelican Book, 1968. Rycroft, C., *Imagination and Reality*. The Hogarth Press Ltd,

London, 1968.（ライクロフト・C『想像と現実』神田橋條治、石川元訳、岩崎学術出版社、一九七九、二〇四頁）

（初出：『治療関係における「間」の活用――患者体験に視座を据えた治療論――』星和書店、一九九四）

治療理論モデルの簡単な整理と「よくなる」ことについて

まえがき

これまで極めて総論めいた、それゆえ抽象的な、論文を示してきましたが、私なりの「立場」や治療論（よくなること）について他の立場と比較してわかりやすくまとめたものがありますので、少し長い引用となりますが掲載します。

これまでの論文ではそれほど強調して示していないのですが、私は、言葉で語られるいろいろなことで悩んでいること（言葉）と、その事で悩んでいる人（主体）、とをあえて区別して聞き分けて面接するという原則を持っています。患者さんの「わかってもらえた」という安心感は、悩んでいる言葉（事柄）からその人自体の気持ちを理解された時に十分に「わかってもらえた」と思う事実からです。この区別は患者さんが語る言葉にのみとらわれず、その主体の気持ちの理解を進めるために極めて重要な区別という考えが深まってきています。いわゆる言葉だけに振り回されないためにも、または多弁な方の心情をよく聞き分けるためにも、この区別は重要です。

このようにあえて区別すると、悩んでいることと悩み方とか、困っていることと困り方とか、いろいろな形で概念的に区別可能になり、その区別の間にいろいろな方法論が発生するスペースができます。これを極端な喩えにすると、「死ぬこと」は避けては通れないが、「死ぬことについての感じ方」は、「嫌だ、怖い」というものから「生まれて今までありがとう」というものまで感じ方の変化は可能だとも言えます。ですから気になることや悩みと、気になり方や悩み方とは区別して別の問題とするわけです。そして「気になること」はあまり変わらないかもしれませんが、「気になり方は変わります」と患者さんには伝えるのです。

これを認知行動療法の方はフレーミングとかリフレーミングとか述べたりします。そして、気になり方の延長線上に「症状の生き方」まで拡大しますと、いわゆる分析学で言うラテラルではないかという方も多いのです。しかし、それらは私や患者さんにとり「死に言葉」なのです。それより「気になり方は時間とともに変わるが、その変化を少し早くする方法はあるから少しトライしてみますか？」という「気になり方」という方が「生き言葉」なのです。

このような大まかな論理を他の理論を簡単にモデル化して紹介した著作の一部を示します。この『迷う心の「整理学」』の出版後、多くの機会にこの方法を適用してみて、まだいろんな方法が発案されたり、方法の修正があった方が良いと思い、近々「こころの整理学」改訂版とでもタイトルを付けて再出版する予定です。その概要の一部は一九七〇年の人間性心理学会の発表として本文に示していますが、方法の目的が気になる主体の主体感覚の賦活に、よりウエイトが移行してきたものです。

1　はじめに

ここでは、心の問題とか症状について、どのように考えるか、どのような立場があるかなどに簡単に触れ、私なりの実践を通したそれぞれの立場の特徴や問題点について述べたいと思います。

2　原因を探す立場（因果モデル）

ここではできるだけわかりやすい平明な言葉で述べ、専門的な用語の使用を極力避けたいと示しましたが、しかし最低限、何故この方法は有効なのか、それはどういった理論的根拠によるものかなどについてわかりやすく示す必要があります。

私の専門の分野については前に示しましたが、さまざまな症状も含めて心の問題についての理解方法を、ここでは大まかに三つに分け、それぞれの理論や立場について触れていきたいと思います。まず、その一つは心の問題には原因があり、それを発見すると問題の改善に役立つという（因果モデル）とも言えるものです。この考え方は物事の問題には原因があるという、一見自然科学的なもので現代人に馴染みやすい発想と重なり、かつ説明がつくことですっきりしていて、多くの人が行っている考え方です。私も昔このような立場で治療を行っていました。しかし実際やってみるといろいろな問題が起こってきました。この方法はこのような立場にたっていません。その主な原因は下のようにまとめられます。

問題点①　頭でわかってきてもなかなか心の問題は改善されにくいことが多いことです。そして時には、わかればわかるほど自分の性格の欠点が見えてきてそこで行き詰まり、時に自分を責めたりして余計心が硬くなるということもあります。

問題点②　この立場は「Ｗｈｙ？」、すなわち「何故こうなるのか？」という考え方です。この「何故？」という問いかけ自身は主に頭の働きで、それが心の働きを余計動きにくくさせてしまうことが多いからです。頭では心はなかなか動きにくいからです。後に何度も述べますがこの方法では、頭で問題を理解することを極力さけるような工夫がされています。

この方法では、私の臨床的経験上、心は頭で動くものではなく、心は心でしか動きにくいという臨床経験的な理論がベースにあります。

問題点③　また、この「何故？」という問いかけは、時には、「一体何故私はあんな事をしたのか！」といったように、その問いかけ自体が、既に自分を責めるという後悔めいた心のエネルギーの発散自体が目的であり、それから出る「何故なら」という答えは「根性が弱い」とか「性格の問題」とか「親子関係の問題」とか大して生産的なものが出ないことが、特に自問自答の場合多いからです。

そしてその原因の大半はすでに過ぎ去ったというしようもない過去の場合が多いのです。昔の事実は変わりません。ただ、今ここの自分の問題との関係のあり方や見つめ方が変わると昔の見方や感じ方も変わることは確かな事実です。

問題点④　また、何故を考え出すときりがありません。そして時には、何故はまた次の何故を呼び「何故」、「何故」がネズミ算式に増え、場合によってはとても心が混乱することがあります。ある種の分裂病の方の考えの中にはこのような混乱が認められます。

そしてその「何故」からくる「何故なら」の答えは全てが本当らしく考えられるからです。例えばよくある例としては「先祖の霊」であったり、極端な時は昨日食べた魚のせいだったり、今はいているクツか着物のせいであったりして、それらが全て、何故を真剣に答える人には、本当らしく感じられ、また全てが本当ではないとも感じられるという事が多いからです。

問題点⑤　また、「何故」を考えると、時には他人のせいにすることが多く出てくるからです。特に多いのは学校や妻や主人の教育のせいや担当教師のせいにすることが多々あります。そしてそれらの多くはそれなりの根拠があります。それゆえ余計そのせいにします。けれどそのたびに起こってくるのは腹立ちであり、やり切れなさであったりどうしようもない感じであったりして余計心の圧力が高まります。そしてそれらをぶつけ合って相互に理解が深まることはあることはありますが、後にしこりを残したり、リスクの多いことも事実です。そして時として夜眠れないことさえあります。

この本の方法では、どうしようもない腹立ちなど自分の中に起こってくる気掛かりを一つ一つ細かく点検し、整理し、心の圧力を下げることを行います。そしてその結果、前より少し落ち着いて問題を眺めることで心が静かになり、問題に振り回されることが少なくなってきます。ですからこの方法は「何故」という問いかけを全くしません。ないしそうすることを一応カッコにくくることを勧めるか、時としては禁止さえします。しかし私は「何故」という問いかけを否定はしていないのです。ただその問いかけで陥りやすい治療的な不毛性について、十分考える必要があると切実に考えているわけです。この「何故」を問う立場はさまざまな治療理論の中に多数みられます。

3 「意味」を問う立場（意味モデル）

この立場は、心のさまざまな問題に対し、どういう意味があるのかを問う立場です。この立場と意味づけは本当に多様で、それらをまとめるだけでも一冊の本では不足するほどです。

例えば食思不振とか思春期拒食症という症状があります。これは女性に多く、男性には少ないのが特徴ですが、食べる時にはものすごく食べます。そしてその後とても強く悪いことをしたような罪悪感が起こり、人によっては吐き出します。すると罪悪感が低下し、できるだけ食べないようになります。そしてどんどんやせて行き、時によればこれ以上やせると生命維持にかかわるまで細り、骸骨のようになります。その場合は入院して点滴その他で命の保存自体が問題となることさえ少なくありません。

このような症状の意味に一つとして、女性性ないし女性としての性的成熟の無意識的拒否というわれわれにとって常識とさえいわれる「意味」があります。すなわち体に凹凸が出来、胸が出て、ウエストがくびれ、体に女らしい線がでることを無意識的に拒否しているという意味です。そして親子関係の特性として、母への依頼と拒否という二つの分断された気持ちが強く認められることが多く、女性が自然に女として成熟するモデルとなる母のイメージが患者さんの心の中で育ちにくく、そうなりたくない否定的な女性イメージばかり育っていることが多いのです。また、両親や家族はいわば「固い」、とくに性的に必要以上にタブーとする雰囲気をもった家族が多いことも事実です。

しかし、患者の「実感」としては「母のような女性になりたくない」ところくらいまではわかるのですが、女性性とその成熟の心の深い部分での拒否という意味はなかなか実感できません。このように意味を問う立場は以下のような問題点があります。

問題点①　治療者が考えている意味と患者が実感し苦しんでいる体験的事実との間に時によればひどいずれがあること。

問題点②　また治療者がその意味に固執すればするほど、患者さんが自由に発想できにくくなり、患者さんが今ここで苦しんでいる生の体験を自由に話しづらくすることもあるし、それらに耳を傾けにくくなることもあります。すなわち、治療者の考えている意味に関係のない事実は聞き取れなくなる傾向が生じます。

問題点③　また時として、治療者が考えている意味が本当に真実なのか何の保証もないこともあり、時には治療者の方が妄念めいた意味の信者になっているようなことが起こっていることもなくもありません。こんな時は困ったものです。

問題点④　また患者さんは一人でその意味はなかなか考えにくいこともあります。

ですから、治療者は患者にわかりやすくその意味が問えるような工夫が必要です。

例えば私は精神的な症状は「何かのつけ」であるという意味づけを患者さんによればよくしています。そしてそれが、一体何のつけか一緒に考えてみましょうというふうに提案することがあります。その結果、「よく考えてみると調子が悪い前の日は睡眠が不足だった」という極めて単純な答えだけでも、患者さんにとり調子を保持する一つのメドがでてきます。すなわち、原因が問題の対処と患者さんにとって一セットになるような問いかけです。そうすると患者さんは時には自発的に睡眠薬の利用も考えていくことにもなります。

話は少しそれましたが、私自身は意味を患者さんにわかりやすく伝えられる工夫さえすればそれを否定する考えは全くありません。しかしこの本の方法ではその意味を「考えたり」することもできるだけストップします。それは頭の働きで心の動きは自由になりにくいことにもよるからです。この意味を考える立場も多くの治療理論に認められます。

4 問題の体験の仕方や関係を考える立場（体験、ないし関係モデル）

この本の方法はこの立場に立っています。すなわち心の問題の問題たるゆえんはその問題とそれを悩む人との関係のあり方によるものであるという考え方です。よりわかりやすく言うなら、ある人が気になって仕方がない問題があり、他人に相談すると「そんな小さなことは気にするな」という患者さんにとり何の意味もないアドバイスがあるとします。というのはその本人は「気にしない」という関係のあり方が出来ないのです。相談しているのですから、そんなアドバイスより「酒でものんで、ゆっくり眠った方がよいよ」という方がまだましです。というのは睡眠は心の整理にひどく役立つからです。心が整理できずゴチャゴチャになると不眠が起こってくるのも常識的な事実だからです。この方法では以下のような考えに立っています。

①心の問題は死ぬまで起こり続けます。それは生きている限り変わりません。ただ心の問題に対する本人との関係のあり方は随分変わることができます。ある意味で精神療法という仕事は、前に示したいずれの立場であるにしろ、患者さんの問題への見方や考え方が変わることで問題と本人との関係のあり方が変わることを

援助する仕事だと言えるかもしれません。

②ですから、心の問題との「間」とか関係が適当にとれてくると、いわゆる問題に振りまわされずに、問題はあってもそれと適当な距離を保てます。すると私たち専門家の言う自分自身の「自体感」が回復してきます。この方法はそうした過程を容易に促進する援助方法と考えて下さい。

③また、心というものは生命体であり、とくにその問題は一定のエネルギーをもって常に行き場ややり場を求めています。そしてそれがなくなるといわゆる「やり場がない」気持ちになります。この方法はその心の個人にとり適切なやり場の発見の方法でもあると言えます。

④また、心とは自然の一部であり、考えや観念や思想は人工的な産物であり、あまりにも人工的産物で自然を支配しようとすると自然が怒り出してさまざまなシッペ返しが起こり、いろいろな問題なり症状を起こすことになります。この方法での大きなモットーはまずは「心のままに」ということになるでしょう。

⑤そしてこのモデルで大切にするのは常に、「今、ここの自分」です。私たち人は「今、ここ」でしか生きていません。そして変えられるのも昔でなく「今、ここの自分」です。今ここの自分が変われば昔の事実は変わらないけれど、昔の見方は変わっていきます。

大体以上がこの方法が立脚する理論の概要です。この理論は専門的には人間学的心理学や体験過程療法の立場にとても近いとも言えます。

話は少し変わりますが、漢字や日本語というものは良く出来ているとつくづく思います。例えば「人」という文字は片方がこけると片方もこける形になっています。相互に一人一人が支え合っていて「人」という文字になります。ですから相互に支え合う関係が出来る人を「人」というので、それが出来ない人はいわゆる「人でなし」ということになるでしょう。また「忙しい」や「多忙」の忙という字は「心を亡くす」という形で出来ています。そして心を亡くしていては落ちついて仕事ができるはずはありません。

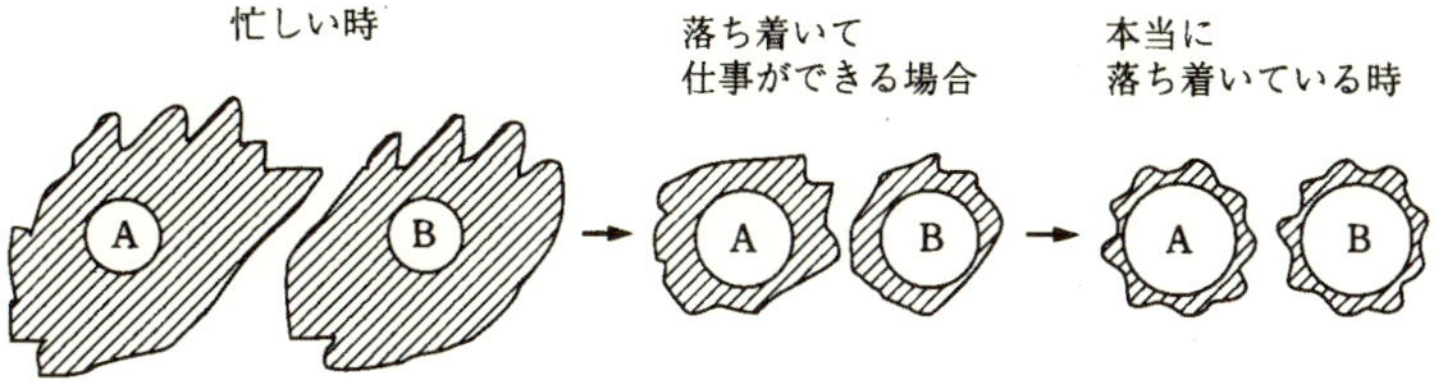

図1　落ちついている時と忙しい感じの時

ですから私たちが「忙しい」という時は、多少とも心を亡くしている時であり、仕事が多くても落ちついて一つ一つ片づけていける時は忙しくても心は亡くしておりません。「忙しい」というのは時として、ないし多くの場合、あれもしてこれもして次にあれとこれと……といったふうに、次々に今している仕事の中に次の仕事の考えが入ってきて、今の仕事に集中できないことが多いのです。そしてイライラソワソワしてきて、動きの割には作業がはかどりません。ですから「忙しい」という時は本当に一つ一つ仕事を適格にこなしている時でなく、正確には「忙しい」という感じに忙しいことも多くありますす。言ってみれば仕事の一つ一つに忙しいという感じの尾ヒレがつくのです。図にしたら次の図1のようになるでしょう。真ん中の○印は仕事です。冷静な時は○印にあまり尾ヒレがついてきません。

私たちが生活していく以上、何らかの仕事である○印はなくなるはずはありません。ただ余分な「忙しい感じ」に忙しいという尾ヒレは極力少なくすることができます。この本はそのために書かれているとでも言えます。

このような立場は前にも述べましたが、専門的には体験過程療法ないし人間性心理学に基づく立場にとても近いと思います。言ってみれば心の問題との「関係モデル」ないし「体験モデル」といえるわけです。

ここで注意して欲しいのは上述のいろいろな立場は極めて大まかであることと、優れた治療者ほど、その全ての立場をそれなりにオーバーラップさせる工夫や努力を常に行っているということを忘れないで下さい。図2のようにです。

5　ここでいう「よくなる」ということ

もしあなたがどこかのメンタルクリニックなりそれに関する病院にかかっていて、何らかの投薬なり専門家のカウンセリングを受け加療中の方なら、ここは必ずお読み下さい。そうでない方も大切なことなので一応目を通して下さい。というのも「よくなる」、「よくなりたい」のは患者さんのみならず「少しでも心静かに自分らしく生きたい」というのは多くの人の望むところですが、一体「よくなる」とはここではどう考えているかを示さないと、いわば治療者は出来ないことまで期待され、時として、知らず知らずのうちに不渡り手形を発行してしまいかねないからです。それはとても気をつけなければいけないことですから。

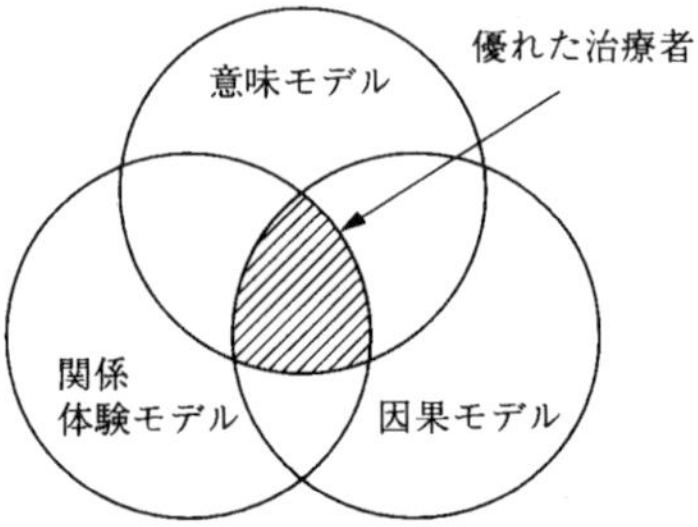

図２　優れた治療者が患者の問題をみる時

よく家族の方から、ないし患者さんから、「先生この病気はよくなりますか？」と聞かれます。その時私は必ず「あなたがよくなるというのはどんなふうに考えて、どんなイメージをお持ちですか？」と確認します。それもできるだけ治療の初期にです。それは私が考えている「よくなる」ことと、患者さんやその家族の方が考えていることと多くの場合、差が激しく、またそれを修正して、治療契約を再点検して、できるだけ両者が近い目標を持てるようにすることがとても大切な作業だからです。

多くの人前で話したり、忘年会でカラオケの順が回ってきたりすると頭から血が引き、頭の中がまっ白くなり、油汗が出て、心臓の音が聞こえるほど身体にまで緊張を起こす方が来ました。専門的にはこのような人を対人恐怖症とか場面恐怖症とかと言いますが、このような方は一般的に人前を避けて、また避けて、その人の能力がほとんど発揮できないようなひどく狭くて窮屈な生活なり生活感をもっているのが一般的です。その方のよくなるイメージは芸能人の「タモリ」のようになることでした。しかし考えてみて下さい。「タモリ」も私の眼から見ても少々異常な人です。そしてあのように自分を表現出来るまでに多分な努力と訓練を払っているかわからない「タレント」なのです。

また長年、実際声も音もないのにそれらが聞こえてきたりする幻聴や被害妄想に苦しんでいる人の「よくなる」イメージは「何の悩みもなく心軽々と毎日を過ごすこと」でした。またこれに近い「よくなる」イメージを描いている人もかなりあります。例えば「二度と気がめいったりしないこと」とか「二度とこのような病気が起こらないこと」であったりするのです。また比較的多いのは前の元気な状態に戻るというイメージです。しかし前の元気な状態が心にとり不自然なのでそのつけが症状に出ているなら、この目的も修正しなければなりません。要は自ら抱える問題から何を学び、どう新しい自分に合った生き方を発見していくかが問題なのです。

私は全ての患者さんに、私が受け合える、ないし私が考えている「よくなる」こととそのイメージを毎日のように点検しています。その概要を以下に示します。

6 「よくなる」というイメージを修正するだけで「よくなる」こともある

患者さんが考えている「よくなる」イメージは私の力からいっても、ないし誰のどの力を借りてもとうてい不可能な夢のようなことが多いのです。その点について細かく話し合って、私が請けおえる「よくなる」こととそのイメージをつき合わせていくうちにそれだけで実際よくなっていく人もいるからです。ここでいう、ないし私の考える「よくなる」ということは以下のように要約できます。

a **時間がかかること**：心の病や傷を癒すためには、身体の場合より時間がかかると思っている方がよくなりやすいのです。兎と亀の話に例えれば亀になる大切さとでも言えます。亀になったつもりだけで改善に向かうことだって数多くあるのです。例えば焦りや不安の強い人で「亀になれ、亀になれ」と言い聞かせていると割合落ち着けるという人はかなりありました。

b　**最悪の時を基準にすること**：自分の状態の最も悪い時を一〇〇として症状の程度にもよりますが、投薬や精神療法やこのような心の整理を始めてから、全体的にみて約三ヵ月くらいして七〇くらい、六ヵ月くらいして五〇くらいまでましになっていれば極めて順調すぎるくらいの経過です。

この時大切なことは、最悪の時をベースラインにすることです。その理由はそのベースラインは患者さんにとり体験したことだからわかりやすいことと、とても大切なことは、最良の時を目的とすると、心の治療上最も邪魔で回復の足をひっぱる「焦り」が発生するからです。「焦り」ほど心の回復を邪魔するものはありません。ですから、多くの患者さんには、「会社や学校に出るだけで満点、後は余分な付け足し」という説明をよく行います。これもかなり患者さんにとり有効な説明のようです。また人によれば己の最良の時自体が自分の心にとって不自然だからいろいろな症状が出ている人も多いからです。例えばがんばりすぎとかです。

c　**心は自然の一部であること**：とても大切なことですが、心も身体と同じように「自然」の一部であります。それゆえ、毎日が晴天続きの年は絶対あり得ません。年に何回かは台風もくればうっとうしい日や雨の日が続くのはそれは当たり前のことであり、台風のしのぎ方や風雨のしのぎ方はいくらでも工夫できますが、台風自体は避けられません。この方法は、このしのぎ方の工夫が上手になることを目的としているとも言えます。

d　**不老不死の薬はない**：不老不死の薬や、一生二度と病気に掛からないという薬はどこにもありません。しかし体をいたわり長生きし病気に掛かりにくくすることとか、風邪に掛かりにくい体質を作ることはある程度可能です。このように精神的症状が全く出ないことは約束できませんが、症状が出にくくなることや出てもそれに振り回されなくなることは十分可能です。

e　**調子のよい時のケアーが次の悪い時を規定する**：調子がよい時の生活の過ごし方が調子が悪くなった時の

状態を規定する大きな要因です。すなわち「調子にのるな」という言葉があるように、調子にのりすぎると必ず引力の原則で調子が悪くなる程度が激しいとも言えます。

ですから私はいつも調子がよくなってもどのようなペースでやればよいのか、そして次の調子が悪くなることは必ずあることを患者さんに相談、ないし伝えます。そして、マイペース感覚が自分で感じられそれが十分実現できるまでフォローします。

f　**再発という考え方はしない**：また調子が悪い時があっても以前のそれに比べ、その深さ浅さや立ち直りが前より早ければそれが治っているということなのです。調子がよい状態が死ぬまで続くのではありません。ですから私は「再発」という表現はしません。私はむしろそれは「自然」であるとか、時には、がんばりすぎで「当然」という説明をよくします。

要約すれば私はa～fのようなことを相手の気持ちや状態に合わせて、できるだけわかりやすく毎日のように話をしています。そして上のa～f全てが、何に向けられているかと言えば、一人一人の患者さんが高すぎる、ないし達成不可能な治療イメージを持つと、常に患者が体験するのは「まだよくなっていない自分」であり、それが心の治療上最も恐ろしい「焦り」をさらに再生産し、焦りは心を不安定にし、心を疲れさせ、余計「まだよくならない自分」を発見するという限りない悪循環を繰り返すことで、治療の脚を引っぱるからです。繰り返すようですが大切なことですので、「焦り」ほど心の治療の脚を引っぱり、その回復をおくらせるものはないといってよいほどです。そしてこの心の整理も、何とも喩えようのないその焦りの整理にも向けられていることは順次実践されれば体験的によくわかって頂けることでしょう。

上のa～fのいずれかが理解されるだけで「よくなる」ケースは多々あります。この本は多くの人の眼に入るものですから、具体的な形ではあまり細かく書けませんが、たとえば子どもが不登校に陥った時の両親のパターンは、まず焦り、なんとか登校させようとし、時には叱り、脅し、叩きます。そして悪化の一方を辿って行きます。その結果いくらそんなことをしてもそれが無駄と知り、「もう好きなだけ休め、子どもの人生だから」と腹をきめることと前後して子どもの表情や態度に落ちつきが出て、わずかな、ないし大幅な改善が認められ、時には登校を始めるといったことは私の仕事の中では日常茶飯事のようにあります。文章にすれば簡単なこのプロセスを親が辿るためにはどれほど莫大な苦しみと不安や先の見えない腹立ちをそれも長い時間をかけて乗り越えてきているのです。そして、その苦しみは多分実際味わった親でないとわからないでしょうが……。

bの場合でも、最悪時に比べれば随分ましな今の状態を認められると焦りはじょじょに薄れ、今までの兎のように急き立てていたのが亀のようにすこしずつ一歩ずつという、現実的な構えになることで心の回復に随分役立つ作用をします。

cの場合もそうです。毎日晴天のような気持ちで過ごしている人はたぶんこの世の誰一人としていないでしょう。誰もが自分の悩みが人より数倍重くて語り尽くせないものと考えているのが一般的です。また自分からでなく他人からいろいろな問題を起こされることも多いのが世の中です。

また人間は自分の死や病は避けては通れません。ただ可能なのはそれらに対して心の対処の仕方（ここでいう問題との関係のあり方）はいくらでも変化することができます。また悲しいとき泣くだけ泣いて涙が枯れ果てた後、ひどく淋しい自分を少し「間」をおいてそっと眺め自分がどんなに淋しいのか見つめることが出来るなら心の安定のためにはそれにこしたことはないでしょう。

dの件ですがこれは長期に渡って調子の善し悪しがひどい方、典型的には躁うつ症の方達を始め、入退院を繰り返して行っている患者さんの場合特に大切なことです。一時、調子良く生活していても何らかのきっかけで再度入院ないしおちこみ状態が認められるような方に特に大切な要件です。ある精神科医によっては、それを再発と言いますが、私はそれを聞く患者さんのこれからのないし今の回復のため、そのような表現はふさわしくないと考えます。私はむしろそれを「自然」とか時によれば「当然」とか患者さんに常に話しています。それはeと深く関係があるのですが、一般的に患者さんやその家族は、少しでも調子がよい状態が続くとひどく喜ぶと同時に、今までの休みのつけを払おうとして加速し、仕事や勉強や通勤、通学に全力投球しようとします。そしてあまりに早期に、今までの自分や家族が感じている借りを払おうとするあまり、リバウンドとして次の落ち込みがくることも多いのです。

その時極めて大切なことは、前の入院に比し次の入院の日数も回復も早くまた次の入院も早く軽くなっているならそれは、全体としては「良くなっている」ことなのです。この全体を見ずに、その時の調子の善し悪しに一喜一憂することの方が危ないのです。そしてこのような病気の経験を重ねていくうちに、調子が悪そうだと思うと事前に有給でも取り、その会社で認められた年休以内で会社勤めができれば、その程度で私の言う治療は上出来と言えます。わかりやすく表現するなら、前に比べて少しよし、また前に比べて少しよしの連続があり、一時調子が悪くても少しずつその回復が早くなっておればそれが「よくなっている」ということなのです。

その時必要なのは、全体的に以前の悪い時と今のそれとを比較することです。ここでいう「よくなる」とはそういうことを示しており、絶対もう二度と入院しないということではありません。この点をしっかり何度も患者に伝えないと、何度かの入院に絶望し、自らの命を絶つことさえも少なくありません。とても重要なことです。

eの件ですが、私は患者さんの状態がよくなり元気になるにつれ、必ず「絶対と言っていいほどその状態は一生続かないこと」を伝え、次に来る悪い状態のために、どうこの良い状態を暮らすのか細かくチェックします。そして絶対に調子がよいからといってアクセルを踏み込まないようにボチボチやるようペース配分を心がけるよう伝えます。例えばどこかで勤めるにしてもパートで月水の午後くらいからとか、それもできるだけ単純な作業から始め、接客や経営などの心に負担が掛かる仕事は極力避けさせます。また調子が悪くなっても「天気の良い日があれば悪い日もあること」を何度も伝え、それが自然としての心であることを伝えます。また調子の善し悪しで一喜一憂しないようにも伝えます。

「良いこともあれば悪いこともある」のは当然なことですが、なかなか心からそれがわかるまでとても時間がかかる人も多いのです。そして、皆悪いときは悪いなりにそれなりにやりくりしながら社会生活をしているのです。肝要なのは悪い時は悪い時なりの「自分のペース感覚」を体得することです。私は特にこの「自分なりのペース感覚」が患者の心の内に育つことが私たちの仕事の肝要な一つと考えています。換言すればそれまでわずかにしか作動していなかった患者さんの心の「体内時計」がもっとはっきりと動くようにです。「体外時計」ばかりに合わせている方に心の不適応が起こることが多いからです。それは自分の心という自然を体外時計とか社会時計とかという名の下で殺していると、最後には自然としての心が怒り出す結果で、当然とも言えるからです。

7　心の回復には必ずプラトー（平行線状態）があることとその意味について

このようにして、最悪かそれに近い所で来院し、薬物や精神療法を受けているうちにじょじょにですが確実に調子は上向いていきます。たとえば気分がめいる、動く気がしない、心が重く灰色で時に体や心に鉛が入ったようで、不眠で食欲もなく、頭の働きがにぶくなり意欲がなくなり、時には悪心や目まいがするというサラリーマンがよくかかる抑うつ症というのがあります。いわゆる出来のよい「良い子」タイプの不登校の子どもも似たような症状を示しますが、回復の大まかな順序としては気分の悪さや不眠や食欲という大脳の発達から見れば低次元なものから回復しやすく、六ヵ月くらいで五〇％くらいの回復があれば順調すぎる経過であることは前にも示しましたが、私の臨床経験上、この五〇％内外から次の回復まで半年〜一年くらいかかり、平行線状態が続くことが多いのです。時には、患者さんがこの五〇％内外の回復から次の「良い時もあれば悪い時もある」ことがなかなかわからず、以前の良い状態にばかりにこだわり、少しでも悪い所があればそればかり気になる人もいます。ある人は一時は入院さえしたほど悪かったのですが、今では働き、月に一度時間を取り「良いこともあれば悪いこともある」ことについて確認のために来院してくるような人もあります。そしてじょじょに悪い時はあがかずに放っておくといずれ浮かびあがることを体得し、それが自信となりじょじょに「悪いながらも仕事をすること」ができるようなった人やこれに似たような経過を辿る人は数えきれないほどあります。

五〇％内外の回復から状態を底上げ出来るまで一進一退を繰り返すのが通常ですが、時には、「せっかく今まで順調に来ていたのに」と嘆き焦ることも少なくありません。特に私の経験から言えば、深く考えられないとか全体的に物事を考えられないという思考に関する障害は大脳発達からみて高次なものであるゆえ、比較的長く残るようです。このような時、私は患者さんに対し「今あなたの心はもう少し高い建築物を建てられるための心の基礎工事中なんです」とよく説明します。そしてその基礎のコンクリートが固まるまでの間、時間がかかること、また、基礎のコンクリートが固まらない時に建物を建てようとすると、基礎がまた陥没すること、固まってしまえばふんばりがきいてくることなど再々指摘します。そして焦らないこと、亀になりきることを何度もアドバイスします。ですから、もしこの本を実践してプラトー状態が続いたとしても以上の要件を忘れないで亀になったつもりで前と比較して良い点を見つけボチボチやることがとても大事なことです。

8　何故この方法が有効なのか

私は患者さんやその家族に会う時、特に説明する時、いつも心がけていることですが、「出来るだけ相手にわかりやすい言葉を使うこと」をモットーとしています。ですから極力専門用語を避け、それを患者にも家族にもわかりやすい言葉に置き代えて説明するのです。

例えば前にも述べたように、「あなたの×××という症状はそれは何かのつけです。だからどんなつけがまわって来ているのか少し一緒に考えましょう」とかです。多分、身体症状にもこの説明は適用すると思うのですが、

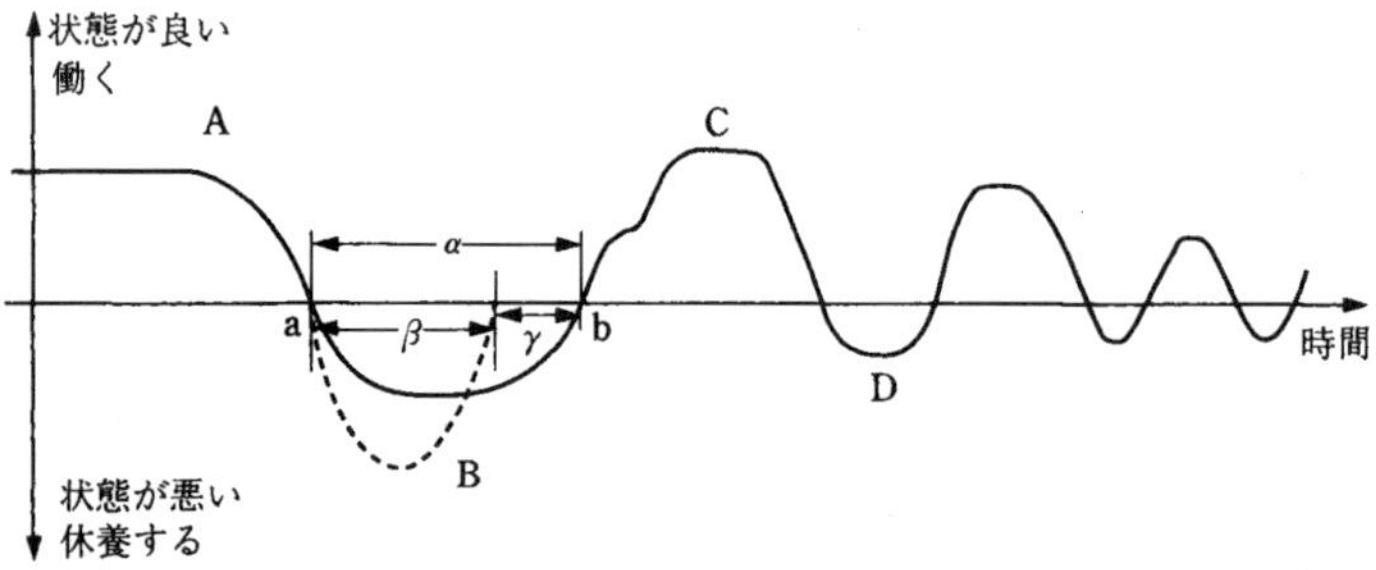

図3　「よくなる」というプロセスについて

精神症状はつけであるという説明の利点は、わかりやすいこともありますが、何のつけかを探して発見すること自体が次のつけを回りにくくさせ再発や悪化を予防するという「方法」がセットになっていることがその説明のミソの部分です。簡単な場合「寝不足の次の日が気分がめいって会社に行けなくなる」という発見は適当な睡眠薬の利用などで少しは会社に行くことの嫌気が低下すればそれだけでも患者にとれば大きな意味があるようにです。例えばそのつけは余り他人の要求に答えすぎていたかもしれないからこれからは少し断り上手になろうという気づきなどです。

心の健康な人ほどこのつけの払い方が上手で、またその方法をいろいろ持っています。そして悩みが深まり行きづまってくるほど、このつけの払い方がわからなくなったり払えなくなったり、つけがどんどん回ってきてどうしようもなくなってきます。そしてさまざまな精神症状が起きてきます。ですから要はこのつけの支払いが早くなるよう条件を備えるのが私たちの仕事と言えます。

図3を見て下さい。無理をしてがんばる時（A）時点が長期に続きますとそのつけがa点から始まります。むろんそのまま放置しても軽いものならαの期間までつけを支払い、人間本来もっている自然治癒力が働き自然によくなることもあるでしょう。しかしもしここで早目に投薬なりカウンセリングなり心の整理をするとそのつけの支払いは深く早くなりB点位で立ちあがり、立ちあがりを短期にすることができます。すなわち $\alpha-\beta=\gamma$ の部分が時間的な治療的効用となります。

これは精神的苦しみから何を学び、それをどう自分の人間としての成長に役立たせていくかという質的効用を抜きにした話です。そしてじょじょにC点のように移行し、つけの支払いが前に比べて早くなりじょじょにその日のつけはその日で支払えるようになることが、前回も述べましたがここでいう「よくなる」ということなのです。

ここで大切なことはaの時点でそのまま放置しておくと、不安や焦り混乱や苦しみが長びき、本人がこの期間とても苦しむということです。いろいろな悩みや精神症状はそれを体験した者でないとわからない特有なもので、時によれば身の切られるような孤独感や絶望感が伴います。そしてそれらを専門家に話し、きちんと理解され、しかるべき薬が投与されるとじょじょに心が整理され心の安静と沈静が深まってきます。

何の病気でもそうですが病気や、それほどでもない心身の疲れにとって最も大切なことは心身の安静や沈静が深まることで心身の自然治癒能力が発動しやすくなるからです。ですから治療論とは換言すれば休養論でありかつ安静論と言うことができるでしょう。この本の効用は、そういった意味で「心の整理」を行いやすくして、それを実践していくと心の安静が深まり心の問題や症状の回復を早めることができるからです。

9　兎コンプレックスと亀の大切さ（心の安静の困難性）

ある問題に行きづまって会社や学校に行こうと思っても身体や心が鉛のように重くて行けなくなりドクターストップがかかり、自宅休養が必要になる人がいます。そのような人は、元来あるスケジュールに従って社会時計の中で生活することが中心になっている人が多く、どう休養したらよいかわからず、挙句の果て休養スケジュール表のようなものを持ってくる人がいます。そこには朝から夜までのスケジュールがきちっと書き込まれ、多くの場合朝のジョギングから夕方の会社の仕事についての調査まで盛りこまれています。これで休養になると思われますか？　本人に言わせると「どう休養して良いのか全くわからない」ということです。

休養というボタンを押すと他のランプが二つ三つ点滅するのはとても健全な方ですが、いつも仕事というランプが点滅して、人によれば日曜日、家族でドライブの行き帰りに必ず会社に立ち寄る人もあります。また学校に行けない人の多くは、心の中で「学校、学校」というランプが点滅していて、学校は休んでいますが心の中では休んでいないのが多くの実態です。

私はこうした傾向を「兎コンプレックス」と名づけています。細かい文化的時代的考察は省略しますが、戦後民主主義教育が導入され、そこでは個人の自主、独立、自律、自由、自己決定が大幅に許されているにもかかわらず、われわれ日本人はまだそれらを体質的に使いこなせるまでの自我が育っていないのが現状でどう自律的に自由に生活すればよいのかわからないのです。まして自主、自由と言われるほど、内的に進行しているのは自己決定ができない弱さからくる価値の驚くほどの均一化です。不登校児をはじめ成人の情緒障害の全ては、このような社会的文化的背景を下地にもって理解しないと全体的な理解はできません。戦後の教育は私の臨床経験からみると、「兎になりなさい。兎になりなさい」、「良い子になって良い学校に入るのです。亀はいけません」というような、ある種の強迫性をもち、時には言葉で、時には言葉以外のメッセージで兎に駆り立てているような、いわば文化的な焦りを私は仕事を通じて常に聞き感じています。

それはまさに明確な根拠も意味もなく漠とした不安から兎に駆り立てるという意味で日本人ほとんどが兎強迫症、ないし兎コンプレックスと言ってもよいほどです。そしてそれが成人になると「何もかもできなければ人ではない」という形に発展して行きます。私はこれをスーパーマンコンプレックスと言っています。けれど兎やスーパーマンばかりしているとやがてプツンと切れるのは「人間」のことだから当たり前のことです。

普通の人はある程度兎と亀の両方をもっています。例えば顔だけ兎、忙しそうな顔をして、服の下は全部亀だったりするんです。またそれでバランスが取れているのですが、中には兎でプツンと切れ、あわてて心の中で亀を探してみてもどこにも亀がいない人や、亀を無意識に拒否し続ける傾向をもっている人もとても多いのです。本文はそんな傾向や文化の中でいかにうまく人の心の中に亀を育てていくかというテーマの下で書かれているとも言えます。言ってみれば私の仕事やこの本は日本亀製造株式会社の営業部担当というところでしょう。ですから繰り返しになりますがこの本の実践も基本的には亀になったつもりで少しずつ、少しずつ、ゆっくり時をかけて実践する事が大原則なのです。そして心が焦るときはいつも「亀になれ、亀になれ」と自ら言い聞かせて下さい。

心のどこかで「休むことは悪いことだ」とか「自分のために時間を取ることはよくないことだ」という心が動き出すと、それを延長するとすぐに「滅私奉公」とか「不眠不休」とか「根性いかんで何にでもなる」とか「精神は無限だ」という不合理で盲目的な精神主義的で旧態依然とした考えに至ります。それは私の中にもあります。ですから兎コンプレックスはまだ日本ではなみなみとわれわれの心の中に生きている傾向とも言えます。

またあなたが仮に身体的な病気で入院ないし加療休養中や、その体験のある人ならよくわかってもらえると思うのですが、身体を休めることは横になっているだけですみます。しかし、心を休ませることは、多くの場合次々に出てくる不安や心配や言いようのないような淋しさなどでなかなか困難なことです。そのような方にはこの整理は大いに役立つと思います。

（初出：『迷う心の「整理学」——心をそっと置いといて——』講談社現代新書、一九九九）

援助目的論と専門家の役割——不登校児をたとえとして——

まえがき

昔、「不登校の子どもは学校に行かなくては治ったとは言えませんよね」と聞かれて驚いたことがあります。物静かすぎる青年で重いある病名が付けられた人がいました。彼は対人接触がとても嫌で不登校となり、学校を辞めて、長い時間をかけてやっと陶芸家の弟子になる、という道を選びました。最近母親に確認したら、「あの時、学校を辞めて良かったです。それからずっと、師匠について今一人で生計をまかなっています。個展を開きたいらしいですよ」とのことでした。面接の目的は、その方のより資質に近い部分をどう見つけ、どう生きるかという発見のためだという基本的な要件でさえ治療関係の間で共有されていない時があります。これでは連れ添うどころか患者さんの道の発見の邪魔にさえなりかねません。また、人に過敏な子どもや成人とお互い見つめ合う構造は苦しいものです。できたら、互いに心の視線を外し、他の「何か」を二人で見るような構造化の工夫を私はいつもしています。

「仮に全部悩みが取れたとして、仮によ、何も問題がなくなったとしたら、どんな気分で、どんなくつろぐ場面が浮かぶね？」という問いかけ一つでも、その方に正と負のバランスを保たせ、自己治癒イメージを強化し、治った時の心の原画を多くして、常にマイナスに傾く心を少し空想によりプラスにし、かつ、ある方向をともに見るなど、多くの効用を想定して問いかけられます。このような面接の目的をよりわかりやすくするため、少し不登校を喩えにとりながら述べますが、何もこれは不登校に限ったことでなく、普遍的な私の面接目的でもあります。

ちなみにやや重篤な患者さんを苦しめている言葉や治療目的を挙げるなら「普通の人のようになること」や「社会復帰」でしょう。しかし、私の面接の目的は「少し自分らしくなること」であり、少し安定した「自己復帰」なのです。ですから、治療目的の自己内変容体験が大きな治療目的となります。

1　さまざまな治療目的

何のための面接か

ここでは不登校児がそれなりの回復に至るまでの専門家の役割について概要を示しておきます。むろんこの役割を述べるのは、専門家の参考にしていただきたいためであるのはもちろんですが、他にも非専門家の方で学校の先生や養護関係の先生方、またその他援助的役目を果たしておられる方やその立場になれるような方の参考にしていただきたいためです。もちろん、このすべてでなく、ある一部は親に参考にしてもらいたいことはいうまでもありません。

そして前述したように、この役割は私なりの臨床経験を通じてその回復を保証するために、是非とも欠くことのできない援助の要件だと考えているものです。また、これらはすべて、不登校児の内的葛藤を静めることにより自分の心の中の「自分の部屋作り」をしやすくさせ、それを復活させ促進させるための要件です。それは換言すれば、より本来的な自己回復に向けての休養をとれるよう援助することを目的としています。より専門的にいうなら、不登校児の回復に関与する専門家としての私の一挙手一投足のすべてはその一点に絞られ、その一点に向けられているといっても過言ではありません。

援助の目的

私は不登校児やその親にどのような援助を目的としているかについてよく説明します。前にも少し触れましたが、その子や家族の状況に応じ、それにフィットさせるために本当にさまざまな表現を使います。それらを一言でいえば、一人の不登校児を援助するとは、その子なりにふさわしい人生を発見し、それを生きていくこと。そして何かを作っていけることを援助することとでもいえます。また表現を変えるなら、その子がその子らしく生きてよいという安心感から生まれる、人が誰でも持っている自分らしく生きる生き方とそれを生きる方法を私と子どもや親と協力し合って発見することの援助ともいえます。

また時によれば、（他人と普通の対人関係を持てるようにする）援助であったり、勉強や成績が気になって仕方のない親に対しては（勉強する土台となる心が安定しない限り、それどころではないので、仮に君が勉強が本当に気になるなら、その土台や基礎工事をきちんとする）援助であったりします。また時によっては（あまり背伸びをして生きることなく、手のひらサイズで生きられることの援助）であったり、その時々によって説明の内容は相手の事情により変わります。正確には私が受け持った不登校児の子どもの数だけ「援助」の目的についての説明があり、それらをすべて記述することはできません。

それゆえ、抽象的な表現にならざるを得ませんが、「よりその子らしく生きられる援助」であり、「その子らしい」とはもっと具体的に示せば、自分に見合った「あり方」とでもいえるでしょう。その「あり方」とは自分の身体感覚が教えてくれるものです。例えるなら、身体の感じが前よりもずっと楽で自然であるという具合です。念のため示しておきますが、ここでいう自然とか楽というのは、以前に比べもっと自然に楽に自分らしい方向に向かって生きることができるという実感を示しています。不登校児にとって「何もしない」のは楽でなく、「何もできない」辛さがあることは何度も示しました。そのことを哲学的な表現をするなら「より根元的な自己を生きるための援助」ともいえますが、心理学的表現をするなら、十分な「自己感覚に基づいた生き方」の援助ともいえますし、それは「自分が生きる」援助でなく、「自分を生きる」援助ともいえます。

ですから、この援助の目的は復学して学校に戻り、もとのように熱心に勉強できるようになることだけでは決してないことを何度も強調しておかなければなりません。むしろ子どもがそのような目的を持っていたとするなら、私はその目的自体への疑問提示を必ず行うでしょう。それは、不登校状況から何を学んだのか重要な何かが欠落するとともに、同じことの繰り返しになりかねないからです。それゆえ、例えば成績がとても優れている子の自己決定の到達点は、陶芸家への弟子入りであったりします。また、高校を中退して一時フリーターのような生活をして、それから大検に合格し、大学へ進学をして元気でやっている子などいろいろです。重要なことは、社会常識上、一見無駄な回り道や道草をするような生き方それ自体が、その人にとり、いかに必要で意味ある道であったかであり、それは落ち着いて自分の道を歩めるようになった昔不登校児だった子から納得まじりに聞く話からもわかります。話をもっと簡単にするなら、異性交際を厳しく禁止され、異性という世界を全く知らずに結婚した人が初めて異性を知り、その後、私にはこういう人は向いていないとわかり、離婚したとします。しかし、その人にとっては、「どんな人が自分に向いているかどうか」以前の問題があるわけですから、「相性」という人生において大切なキーワードを身を持って知ることができたその結婚は決して無駄ではなかったようにです。

人は生を受けた以上、自分という感覚から離れるわけにはいきません。仮にそれから離れることを強制、強要されたり、自らしようとすると本来の「自分」がどこかで叫び続け、それを無視し無理を重ねると、本来の「自分」が怒り出し、さまざまな情緒不安定からいろいろな症状が出てくるのは当然のことでしょう。人は生を受けた以上、自分を背負って生きねばならず、またその自分があるがゆえに「自由自在」ともなり得るのです。そしてそれは、常にその人なりに最終的には自己決定していく別々の魂を持った一人一人があって、別々な魂を持った人間なのです。私のいう子ども、ないし成人の患者さんの援助とは、その人をその人たらしめているところを援助すると表現した方が適切かもしれません。

後で述べますが、とくに日本の精神文化においては「和をもって尊しとする」とか「全体のために」とか「社会のため」とか「会社のため」とか、自分とは別の人や組織に対し、常に同一化し、己をなくしてそれに尽くし同化することが善であるという大きな無意識の流れがまだわれわれの心の中心で脈々と生きています。一昔前の、滅私奉公とか、不眠不休とかという全く不合理な精神性をいまだに「尊し」とするところが私個人を含めわれわれの心の奥深くにあります。この傾向は、より本来の「私」、世界でただ一人しかいない、誰にも変えられない「私」、そしてそれぞれが地球以上の世界になっている「私」という世界を侵略する傾向が今も一般的に存在しているのです。こう示している「私」の中にもむろんその傾向は見受けられます。余談ですが、私はこの本を書くことが多少なりとも困っている人々のためになる、そうしなければという時点で止まっているなら、それは滅私奉公に近いでしょう。しかし私は困っている人のためになる何かを「まとめたい」のです。それは私を私たらしめている何かなのです。そしてそれをすることがより本来的な「私」の何かをより明確にして、またより本来的な「私」に近づけそうな気がするのです。これと同じようなことが不登校児の回復の過程の中で必ず起こってきます。不登校児の援助とは、そこのところの援助といってもいいと思います。

援助や治療にベストな方法などない

私は時々、講義や演習の時、参加者の方に「不登校児を世の中から根絶する方法があるとすれば、どんなことが考えられますか?」という質問をすることがあります。多くの学生は「学校という学校をなくしてしまえばよいと思う」と返答します。しかし、万一そうできたとしても、また学校に代わる学位めいたものが次々にできるでしょう。時には気のきいた返答として「死ぬような思いを体験したらよい」とか答える人もいます。「具体的には？」と聞くと「大病を患うとか、生死をさまようなどという大きな問題が出ると、不登校の心配など、どこかに行ってしまうのではないですか？」と答えます。これはかなり気のきいた答えだと思います。

後に細かく触れますが、時代文化の次元が低い戦時中は、ヒステリーといって精神的な圧迫感が身体の異常とか行動の面に出る人が多く、閉じこもりとか気分がふさぐなどの精神病的症状で苦しむ人は極めて少なくなります。文字通り、ノイローゼどころの話ではなくなり、心的圧迫がもろに身体に来るのでしょう。換言すれば、文化が成熟するほど心の症状として表れ、それが低くなると身体という次元の低い所に現れるという、文化の成長と症状水準が比例するという原則が認められるようです。これは、家族や子どもの症状においても、地域差においてもいえると考えられます。そしてこの点から考えると、不登校という現象は都市部から地方に、あるタイムラグをもって感染していくといえます。僻地とか孤島ではあまり出現しないというわれわれの常識も当然のことと思われます。

このことも後で示しますが、対人恐怖感と不登校の苦しみの多くはオーバーラップしています。すなわち、人にどう見られるかについてのこだわりや不安であり、他人の眼に浮かぶ自分へのこだわりが共通点としてあげられます。これは、よくいえば人のことによく気がつくという優しさとしてその子の長所に数えられます。また、その長所は多くの不登校児に見られますし、不登校になる前はその長所なり努力が社会的に適当な「良い子」というサインを受け、それをエネルギーとしてまた長所で生きるという、その子にとってよいサイクルが認められます。そしてあるきっかけから、そのサイクルの逆転が始まるのです。ここで大問題なのは人眼に映る自分と、本来的な自分を支える自分との区別がついていないということです。より強くいうなら、ないし少々の誤解を覚悟していうなら、人にどう見られてもよい「自分」が育っていないといえます。それが育つことができない状況の下に置かれていたか、自ら置いていったか、さまざまですが、その人眼に映った「自分」と本来的な「自分」が混濁している状態が子どもの苦しみとなっている場合も多々あります。

話はずいぶんそれましたが、不登校を根絶するための方法として、すべての人をサバイバルな状況に置くということは確かに正解です。その点、昔、殺人事件として社会問題になったあるヨットスクールの主旨、ないし狙いは私なりによくわかります。そしてその効果があった子どもも多いと推定されます。しかし、それらの方法はその事実が物語っているように一つ間違うと人の生死に関わる問題となり、また更に心の傷を深める恐れのあるとてもリスクの高い劇薬的な方法であるということです。むろん戦争が起これば不登校児は激減するでしょう。しかし、戦争という事態の莫大なリスクはいうまでもありません。ここがとても微妙ですが、不登校児やわれわれ一般がより本来的な自分を生きる、ないし生きたい、生きようと思うと、何かの内的、外的戦争をしなければ、それを獲得できないといえます。不登校児にとって、不登校自体が子どもの心のサバイバルをかけた自己回復に向かうその子の戦争なのです。それに味方するか、敵に回るかで、援助的か足を引っ張るか、援助的に機能的か否かの大筋が決まります。援助のコツにおける問題は、よりうまく味方をする方法です。専門家は片方では現実社会という土台に脚を置き、片方では不登校の心という土台に脚を置き、その双方の上にきちんとバランスよく立っていられる人ともいえます。

この戦争に類似する現象として、不登校児の母親や家族の者が事故にあうとか、病気になるとかで、元来ケアを欲している子どもがケアをする側にまわり、それをきっかけに好転することなどがよくあります。戦争が起きるとか、あるヨットスクールのように一人でやることを強要し続ける、それをしない、ないしできないと死ぬような思いをするという方法もありえます。ただ、それが子どもの心の傷を深めることなく成功することは、非常に健常な子どもでもとても難しいリスクの高い方法であることは確かなようです。

子どもを理解し、より安全な逃げ場を保証するという発想もベストではありません。しかし今の所リスクが少なく、なおかつ子どもの心の成長にプラスになるというメリットがあるという点でベターであることは確かです。というよりその方が確実で安全でかつ子ども自体や家族や先生がそこから教えられる大切な要件が多いので、その方法を取らざるを得ないというのが実態でしょう。ですから私にとり、以下に示すような不登校児の援助ないし、治療的関与以上の、より賢明な方法が見つからないという意味しか持っていません。また不登校児を始め、あらゆる心の不全を訴える人の援助にはベストという台詞自体、緊張をかもし出して、それ自体があまり援助的でないことも確かなようです。自分がやれる、よりよいと思っているところからしかやっていけないことも事実なのです。

2　専門家の役割

不登校児が来談した時

(1)　すべての常識を棚上げして、不登校児が「そのまま」でいられる工夫——不登校かたつむり論——

今まで述べてきた不登校児の理解に関する要件は換言すれば、不登校児が「安心してそのままでいることができる」ための要件ともいえます。その時、一応すべての常識や社会的通念を棚上げして、不登校児に安心して「そのまま」でよいというサインを言語、とくに非言語水準でいかに伝えられ、子どもがそれを感じることができるかという点にあります。このことは実際その場にあたると、本当にいうに易く、行うに難いことですが、より「そうあれること」は可能です。

人の心の中は「何でもあり」です。身体は一度しか死にませんが、心は何度も死と再生を繰り返しながら成長していきます。むろん殺人や強姦を含め、何でもOKなのです。それを「いけないこと」と意見されて、多くの患者さんや子どもは意図せずじわじわと自分の心の中でルールを作り、そのルールで苦しんでいる訳です。それゆえ、まずその「いけない」という心の中のルールを少しずつ外し、どんな心でもそれを少しずつ自由に眺められ、自分の心の中には本当にいろいろなことがあるのだということをまずは見つけ、そして認められるようになっていく援助が必要です。そのためには専門家も心の中では「何でもあり」で、そんなものは当たり前と思えるにこしたことはないでしょう。何でも「ありのまま」に理解していくのが専門家の役目です。心の中に善し悪しや評価を加えることは、誰でもできます。誰でもできることをしていては専門家ではありませんし、その子のありのままから生まれる伸び伸びとした成長を望みにくいのです。このことは専門家にとっては常識ともいえる要件ですし、基本中の基本ともいえます。

例えば、子どもが「何をいってもわからん」といえば、何をいってもわかってもらえない気持ちは理解できますし、「どうしようもない」といえば、どうしようもない気持ちや、また「死にたい」といえば、死にたい気持ちは理解はできます。またそう理解している私を伝えられますし、そうされた方が子どもは少し「ほっと」するでしょう。

ここではあまり細かく専門家の役割について述べることを目的とはしていないので、不登校児のように多くは無口であまり語ろうとしない人に対する時の要件は、「かたつむり」に例えるのがぴったりと思われるので以下に示します。

専門家の援助の目的は前述しましたが、要はその子がその子らしく歩み出せることであり、それは「かたつむり」が、かたつむりらしく動きやすくするための要件とひどく似ています。このたとえは私のオリジナルでなく、私個人としてとても尊敬している中井久夫先生という精神科医の方が、分裂症の治療論で例えたものです。しかしそのたとえは何も分裂症の方に限らず、すべての来談者に当てはまるような気がしてならないのです。私なりの理解を加えると、かたつむりがかたつむりらしく動き出すためには、後ろから突っついても余計首を引っ込めるだけです。その作業を不登校児と親の場合に例えるなら「何かきっと理由があるから、それを話してごらん」とかいう類の話を入れたもろもろの問いかけです。

かたつむりがそれらしく動き出すのに必要な要件は、まずそばで静かに見守っていることと、適当な湿気と、自然の香りでしょう。この三つを少し細かく述べると、かたつむりの動きの邪魔にならないように見守ることは、人間の場合、「見つめること」でなく「見守る」という心の視線が要件となります。この違いは専門家にとり死活問題であるほど重要な要件でしょう。それは、そのほどほどだと感じられる心の間とか心理的距離を保てるということで、おおむねこの距離は、非言語的にしか伝わりにくいのです。例えば「どんな心の距離が必要かな」という問いかけ自体ほどほどな距離どころではなくしてしまうでしょう。そして「湿気」とは、専門家や親がかもし出す一つの雰囲気で、専門的には治療的自我とかといいますが、子どもにとって何か話してもわかってくれそうな「感じ」がするとか、何だか優しそうだとか、双方にとってその場の適当な湿気がある雰囲気のことでしょう。また「自然の香り」とは、専門家が自然体であること、ありのままであること、そしてその姿が専門家の中で許されていることでしょう。

この三点は私にとり深く味わえば味わうほど、底知れない深さを持った要件であり、深くも浅くも理解できる重要な要件ともいえますが、これ以上の記述はあまり専門的になりすぎるので割愛します。

子どもはどうしても当初無口なので、子どもと私の対話という構造で行うことは、専門家の心の視線が時として子どもの心の動きを邪魔します。それゆえ「話す」ことはその道のプロでも困難なので、多くの場合、子どもと専門家の間に何かを作り、三者関係にする工夫をします。それらを含めて以下に示します。

(2) 子どもがより静かに過ごせる時間の共有の工夫——二人の間に何かを入れること——

もし仮に、ある不登校児が来談したとしても、親や教師の勧めで嫌々ないし義理で来談している場合も多く、不登校児が自発的に援助を求めて自ら進んで話をするということは私の場合はまれです。そしてそのような子は専門家の協力を求められるという分だけ健康的であり、回復や自覚も早いようです。

また、まれに親や先生から「あの先生はとてもよい先生だから、何でも思っていることを話すように」と勧められ、子どももものせられ、「その気」になって初回より多くのことを語り、専門家も一見関係がとりやすい子だと思いこみ、次回の来談の約束もするのですが、次回の前日にがらりと変わって来談を拒否することもまれにはあります。またその時には、状態が悪化していることさえあります。

この理由は少し考えれば当然だとわかります。すなわち、今まで学校に関することをあまり話さないという形で自らの心の保存を意識、無意識を問わず図ってきたその子が、その保存様式を急に変化させ、「何でも話す」ことにより、それまでの心の持ち方が急に変化し、話さないことによってかろうじて保っていた自分が「話す」ことによりバラバラに拡散してしまうのです。そしてその急変に対応するため、また自らを閉ざしてじょじょに安定が得られるまで本人が得体のしれない不安を感じるのは当然ともいえるからです。このような現象を私は「話すことの副作用」と考え、非常に注意しています。というのも、まだ専門家の中でも子どもが何かを「話す」ことだけにとらわれている方が多いからです。

何度も繰り返すようですが、心を閉じた人が話す、ないし話せるためには、十二分に「話さなくてもよい」という安心感が伝わらないと話せないのは当たり前のようですが、その当たり前がそれほど知られていません。それゆえにでしょうが、親や先生は、子どもが何を「話したか」について、鵜の目鷹の目で見ようとしてしまいますが、実は「何も話さなくてよい」安心感がないと、何も話せないのが実態であることは何度繰り返しても無駄ではない重要なポイントです。ですから子どもが「何も話さないで絵だけ描いてきた」という話をする方がより援助的で好ましい場合が大半といってよいでしょう。

それゆえ、私はあまり話したがらない子どもには、とくに面接初期においては、会う時間をできるだけ短く、かつできるだけ答えやすいよう、またできるだけその子が心の細部を話さなくてもよい場面を構造化して、それを言葉や態度や形としてその子に伝えるよう工夫しています。

例えば、初回の切り出しにしても、「何か困っていることがあれば、何でも話してください」など、とんでもない切り出しだと私は考えています。それらはその子の心の実態とか、ありようとかけ離れすぎているからです。

考えてもみて下さい。のっけから困ったことを話せる人は相当健康な人です。本当に困っている人はその人が信用できるまで話さないのが普通の世界でもあります。いわんや、相手は多様な事情を持っているそれも「子ども」なのです。

それゆえ、私は当初からいろいろ話すことを全く期待はしていません。というのも仮にそれを期待するなら、その期待を子どもはどこかで必ず嗅ぎつけますが、期待に添う形で話されても困るし、余分な警戒をされるのも困るからです。彼らに期待するのは、私との面接が子どもの心の負担にならないことをまずはその子に経験してもらい、じょじょに「そのままでよい」という安堵感が子どもの中に育っていくことのみをポイントとしています。そしてその目的は私の仕事の初めでもあり、終わりでもあります。より安心してその場に「おれる」ことの積み重ね自体が彼らの心を静かにし、時には心を膨らませていくことは事実です。ですから、当初の面接はより短く、より答えやすく、より子どもが安心して時を持てるように配慮されるべきです。この配慮が少しずつ心地よく伝わっていくのが、私のいう「ベースライン」です。それは子どものその時々の視線や私の前のその子全体が語っている「何か」なのです。

「何か困っていることは?」という問いかけ自体、その子にとりひどく負担となるのは当然で、もっと簡単に子どもの心に触れないような問いかけが必要なようです。例えば「名前は何というの?」より「お名前は××ですね。そうなら首で合図するだけでいいから、そうしてね」という方が心の負担にならないでしょう。同じように、さしさわりのないことから、それも口を開かずイエス、ノー、どちらかわからないという、俗にいう三択の形にして、名前、住所、年齢、母親の名前くらいから入り、「先生はね、あなたのような人と多く会っているので」ということであなたでなく、一般論としてこんな状態になった時、よく起こることが多いのだがという切り出しで、それも「首の合図で答えてね」と再度前置きして、要件を絞り、答えてもらうようにしています。それは食欲、睡眠、朝や日中の気分の重さ、昼間の心の不安定さやイライラ感に関する確認やさらに欲をいえば人眼が気になるかくらいにできれば上出来であり、その確認自体と確認の仕方自体が子どもにとり「理解」のメッセージとなっているのです。

当初はこのような一見つまらない同じ作業の積み重ねであっても、それを続けていくと子どもが「人眼」についての気になり方はどんなふうかなどの問いかけに少しずつ語り出すのが通常です。そして、「多くの別の子はね、やはりあまり気が進まないのにここに来るの。だから今日来るのにずいぶん勇気とエネルギーがいったと思う。けど、世の中には使ってよいエネルギーと使わなくてよいエネルギーがあってね、何もいわなくても来るだけで十分意味があると思うから、×月×日くらいに来られたら来て下さい」くらい伝えておきます。また「他に何か話したいことがあれば聞きますが、何かありますか?」という終わりの言葉には多くの子どもはノーです。仮にイエスならあまり無理して話さないようにと前置きして話を聞きます。そして、俗にいう、このうわべだけの一見意味のない面接の積み重ね自体が、じょじょに子どもが何らかの形で自らを語る気持ちの土台になっていくことも明らかです。

自分の中に無意味に侵略してこない人として認知してもらうだけで、私は十分だと考えていますし、そのようにできるのが専門家だとさえいえます。そのように考えて治療面接をするとその過程においてあまり大きな問題も起こらず子どもが、ゆっくりと回復の過程を歩みかけるからです。子どもに不登校の原因など直接聞けると希望すること自体、極めて子どもにとり迷惑であると同時に、そのようなことが万一本当にわかっているなら、不登校状態での苦しみなど少ないはずだともいえます。

(3) 子どもとの間に何か置く工夫――三者関係の作り方――

前述のような、一見無意味な話の積み重ねから少しずつ子どもが語り始めることは、多くの場合「今熱中してることある?」とか「学校を休んで何してるの?」とかの問いかけから出てくる子どもの話です。その話は多様で、例えばプロ野球にひどく興味を持っている子は、その話をすることだけが楽しみで来談することもありました。その子は学校のことなど初めから終わりまで全く触れず、何十回もプロ野球と親の嫌らしさを話すだけで登校を開始しました。ただし一言あったのは「先生、どんなふうになったら学校に行けるの？」と聞かれた時「それは便秘したウンコのように、出る時は自然にどっかり出るね」とお互い笑ったことだけでした。

同じようにペットの話や、アニメを描くことや、ＪＲの車両の話であったり、テレビゲームや釣りや、時には映画や書物、マンガ、その他宝塚やパソコンの仕組みや機種の話、いろいろな資料やインターネットとか、あるいはそれらの組み合わせなど全く多様です。そして、それらの話題が、この場合二者の間にあるものとなります。そこでは三者関係が形成されていくことにもなります。

また当初より無口で、首でしか返答が返ってこないことの繰り返しが続く時、この二者関係におけるお互いの心の視線の間に程々のものを置いて、三者関係にすることが専門家と子どもにとり、より静かな時間が共有できることになります。それらは専門家のいう非言語メディアを使った面接ということができ、要件はその子にとり、どのようなメディアがふさわしいかを専門家がどう提示できるかという点です。換言すれば、一緒に静かな時間が双方に流れ、それがじょじょにより楽しい時間になればそれで十分なわけで、私は以前、何も話さない分裂症の患者さんと黙ってよく散歩していました。入院中の方達でしたので、私と一緒なら外出は自由だということもありました。その散歩は時にはグループでの散歩となり、じょじょに「散歩はよいね」という問いかけに笑顔が見られるようになりました。また、よく入院中の男性患者と麻雀もしていました。それらはどこかでその人達と私の関係の中で「私が私であること」を容易にしていた実感があることは事実ですし、その実感が患者さんにとり、私に病苦を語り出すことの土台になっていることも事実でした。

私自体よく利用する非言語メディアとして、箱庭やプレイルームといって子どもが自由に遊べる部屋の中で好きなことをしてもらったり、粘土で「私の気持ちはこんなかな、あなたはどんな？」とか、作り合いをしたり、時には文通ごっこだったり、その時によりさまざまですが、肝要な点は前述したように、そのメディアがその子にとり、とっかかりやすく、その子の気持ちが表現しやすいものであることです。そのため、最も無難な方法は「先生はできたら、君が少しでも落ち着けるようなことをした方がよいと思うので、〇〇〇や×××や△△△のようなことがあるけど、どれがいい？」と三種類くらいに絞って聞いてみることです。またこの非言語メディアには、コラージュ法とかを含めて多くの専門的ないしわかりやすい本が出ていますので、興味のある方はそれらを参考にして下さい。

またこの三者関係の作り方はお互いの気がのれば、机の上にある何でも利用できます。例えば、ボールペン一つとって、「あのね、先生はこのボールペンを見て、悲しがっていると思うけど、君はどう思う？」と聞くだけで、三者関係となります。また「ところで君の服はよく似合ってるけど、ここのところがこうであればもっとかわいいと思うけど」と思いつきを述べることでも二者関係に近い三者関係となります。知人の北山修先生から聞いた話ですが、昔の浮世絵の研究から日本人は共に何かを見つめるという構図が圧倒的に多く、このようなあり方が日本人に向いているという話に、とても同意したこともありました。俗に背中で教えるという諺も日本的な三者関係的教育論ではないかとさえ思います。

（初出：『不登校児から見た世界――共に歩む人々のために――』有斐閣、二〇〇二）

治療者の聞く「耳」と患者の「耳」
――心の声が聞こえやすくなるために――

1　はじめに――「聞く」ということ――

いかなる面接の場においても、治療者が留意すべき基礎的な要件の一つは、患者がわれわれと対面するという行為自体、例えばバスの中で横に座る人を意識するように、患者にさまざまな内的空想ないし体験を喚起する、あるいは喚起せざるを得ないという事実であろう。

現在、多様な心理療法に関する理論や方法が展開されているが、いずれの立場においても重要な要件は、治療関係における相互の信頼関係であろう。そしてその信頼関係とは、面接において患者がわれわれを「理解する、ないし理解しようとしている他人」という患者の空想ないし体験を確実なものにする作業と言い換えることができる。この理解とは、患者にとり理解されたくない、ないしわかられたくない気持ちの理解も含まれていることはいうまでもない。

心理療法の仕事が多少とも専門的であるということは、この「理解する他人」のイメージを、面接という場で患者の心にどのように定着していけるかという作業に専門的であるとでも言えよう。そして、その最も基礎的で、確実で、かつ伝統的な方法とは、とりあえず患者の言うことをしっかり聞くことであろう。

2 「聞く」耳の相互性としての治療者―患者関係

なぜ患者の心は理解される方が好ましいか。その大きな理由の一つとして、誤解より理解は患者―治療者双方の心を沈静化し、安静化することにある。この安静と鎮静は、その対象が身体であろうが心であろうが医療の原点である。また治療者の正確な患者への理解は、患者自身の自己理解に通じ、患者自身が混乱していた心をわずかずつ「整理」できることに通じることがあげられる。またこの正確な理解は、誤解より随分患者の心を和らげ、治療的な治療者―患者関係の育成にもつながる。むろんそれは、治療に必要な治療者―患者の信頼関係をはぐくむことにも通じる。

これらは極めて常識的な事がらであるが、面接の場では患者にとり基本的な要件の一つとなる。

精神療法の仕事は患者の心の理解に始まり、その理解に終わるといっても過言ではない。付加するならその理解は患者にとり大きくも小さくもない、より正確な理解である方が好ましい。正確なということは患者にとり、うなずける理解であるという理解の客観性のことを意味している。正確な理解とは換言すれば、ありのままの理解と言うこともできる。例えば、理解されないに決まっているという患者の心の理解であったり、患者が言葉では言いにくい、どうにかなりそうな気持ちの理解であったりする。

通常われわれが「聞く」と言うことは、患者が語るいくばくかの言葉を聞くことを示している。しかし、その治療者の聞く耳は、患者の言葉を通じて一刻一刻変化する、患者の生きた心の動きに向けられない限り、その理解は硬化してしまう。われわれが言う「今、ここ」での理解とは、患者の言葉の基盤にあって変化しつづける心のゆらめきについての理解なのである。

われわれが聞こうとするこの心とは、言葉で表現された「何か」であり、通常、この「何か」は、表現された言葉よりもっと漠然として広くて生命的であり、多様な意味を持っている。それらは、いわば「一口では表現され難い」のであり、ときには、「筆舌に尽くし難い」ものでもある。われわれが理解しようとするのはそのような心の動きなのである。

また、この心とは、われわれは常にそれを感じてはいるが、しかしその言語化は即座に明確にならないような、自己の体験についての全体的な感覚であるといえる。精神療法の基本的な目的はこの全体的な心の感覚を面接の場で柔らかくし、患者がより広く自分の心の動きについての自覚なり、なんらかの対処がスムーズになれることの援助であるといえる。

精神療法における治療者―患者関係の基本にある相互過程をやや細かく示すなら、面接の場で患者が自らの漠とした心についての言葉から、治療者の患者のその漠とした心について聞く耳を通じて、患者が自らの漠とした心に問い合わせることができる「耳」がじょじょに回復してくるという相互過程のことを意味している。これを平明に述べれば、患者が自らの言葉を通じて心を聞けるようになるためには、治療者の患者の言葉を通じて患者の心が聞ける耳がとりあえず必要であると言うこともできる。

以上に述べた事柄は治療面接における基礎的要件である。ここで基礎的要件と示したのは、それは、多くの治療理論なり方法が時に抱いている常識と共通しているからである。幾多の治療方法が咲き乱れている現在、とくに、この基礎的常識は明確に指摘される必要があると思われる。

（初出：「面接での「耳」の相互性――治療的面接のために――」北山修編『イマーゴ　特集日常臨床語辞典』三巻九号、青土社、一九九二）

追想

われわれは治療関係についてよく「相互的」という得体の知れないような表現をしますが、「耳」の相互性と考える方がより治療的関係の質を高めます。これは臨床的にとても重要なポイントと今でも考えています。

編者の北山修先生との私談ですが、彼が「どうもあんたはそれほど広い文献を読んでいないように思えるが、どうして言うことがインターナショナルなテーマが多いのかね」と聞かれたことがありました。私は「自分というのをいろいろ調べたりしているとテーマが幾らでもあり、少しそこを掘ってみると少し大きな地下鉄の駅のようなものがあるのよ、そこにテーマはたくさんあるね」と答えると、したり、という顔で「本当にそうだよね。だって大きな地下鉄の駅は、JRにも空港にもどこにも続いているもんね」ということでした。研究テーマはいくらでも目の前の患者さんとの関係や自分の内にあります。

生きた「人」として面接に臨む——心の生き場としての面接——

1　はじめに

私はいろいろな方にスーパーバイズをしながら、その場で話している通りに患者またはクライエントにどうして話ができないのか、なぜ、それほど臨床的にあまり根拠のない決まりのようなもので治療者が自暴自縛におちいり、治療関係をせっかく滑らかなものにするチャンスを見失ってしまうのだろうかと思ったことが数え切れないほどである。患者ないしクライエントはそう呼ばれる以前に「人間」であり、治療者もそうあると言うことは私の面接臨床において、あらゆる決まりより優先させている基本の基本を形成している。

私は今でも週に約二〇人くらいの方と病院や企業などで出会っているが、そのような接し方で後悔したり、俗にいう「失敗」（面接において成功、失敗という発想自体、必要以上に一人の人として治療者が生きることをスポイルしている原因ともなる考え方であるので）感を抱いたことはめったにない。それどころか、より関係を円滑にさせ、私とそのクライエントの間でしかできない、治療面接を個性化させることになり、面接時の場の雰囲気がよりソフトになり、結果的にクライエントに心の膨らみ（学術的には自己感覚の回復とか自我形成とか自己回復）が無理なく促進しているようである。

それゆえ、私のスーパーバイズはまずはクライエントを友人のように感じられるようになれることから始まるのは、上述した私の臨床的実感と事実からである。クライエントは対象化されつつも、人間化される方がよい、これが私なりの「観察しながらの関与」である。たぶん、ロジャースが生きていて日本のわれわれの臨床の実状を見た時「もっとあなた達は一人の人間になってもよいのです」とか「もっとあなた達はあなた達のままであってよいと思います」というメッセージを残すような気がしてならない。

2　あるエピソード――相互人間化について――

前述したが若い方や時にはベテランの方を含めて、何か臨床の場を特別な場のように考え、そのことで自分の通常の顔と心で面接できず、かえって余分な行き詰まりを起こしていることが極めて多い。例えばあるバイジーはクライエントが自らの恋愛葛藤において語り終わった後、「先生はこういう経験がありますか？」と聞かれ、非常に戸惑い、とても後味の悪い対応をしたらしい。いわく「どう答えたらよいかわからない」ということで、そのわからない気持ちを聞くと、「私もいろいろあって、そんなふうな葛藤を今は持てない気持ちで何か寂しい気持ちやら、とても複雑ですね」と述べた。私はなぜクライエントの前でそう言わないのかといつも思い、そう伝える。バイザーの前で率直に気持ちを語るそのままを、クライエントに伝えればよいことを数え切れないほど伝えてきた。多くのバイジーの場合、「そんなことしてはいけない決まりのようなもの」と述べる。しかしそのような決まりの臨床的根拠は私にとり大半はないといってよい。それらの大半は治療者を非人間化し、関係における生きた心の通い合いを妨げていると言うのは過言だろうかとさえ思う。その証拠というのも何だが、仮にバイジーがクライエントだったとしたら、どのように答えたらよいか少し内省してもらえば多くの場合、答えはすぐ出るものである。治療者の気持ちを伝えてもらった方がよいとバイジーは答える。もしそうならそのように対応するのは人と人との治療関係を円滑にする治療者側の要因の一つでもある。治療関係を滑らかなものにするためには、滑らかに治療者の心がクライエントに伝わることが肝要で、能面のような共感マシーンのごとくに対応されたのでは、クライエントもたまったものではない。

例えばクライエントが怒っている話を聞いている時、「あなたはとても怒っているのですね」など、とんでもない共感である。それより、「その話を聞くと私なら家を飛び出してしまうかもしれない」と思うなら、そう伝える方がどれほど共感に治療者の「一人の人として」が入っているかは明らかである。それらの作業を私は面接での相互人間化とでも示せると思う。

またそのようなスーパーバイズの後、そのように心がけて対応してクライエントとの関係がとてもよくなったという報告も多い。いわく「お互い気楽に話せるようになった」と大半のバイジーは述べる。仮に自分がクライエントならどう思うかという問いかけは、俗にいう思いを込めた聞き方であり、その思い入れをクライエントの対応により細かく調整できるかどうかが専門家と素人の差であるだけの話とでもいえよう。これが単なる思い込みやその固まりになると、大半の井戸端会議のおばさんにでもできることでもあろう。

ある治療者が何かの理論やそれ程根拠のない臨床的常識に対し、大半は臨床的事実という根拠のないルールとして思い込み、また思い入れすぎ、いつものごく普通の自分の心でクライエントと接することができないで、臨床生活を終えるとしたら、それは「私」を殺して仕事をすることであり、多くの情緒障害が発生する同じような仕事の仕方をしていることになる。それはとても寂しく、そうしない方がより質のよい仕事ができるという発想はこれからの日本の心理臨床を考える上で是非必要な課題ともいえよう。

3　私のバイジー体験における「as a person」について

もういろいろな所で何度も示してきたけれど、私が約三〇年くらい前に、教育分析という名の下で神田橋條治先生にスーパーバイズを受けたことが、今の私の物の見方なり、クライエントとの接し方なり、しいては生き方にまで、脈々と私の中で生き続け、支え続けられている気がしてならない。三〇年たってみても、あの時こう言われたのはこういうことかな、など思い当たることがとても多いのである。例えば「面接はね、それがうまくなるほど素人っぽくなるね」という言葉一つがこのエッセーのテーマでもあるからだ。

三〇年も脈々と心に生き続けているうちの一つに、先生は私に対し、一人の専門家と同時に一人の人間として生のままそのままを投げかけてくれたことによることがあるのは確かなようだ。今だに思い出すのはスーパーバイズが始まって少し楽に話せるようになったとき、あるケースをまとめた論文を手渡し、そのレジメを前もって作って行った時のことである。その当時私は分析的理論をどうクライアントの自我支持に役立てるかというテーマが、いろいろなテーマの一つとなっていて、抑うつ状態をagression→suppression→degression→depression という図的枠組みでとらえていた。今の私なら恥ずかしくてそんな表現はできない。せめて「いろいろなことがあって心のやり場がなくなったりして、どうしようもなくなって、少し頭が混乱したりして、とても落ち込んで気が重く、苦しいでしょうね」とかになろう。しかし当時はそれほどこなれていなかった。

先生はその論文のページをペラペラとめくりながら、横のゴミ箱近くに放り投げた後、「僕はね、人や患者の事をこのような銅線のつなぎ合わせのように見るのは、生理的に嫌いなのよね」と言い、同時に持参したレジメについても「こんなレジメ、皆ケースカンファなどで作っているようだけどね、これはそのケースの枯れ葉を寄せ集めているようなもので、本当のケース検討にかろうじて近づけるのは、今、増井さんの心の中に残っているその患者さんのイメージや印象やそんな物を話すことが、かろうじて本当のケース検討にやや近づくね」という言葉であった。

その時私は多少うろたえたものの、確かに伝わってくるのは先生の生の人としての、また専門家としての心であり、そのような積み重ねがなかったら今の私はきっとないように思われる。この先生の台詞を吟味してみると、「僕は」とは極めて強い一人称であり、「このような銅線のようなつなぎ合わせで人を見る」というのは専門家としての先生なりの見方で、「生理的に好きじゃない」とは先生の一人の人としての生の声である。これほど一人の人間と専門家が見事に両立している接し方はないとつくづく今でも思っている。そしてまた、それ以来、私は人前で話す時、可能な限り準備やレジメを作らないで、その場に出て雰囲気を感じて私の中に出てくる言葉から話すことを心掛けている。むろん現在も進行中である。また私のスーパーバイズにおいても一切レジメなど作らないようにしている。というのも、そもそも面接や臨床の場というものは生き物で、その場その場で私の心から出てくる言葉を大切にすることが基本中の基本であるとますます考えられてきたからである。このメリットは列挙するに紙面が不足なので割愛するが、面接という生き物にはレジメはない。その事実を先生は「かろうじて生きたケース検討に近づく」という表現をしたものと思う。少なくともレジメを作ろうとするより、その場の私の心をどう生き伝えるのかを考える方がその面接は必ず治療的関係の膨らみとなっていくことは確かな事実のようである。

4　むすび――Vocalを聞く――

われわれの仕事の専門性の大切な部分はクライエントの言葉からのその人の「心」を受け取り、受け取った当方の心をどのようにクライエントに伝えるかということであろう。いってみればその専門性は「言葉から心の翻訳家」であるともいえる。それゆえ私は、クライエントの言葉より声それ自体を聞き、声からその人の伝えたいメッセージを聞こうとしている。そして少しずつ例えば「あなたの話や声を聞いていると私にはとても心細い気持ちが伝わってくるのですが、これは私の思い違いでしょうか」とか返してみる。この一言やこの数回の繰り返しの中でクライエントの声は面接前と後で随分変化してくる。このような作業をサリバンは自らの仕事をVocal Therapistであるといい、ロジャースは無条件の全面的肯定と述べ、ジェンドリンはフェルトセンスの意義を述べており、バリントはそれなりの絶対的相互浸透性とかの言葉で述べているのだと思う。誰もが別な表現で同じことの大切さを語っている。それは治療者の一人の人としてその人でしか感じられない生きた「人」としての心の聞き方や、伝え方の重要性である。そこには妙に治療者を自縛するような臨床的根拠の少ない理論は何もない。

われわれは自縛するような理論を全て一応カッコにくくるか、捨ててしまうことも必要ではないかとさえ思われる。そしてもっと理論的にも臨床的にもas a personの重要性を深め、その原点から再出発しないと、生きた臨床ができなくなってしまうような危惧の念を強く抱いている。そのためには面接における治療者の生きた心の事実からの理論を再構築する必要性を痛感し続けている。

（初出：「もっと生の「私」を生きる治療的意義――「as a person」を理論でなく場の心を生きることとして――」『現代のエスプリ別冊　ロジャース学派の現在』至文堂、二〇〇三）

追想

私たちはいかに臨床的根拠がない臨床的常識にとらわれているかをもう一度普通の大きな眼で見直す必要を痛感しています。例えば自分や自分の感じを語らない治療者を誰が信用できるのか、治療的中立性とは何か、この発言は良くなかった（面接における対応で、よいとか悪いの発想自体がその人らしいよい面接の邪魔をしています）とか、etc. etc. です。私は、スーパーバイズを通じてこの事を実感してきてます。妙な勉強をするより、普通の人間になる勉強の方がよほど臨床に役立つのでは？とさえ思われます。

自殺予防と実務としての精神療法などについて

――ヒューマンリンケージとしての場面構造化の有効性など――

1　自殺とその予防について

私個人として密かに大事にしている記録があります。それは、この仕事を始めて、私自身が担当している患者さんがまだ一人として自殺されたことがないことです。これは密かに、また深く、私自身がこの仕事が何らかの形で終わるまで、出来るだけ保ち続けたいという願いがあります。そのためには、私なりのさまざまな基本的な心がけなり対処なりを行ってきていますので、あえてここでその概要をまず示したいと思います。

以下に示す③の、死にたいという気持ちを空想にして展開することについて確かに手ごたえを感じたのは、「死にたい」を連発してどの病院でも少々嫌がられて私の所に紹介されてきた女性の方が、やはり「死にたい」を連発するので、「それはよくわかりました。それじゃ、どんなふうに死ねば良いなぁと思いますか。少し納得するような死に方を空想してそれを教えてください」と言った時の患者さんの嬉しそうな笑顔と嬉々としてその空想を語る姿を見てからです。結局彼女はその話をしている間は死にませんでしたし、その話を終わった後も死なずに生活しています。自殺予防のためのケアーは、治療的達成のケアーの本質を凝縮したようなものなので、それらを因数分解しますと、

①治療関係の質

②人間としての親しさ

③死にたいという気持ちの空想の展開とその理解と共有（少なくとも死は共有できないがどんなふうに死にたいのかは理解、共有できます）

④仮に死にたいならどんなふうに死ねば納得するかの空想の展開

（エリクソンの言う、空想は行為を遅滞さすという命題の臨床的事実の確認ないし個々人に即した工夫の展開、例えば遺書を共に考えて、相互に検討しながら書くとか「仮に化けて出るならどんな形で化けて出たらよいのかね」（神田橋條治先生私談）などの工夫など）

⑤希死念慮が高じた時のメールの交換

⑥私個人としての「死なないで欲しい」というメッセージの送り方

⑦仮に死ぬと患者さんが、ないし患者さんを大切に思っている人の順にひどく心の痛手をおい、患者さんが疎んじている人達はその順でそれほど心がいたまないということの丁寧な説明

⑧⑥の記述にもかかわらず死ぬ権利の全面的肯定と最終的なその決定に対する他者の介入の絶対的不能性の全面的肯定

などが挙げられます。自殺の話をされて、それを実行されていないのは私個人としては以上の因子を必ず、面接の中に作業の必要分をその時に応じて行っているためかとも推定されます。今までこの論述を誤解され受けとられるのを余りにも懸念して活字にはしておりませんでした。しかし、今までとくに③、④の空想とその共有の治療的有効性などは最近のバイズを通じて確認してきています。その結果はよく他の方から言われる、「私個人にしかできないこと」ではなく、かなり共通して言える原則的な扱いとして良いと考えられる手ごたえを感じておりますので要素的な部分だけに限り、少しここで触れてみました。

2　実務としての心理臨床

私はある企業の健康管理室のメンタルヘルス部門に依頼されて、十数年前より週四日、それも半日だけですが、精神療法的援助のため協力しています。来談者の大半は抑うつ反応を示す方です。他の企業も同様です。なぜ企業に抑うつ症が多いのか、その答えは簡単です。企業はいわゆる抑うつ性親和性格傾向のある真面目な方を求めているからです。そこでも来談者が多いため、常に私の援助をしてくれる精神療法家を二、三名入れています。そのパートナーにはできれば若い子ども好きの女性と、私とできるだけ同世代に近い女性を選びます。これらの方は私の次の予約が一ヵ月以上も空く間のつなぎの役はもちろん、それ以上に、私自身がいくら超えたくても超えられない大きな二つの限界を埋めていただくためにです。一つは性差です。他はジェネレーションです。

この本に示しているような企業での精神療法のあり方は、私にとり当然のことと思っていましたが、ある知人の産業医から聞いたところ、ある学会誌に作業員のメンタルヘルスに関する満足度が、私の行っている企業が日本で最も高かったということでした。その時、私は喜びどころの話でなく、他は何をしているのか？という疑問が浮かびました。常勤の精神療法家を抱えている企業も多くあり、私よりもっと関わる時間が多いはずです。それがきっかけかどうかわかりませんが、他の企業で精神療法を行っている方のスーパーバイズが多くなり、じょじょにわかってきたことは、一つにはあまりにも来談者の内的変化を求めて、何か周りに働きかけたり、来談者の回復のために治療者が上司や家族の方々に連絡したりするような、細々とした実務としての精神療法をほとんど行っていないということです。

例えばある口うるさい上司にパニックを起こす方は、いじめと同様、本人が求めるなら、いじめられないように環境を調整する方が事は早いし、その方の同意や依頼があるなら、「連絡及び依頼書」と示してその方が伝えたい方に「×××ゆえに○○○した方が回復が早いと推定されますので、御協力依頼方に連絡申し上げます」といった文章を「伴に」したためてまず送付する方が、作業の順としては大切です。俗に言う「刺さった矢は早く抜け」ともありますが、まず痛みを緩和して、その後痛み方やその受け止め方に作業を移すのは本筋と思われます。それを行わず、単にどう痛いか話を聞いたり、痛む体質改善を試みるのは「傷口に塩」を塗りかねません。この実務を細々と行うと来談者の満足度も高いのは当たり前のことのような気がします。他の方はあまりにもこのような細々とした世話役をこなしていないようです。理由として「依頼心が高まるから」というのは理屈ですし臨床的事実とは異なります。本人が求めるなら許される時間に細々このような世話をしてあげた方が、ケリが早いのが臨床的「事実」です。その事実から学ぼうとせず、何もせずに決めてかかるのは、その方の臨床的可能性を自ら閉ざしてしまうからです。できないのではなく、やろうと思えばいくらでもできると思います。

私の心理臨床は極めて実務的です。どうすればよいかわからないという方には、まず薬とか、こうしたらとか答え、直接上司や家族や学校に言いたいけど言えないことがあるならすぐに代筆し、時には意見書をしたため、抑うつ症の方が交通事故で保険会社ともめていて再び落ち込んでいるような時にその方が希望するなら保険会社に不備を正し、弁護士を紹介したり細々と動いてあげるのです。それには必ず患者さんの同意ないし、希望というインフォームに基づきます。どんな外的条件がよくなる内的条件を準備し、またどのような作業がよくなる内的（心的）条件を作り出すか、いつも即座に見定めることは、変な小難しい病理の「見立て」よりもっと大事な臨床的な「見立て」になっていくことをなど、実務としての臨床を教える側も学ぶ必要があることを痛感しています。

3　小さな親切が大きな援助となるために

実務としての心理療法という概念をもっと平明に言えば、患者さんにいろいろ話を聞くのは、私でよければどんな事をしたら少しは小さな親切になり、それが時として大きな援助として患者さんの中に拡がって行くかという作業を行うために話を聞くこととも言えます。われわれの仕事の元来の姿はそのようなものであったはずです。ですから、この親切心の不当な抑圧は、治療者、患者双方にとり、ある種の不幸です。またこの類の「好意」と「善意」は迷惑にならない限り、できれば非言語的メッセージとして送れることも肝要です。それは相手の受け取り方いかんに関わらずです。

この事を極めて単純な事例として挙げますと、例えば職場の上司がいつも「まくし立てる」人で、良心的で何でも上司の要求に応えようとする方は、長期に渡るとじょじょに頭が混乱し、最後に出勤拒否状態となります。その時、従来では、どうしてもそのパニックを起こす内的力動を、二者関係により何とかしようとする事も時として多々あるでしょう。しかしその作業に向かうにしろ取りあえずは患者さんの痛みを出来るだけ早く緩和できるならそうする必要はあるのです。私は常に「仮に上司が変わるなら少しは楽でそうしたい」という希望が認められるなら、その気持ちといち早く手を結ぼうとします。そして「この意見書で通るか否かは会社ないし××の勝手だけれど、一応書かないより書いて出さないとわからないから」と述べ、同意があれば患者さんと「連絡及び依頼書」と称して、例えば以下のような文章を患者さんと「一緒に」作るのです。依頼されて次の面接までに作っておくことはいろいろな意味で好ましくありません。

連絡及び依頼書

××○○さん（○○歳）は、元来極めてまじめで、他人の依頼を全てこなさないといけないと思われる方のようです（このように書き出しは必ず患者さんの長所や特性を述べ、病人であることの恥ずかしい部分を必ずカバーします）。しかし、このような方は、余りにも他者や社内からの依頼の量と質が多すぎると、毎日夜中まで残業しても達成できず、帰宅してもそれらが気になり不眠傾向や休みが十分取れない所から、心身の極度な易労感や出勤するとまた前のような作業が待っているという強い不安や恐怖心で、出勤しようという意志が強まるほど、心身が出勤することを拒否して動けなくなります。

加えてこのような苦労が続くと「死んだ方が楽」という希死念慮が出現し、最悪の場合、その実行に至ることもあります。当方としては、極力そのような事態を回避したいし、会社としても同様と推定します。またこのような時は、ある作業に集中できない、極めてケアレスミスが多いという思考障害が伴っておりますので、勤務中の事故発生も懸念されます。

それゆえ、

①極力早期に×××間以上の休養を取ること

②職場の配置転換の必要性

③薬物及び精神療法の継続

が××さんの早期の回復のため、必要不可欠の作業となりますので、ここに連絡方々御協力御依頼する次第です。この早期回復は本人のためならず会社のためにも必要と痛感している次第です。

追伸　なお、この件につき、当面の間、直接××さんとの話し合いは避け、当方に確認していただく方がより正確な説明が可能であるため、より詳しい事情については御電話でも下されば結構です。ご本人は自分の事を十分わかっていないし、正確に伝えられないからです。

上記は一例で、私はこのような書類を数えてはおりませんが、たぶん、もう何冊ものファイルになるほど書き続けております。これをその場で示し、患者さんに手直ししてもらい、希望するならどこ宛がよいか確認して送付するのです。このような作業の結果、送り先に無視され放置されることは経験的には圧倒的に少なく、何らかの反応があるのが実態です。

このような作業のメリットをまた因数分解すると、

①最大のメリットは、患者さんの補助自我を生きる行為により、単なる共感ではなく行為の共感となり、治療的関係の深まりが驚くほど早期にまた良質なものになっていくこと。

②少なくとも回復についての責任所在が明確になることにより、職場の上司等の心配が減少すると共に、治療者は両方の思惑を正確に知ることができ、双方に対し適切な言動や方針が取れやすくなる。

③患者さんとは何らかの意味で家族、職場などの社会に対しミッシングリンクされている状態であり、それらを治療者はリンケージする構造を作ることにもなる。すなわち、患者さんが面接に来ること自体が、患者さんの中でミッシングされた物をリンケージしている治療者に会うという構造を作成することになる。

④これは全て、患者さんの内的回復条件を早期に備える作業である。

また、よくある質問として

①このように小さな親切を行っていると患者さんが依存的となり、自発性がスポイルされるのではないか。

という疑問ですが、事実は以下のようです。

①′事実は全く異なり、一時的なケアーが十分なほど、回復が推進され、それと共に自立的自己判断能力が高まります。これらの疑念の大半は臨床的事実に反していて、また、やってみないとわからない方々の言う質問や反論と異なり、大半の方は頭の中だけでの想定した疑念であり、その疑念が質の良い治療的面接の形成に足をひっぱたり、出来るものも出来なくさせているようです。

②このようにしていると多忙にならないか？

②′患者さんにとり事態が好転していくので一時的な多忙があるにせよ、意味ある多忙であり、少なくとも例えば患者さんの認知の歪みを改正するなど、問題の対処を患者さんの内的な何らかの変化を多く期待する方法の煩雑さと時間の労に比すると、かえって多忙ではないとも推定できます。

大体このように要約できます。

働きづめで休むことにひどく抵抗がある方もとても多いのですが、その休ませ方のコツの一つは「今のように無理に無理を重ねて休みながら仕事をするより、あなたが十分回復するまで休んで、あなたなりに元気に仕事が出来ることはあなたのためだけでなく、会社のためにもなり、会社の要求にもそぐうのですから」といった「会社のため」とかのフレーズを入れると割合受け入れやすいようです。以上は一つの例で、この説明のバージョンは極めて多岐にわたります。例えば「このような形で無理して休んでまた出て、というのはとてもあなたにとり不名誉なことですから」とか何とかです。私の総論めいた一つのキーワードは、ある内外的条件が備うならその回復が事実かもしれない要件に対し、ほどほどの介入を常に行っているともいえます。「本人が働くといっているからその意志を重んじて」との論が通じるのは、極めて稀な場合とさえ言えます。

また、明らかに服薬や入院が有効である方の服薬拒否や入院拒否をどううまくさせるのか、「上手な休みの取らせ方」とか「上手な薬の勧め方」などは、たぶん、一つの小本になるほどのスペースを必要とするので割愛してそれらに関する部分をわかりやすく対話形式で述べたものを次に掲載します。当然これらは産業心理臨床に限らず私はどの臨床の場でも必要と考え総論の部に掲載します。

（書き下ろし、二〇〇七）

患者と上司、ないし会社の代理自我とその「まとめ」役としての面接

——治療的な間（あいだ）の入り方——

——上司に言います。

増井　それをまずやめて下さい。これはとても必要なことなんですよ。自分で上司に希望を述べに行ったりすると、そこで起こるのは必ずと言っていいほど「そういう気弱じゃいけん」「我がままだ」「勝手は許されん」「会社全体を考えて働け」とか、場合によっては「そんな根性なしは会社にいらん」と言われるのが多いんです。そこでまた本人は傷ついて失望し、状況が悪くなることが多いんですよ。もしそう言いたいなら、まずここに来て第三者のプロに話をして下さい。本人も希望し、私も必要と判断したとき、専門家の私の方からわかりやすく関係する方に手紙なり連絡を取ります。むろん手紙なら、これでよいか本人に必ず確認してね。ここのカウンセリングに通っている限り、必ず私を通して自分の希望や意向が伝えたい先に伝わるようにしています。それが私たちの仕事の一つと考えています。なぜかわかりますか。

1　私は「心」のつなぎ役です

——悩みはミッシング・リンクスの一つです——

——心の相談はプロにするのが安全だと、自分の気持ちをきちんと理解してもらえるからというお話でした。

増井　それと、もう一点あります。ここに来て、相談が始まって、たとえば、休養が必要だとか、いっときの間ですが夜勤を止めた方がよいということが多いんです。夜勤や交代制に慣れている人でも、家庭の事情や体調や人間関係とかが重なったら、その夜勤の形が身体も心も疲れさせることが多いんです。またある人にとっては、適材適所ではない場合があります。対人関係はまずいけど、事務的な仕事ならいいという人も割合います。その逆の場合は意外と少ないんですが、そんなときどうしますか。

――民事訴訟の弁護士さんみたいですね。

増井　私を通すことによって、本人一人の苦しみなり症状なりが、客観的にかつわかりやすく上司に伝わりやすいんです。またその上司からの意見があれば、本人に直接でなしに、私を通じて本人に伝えます。そのときは上司の意向をもっとわかりやすく、そして丁寧に穏やかにね。いわば調停役です。上と下の失われた結合を再度復活させる繋ぎの役目をしているわけです。

ですから、いろいろ問題を抱えて行き詰まったり、社内の対人関係などにストレスを感じる人は、安心してここに相談に来て下さい。本人の述べたいことを正確に伝えることを私たちは代理自我と言います。自我の弱っている人に代わって専門家がそれをしっかり生きるんです。すると少しずつ相談しに来る人の自我が育ってくる。これは過保護でなく、自我の育て方の一つです。そこを皆さんに理解していただきたいと思います。心が弱っているときは他人の助けがあった方が立ち直りやすいという、ごく簡単な理論です。それを自律的でないとか甘えさせているとか言うのは健康な人の論理で、それでは治るものも治りません。

こういったことはこの会社に限ったことではありません。たとえば、あらゆる情緒障害の人に言えることです。特に不登校のお子さんの場合は、その子が学校や両親や家族に言いたいことを私を通じて言い、学校や家族が言いたいことも私を通じてその子に伝えます。情緒障害は原則的に言うと、社会的に対人関係の循環の輪が作動してないことが特徴なんです。だから、自分の意向が伝えられなかったり、向こうが受け止められなかったりすることが多いのです。そんなとき暫定的にそれらを統合する、つまり「とりしきり役」というか、失われた輪を結びつけるヒューマン・リンケージというか、それが産業カウンセラーの仕事の特徴の一つと考えて、私は仕事をしています。そこでは一人の抱える問題が、ある治療者だけとの関係を通して治っていくという古びた考えを基礎にしても、ありとあらゆる方法で、その人が少しでも「まし」になることならできる限りありとあらゆる使えるものを使ってね。むろんときにはペットなども利用してね。本人の心の安定化をもくろんでいるんです。むろん周りとの関係をあまり混乱させないことを前提としてです。その点、産業カウンセリングの特徴があると思いますし、またそうできなければ患者さんにとって有効な場にならないような気がしてなりません。

――いわゆる架け橋ということですね。

増井　その通りです。ミッシング・リンクス（失われたつなぎ）をリンケージ（つなぐ）することです。そのためには患者さんの苦しさを平明にわかりやすく伝える必要があり、このまだとどうなっていく可能性があるのか、休むとどうか、休む場合どのくらいの目安で休むのか、それともどのくらいの役目や時間で働くのか、それらの見通しや見積もりを会社側の事情と折り合わせてできるだけ質のよい妥協点を発見していくことが必要となります。これらができないと産業カウンセラーとは言えないほど大切な仕事だと思います。

2　あなたの悩み預かります
——会社を辞めるのはいつでもできる——

——カウンセラーは人と人の失われた関係を再度復活させるつなぎ役、とりしきり役、だと伺いました。

増井　カウンセラーの仕事をそのように理解してもらって、遠慮なく気軽に利用できるようになってほしいですね。ちなみに、個人的に保険抜きでカウンセラーに相談すると、プロのカウンセラーの時間当たりの料金相場は大体弁護士と同等です。ですから、会社にカウンセリングルームがあって、無料で受けられる場合はそれを利用するべきですよ。それが賢明だと思いますよ。

——不況が続いて不安感が増すばかり、心もくたびれますが、弱音吐くとどうなるかと。

増井　大きな組織の場合は、多くの場合代理が絶対不可能なことはあまりないと思うんです。お互い持ちつ持たれつで、くたびれた人は休んで元気な人が働いて、相互援助機能がある程度は可能だと思うんです。弱音吐いてもいいんです。弱音を十分吐いたらホッとして、また別の気分になるかもしれないしね。安心して弱音を吐ける場として理解してもらえると十分です。本当はね、人は弱点だらけなんですよね。

　一番恐いのは、理由も言えずここにも来れず、仕事の質が低下したり、突然休んだりすることです。こういう人は会社には不都合なマイナスイメージを持たれるし、それよりも、専門家の意見書なり説明があって休養することの方が、その人の評価は独断で休むより随分ましです。それより恐いのは化学工場などの場合、心身共に衰弱してる時、無理してるとボーッとして何も考えられなくなるんです。その時に適切な処理が行えないと、ときには会社の大部分が機能麻痺したりね。それより恐いのは事故です。またより以上に恐いのは自らの命を捨てようとすることです。悪いことが重なると割合そうなりやすいですね。

——自分の力で、自然に良くなるとかはないんですか。

増井　ほったらかしといても、自然治癒力で治ることもあるでしょう。一生続く抑うつ症など私にはあまり考えられないからです。というのは、人間は時間と共に必ず変わっていくんです。その絶対的事実は避けられないんですね。老化していくという事実は否定できないのと同じことです。だからその変わり方をよい方向に向けるというかね、いい時間が訪れる条件を作るのがカウンセリングとも言えますね。だから放っておくと自然に回復するまでの間の苦しみを誰にも言えず、ただ一人で何とかしようとして、次々にやってくる考えても意味のないこと、自分を脅かす考えなどが連続に起こってきて、それはもう患者さんでしかわからない苦しい生活が続きますよ。けれど誰かに話して理解されることで一人の問題としてでなく、少なくとも少しは共有することはできるし、少しはホッとすることもできますよ。だから「なぜ前からこんな場があるのか知らなかったのだろう」と言う人も多いのです。専門家が加わることで一年かかるところを半年で、また三ヵ月で何とか見通しが立つこともあります。何もかも自分一人で抱え込まない方が楽ですよ。けどね、人に相談しようって思えるときはもうかなり回復しているか、元来健康度の高い人ですので、そこら辺りは微妙ですね。相談に来るまでが大事であるときも多いですね。

――役割分担で分業すれば本業にゆとりが出て、心身共に健康にということですね。

増井　そうです。体調が気がかりなときは早く内科に行って、食事のことは女房にまかせて、悩みはカウンセリングルームに預けて下さい。ここは悩み預かり所です。多くの人は、こういうカウンセリングルームの仕事内容を知らず、もっと早く聞いておけば良かったと言いますよ。特に多いのは、行き詰まって会社を辞めたいとまで考えた人が、そう言いますね。

会社を辞めるのは、いつでも辞められるんです。ただ自分で努力して、やれることのすべてを利用して、それで納得して辞めるならいいんですが、何もせずに辞めていく人もいるんです。そこには無理に自分を納得までさせてね。そういう人を見ると、ここに来るチャンスがあったのにと残念です。

――もし会社を辞めたくなったら、その前にカウンセリングにということですね。

増井　そうです。会社を辞める前に何もかもやり尽くして納得して辞めるなら、それはそれでよいと思うのですが、その人にとっては辞めたいけど辞められないという葛藤ばかりで、自分で決めよう、自分で決めなければと思い込み、また疲れるというパターンはとても多いんです。その結果短絡的に辞めるという人が多いですね。辞めるという解決方法はいつでもできる簡単なものです。けど、その前に自分が辞めたいことについて、またその苦しみなりを専門家に相談してみて、不要な不安や心配があるなら、それを薬なりで緩和して、ゆっくり冷静に考えられるようにまずなることです。その上で、辞める、続けるの決定をすることです。それもしないで妙な不安でゆり動かされていて、どう落ちついた判断ができますか。不安と感情で動くより、納得して動けることが大切なことでしょう。誰でも納得して動きたいものですよ。

――これはここ、あれはそこというように問題の納め場所は定まれば楽ですね。

増井　その通りです。そうした心構えができるだけでずいぶん楽になります。ですから私は気になることやあれこれ心配になってきたら、空想のなかの金庫のようなものを何十も作ってそのなかにそれを納めておくことや、それらを開いていろいろ話すのは、この場とか専門家のいる場だけにするような心構えを早く作るような援助もしています。病気のことは素人考えより専門家にまかせればよいんです。けどその「まかせる」ということが難しい人が多いんです。けどそのためにはここなら預けてもよいなと思ってもらうことが大きな条件です。そのためにはには私たちはここに来る人のありのままを理解し、回復に協力する相手として認知されなければいけません。私はよく「もうそんな心配は全部ここに預けなさい」と言うことがありますよ。

——健康な人ほど預け場所をたくさん持っていますね。

増井　そうです。この相談は彼、あの問題はここ、歯のことはあそこ、身体のことはあそこというふうにね。それに心のこともこれからは加えなければいけない時代になってくると思います。ちなみに健康な人ほど、お酒を飲むときは誰、心配事でも政治的なことは誰とか、大きな生き方のようなものは誰とか、大まかに分化していますよね。むろんオーバーラップもしてますが、けどそんな使い分けはとても精神衛生上大切なことだと思いますね。だから安心して悩みを預け上手になることも大切です。私としては安心してもらえる預かり場になることでしょうけどね。

3　ロッカーに預けてしまうと後は楽

——風邪をひいたら内科へ、悩みはカウンセリングルームに預けて下さい……というお話でした。

増井　そう、ここに来て預けて下さい。悩みを預ける気構えができるだけでも、これはここに、あそこにはあれをと、整理ができてきて、心の空間が広がってきます。気持ちの整理ができると、気持ちも広がるんです。大事なことはその悩みを、絶対にちゃんと預かってくれる所に預けるということです。ここならちゃんと預かれるつもりでやっておりますので。

——預かってもらいたくてカウンセリングに行ったら「あなたが悪いとおこられてばっかり、かえって落ち込んでしまう」という声をも一般的に耳にしますよ。

増井　それ、よくありますよ。一般的にはね。けどここに限って言えばここに来る人は、ものすごく参ってしまってる人が多いから。私は前にも言ったように三〇分の枠のなかでここに来られる人の話を聴くこと、そして理解すること、その人の心の強さ、その人にとって耐えられる心の負荷の最大値や適当な値を見積もること、そしてもしこうすれば、こうなるだろうという見通しを立てて、必要なら少しコメントなりアドバイスして、ときには社内の関係者に連絡書を書くという作業を行います。そのときのコメントなりアドバイスは、多くは「もう少しゆっくりしよう」というような簡単なものから、「心に少し壁を作って自分だけ熱中できる物を探してみたら」とかいろいろなんです。そのちょっとしたコメントやアドバイスでも、自分の欠点を指摘されたと感じてしまうことが時としてあります。自分が悪いと考える傾向の強い人、自分が悪いんじゃないだろうかと考える癖があると少しアドバイスされても、欠点を指摘されて叱られているような気がするんです。その人の心のなかに、自分が悪いという自己像の漠とした前提とか決定がすごくあるんです。コメントするとき、気をつけなければいけない点ですね。

私たちがカウンセラーとして、していることの大半は、相手のありのままの理解です。それが理解できた上でコメントします。そのコメントが自分の気に入らなかったり、納得できないときは、そのことについて、きちんとカウンセラーに告げる勇気をできるだけもって下さい。これは、本当に必要なことなんですよ。そうすること自体に治療的意味があるんですから……。相手をどれほど信用できないかということを話し合えることは、すごい信頼関係だということをよくわかってもらいたいですね。私はね、私自身教育分析といって、一人前の精神療法家になるために、ある高名な精神分析医から一年半くらい患者のつもりで精神分析を受けたことがあるんです。そのときにね、その先生がどれくらい私の心に沿ってくれない言葉が多いとか、当てにならない不信感を私が先生に対してもっているか話ができるまでずいぶん苦労しました。けどそれは一つの壁でそれを乗り越えるとね、一回り自分の心が大きくなったような気がしました。そのときの先生に言われた言葉ですが、「増井さん、今あなたが言っていることはとても貴重な経験をしているんですよ。私がどんなに信用できないかについて話し合えることほど、この世の中での信頼関係はないと思うんですが……」って言われましたね。私はこのつもりでカウンセリングしています。だからありのままというのは、そんな気持ちをこみにして腹立ち、不信に思い、思い通りにいかないことにクレームを付けるなどすべてが含まれているんですよ。私は患者さんが本当めいたことを言うたびに「自分に近付いてきてる」という喜びさえ感じますよ。

（初出：『職場の心の処方箋——産業カウンセリングルームへようこそ——』誠信書房、二〇〇一）

治療学としての休養学——休み上手にさす工夫——

まえがき

「まじめ」な方ほど休み下手で、休むことなく働き、それがいろいろな症状となり現れます。それゆえ、「上手な休み方」とか「抵抗なく自宅加療ができる」ことが大きな臨床的課題となってきます。例えば「あなたには休養が必要です」と伝えるより、「仮に会社を休めたとして、仮によ、そうすると楽かね？」とかの確認の方が、「休む必要」を実感してもらうには有効なようです。このような具体的なフレーズ「上手な服薬の勧め方」などを含めるとキリがありませんので、ここでは治療学とは休養学であるゆえ、上手に治療するということは上手に休養できるようになることとパラレルであるという私の持論について対話形式で述べているものを示したいと思います。また、私は休み方についての相談もしています。実にこの相談が患者さんの回復にプラスになるようです。骨子は、「少しずつ、やりたいことを想像して、少しやりたいことをやれる分だけやってみる」という事です。

繰り返すようですが、「何もやりたい事はない」方は、「しばらくそっと横になって、楽にしたいでしょう」と確認すると、大半は「そうです」と答えます。そこで「それじゃ、やりたい事ありますよね。そっと横になりたいのだからそうして下さい」と少しやりたい事を意識化することは、「今やりたい事は何か」について患者さんの自覚を高めることにもなります。そして、それらが少し膨らんできた時、「回復」という文字が患者さんの「体験」になるのは多くの臨床家の知る「事実」だと思います。

1　人間は理解を求める動物です

——全部そのままわかってほしい！——

——先生は理解、理解と言いますが、そんなに大事なものですか。少しの誤解なんて気にしなければよいと思いますが。

増井　いや、私は専門職としての自分を考えると、理解を抜きにこの仕事は考えられません。私の研究とは人の心の理解学だとさえ講演などでも話しています。私にとりカウンセリングの原点は、来談者なり患者さんなりが一人の人間としてどう理解されたかということを抜きには考えられません。ですからあるカウンセラーが自分なら最高にこう理解されたいという最高の値が、そのカウンセラーの理解の目標になります。私の目標は「なにも言わなくてもわかってもらえる」という値ですし、私はその値に近付こうとしています。そして、その目標は私なりのいろいろな理解方法論を生み出します。

私は情緒的に行き詰まっている人ばかりみているので、平気で外に出て、散歩して、会社に出て、皆と話して、あなたのように超おしゃべり（笑い）で、そんなごく普通の人がかえって不思議に見える時があります。そういう人はどこか自分を誰かに「理解されてきた」という知らず知らずの安心感とでもいえるものが培われています。そうでないと人の心は安定しないし、育ちません。

理解の反対は誤解でしょう。誤解され続けるとどうなるのかを考えることは、患者さんの理解が深まります。多くの患者さんと言われる方は「理解された」という安心感がとても乏しい人です。誤解され続けてきた人として考えた方が、患者さんの理解に近づくでしょうね。たぶん、誤解され続けると心はだんだん細くなり、栄養失調になっていくんです。必ずね。そういうことを逆に理解され続けることによって、初めて患者さんの心の中に安心感が生まれ、心が少しずつ膨らんできます。それが自然によくなる力を発動させやすくします。ですからこの部屋が心の安心感を体験する場所になるよう極力私なりに努力しているつもりです。理解は安心感を生み、自己回復を高めます。人間って理解を求める動物だと私は考えています。

——理解されないと安心できないことは確かですね。

増井　そうです。その上、心豊かな休養さえできません。いろいろ嫌な考えが湧いて来てね。次々とね。誤解されることは、人の心の情緒的不安定につながる大きな道だと考えて間違いないと思います。

——なるほど、言われてみればそうですね。けど理解することって難しいでしょう？

増井　経験のないときはそうかもしれませんが、一つは慣れだと思います。ときにはほどほどの理解、ときにはそっくりそのままの理解というふうに、患者さんにより理解されたい程度もわかってきます。またあるときは「理解なんかされたくない。そんなものは無駄だ」という心の理解もあります。「何かそんなこと全く意味がないし、何の役にも立たないような気がするんですね？」という理解です。後にも言いますが、理解しようと努力することはプロでなくアマです。努力など誰だってできるからです。そしてその力みは患者さんに伝わり、相互関係の疎通性はよくなりません。問題は「今、私はこの人にわかってもらえている」という体験が患者さんにどう膨らんでいっているかをよく見つめることです。このことはまた後から話すかもしれません。機会があればね。

2　治療学とは休養学
——休むことがとても下手——

——人間は理解を求める唯一の動物ということでしたが、もう少しお話しいただけませんか。

増井　患者さんが治るということについての理論を私たちは治療機序などと言うんですが、学会などで人が「治療機序って難しいよね」などと言っているのを聞くと、この人は何もわかっていないか、実際に臨床体験のない人だなと思ってしまいます。私は患者さんがよく治るということは、その人がどれほど質のよい休養をとれたかということとほぼ同じと考えています。心の治療学とは心の休養学と同じことです。ですから私の仕事は、ここに来られる人がどのように質のよい休養をもつ条件を作り上げるかということに、焦点をあてて話を聞いたり話したりしています。この条件を上手に作るのがプロで、下手なのはアマということでしょう。

少しでも安心して休めること、自分に休みが必要なのだと自分で休みを受け入れられるようになること。これは当たり前のようでも難しいと感じる人がたくさんいます。いかに仕事の質を上げるかということと同じく、いかに休養の質を上げるかということを問題として考えて下さい。すると私たち日本人はいかに休養の哲学に欠け、休養を軽視し、結局働くときも質のよい仕事ができず、ダラダラしているかということがよくわかってくると思います。いかに仕事の質を上げるかは誰でも教えてくれますが、いかに休みの質を上げるかはあまり教えてはもらえませんね。けど、カウンセリングではそれが大切です。ときには上手な怠け方が必要な人もたくさんいます。自分を守るためにね。

——上手な怠け方ですか……、おもしろいですね。

増井　大切なことは身につけていることです。下手な怠け方だと会社をクビになるかもしれませんが、上手な怠け方を知っている人はノイローゼになんかにはなりませんね。上手にちゃらんぽらんができる人はね。本当にちゃらんぽらんはただ馬鹿にされるだけだけどね。けど、私が言いたいのは、よく働くことはよく遊べることと同じことではないかというメンタルヘルスについての私なりの理論です。ですからここは、質のよい休養を取れるための相談の場でもあり、何でもありのままに安心して話せる場でもあるんです。それが体験され実感されるまでの時間がかからないのは比較的健常な人で、その時間がかかる人ほど症状が重いか、回復に時がかかるという一応の目安にもなりますね。

——そんなに時間がかかる人がいるんですか。

増井　たくさんいますよ。もう休養治療が必要なのに、それを受け入れようとしない人を初めとしてね。専門家の言うことを聞かず、動かないエンジン回してね、それでとうとうギブアップしたときは、その自分に嫌気がさして自分を責めるんですね。「弱い奴だ」って。そしてそれ自体ひどい悩みを生産させているという悪循環ね。このノイズばかりのエンドレステープの電源をそっと切るのが私の役目です。そして少しでも静かな時間がその人に訪れるよう協力することです。そんな人は休むこと自体、人間は限りがあること自体知らずに「ねばならない世界だけの住人」でね。きついものがあると思います。休んで自分の時間を持つこと自体、そんなことをしたことがないので、どうしたらよいかわからない人、想像以上に多いんですよ。

3　質の良い休養が大切
——自分を守る壁ができます——

——質のよい休養をとる秘訣について何かあればお聞かせ下さい。

増井　そうですね。私が言いたかったのは仕事を忘れて何かに熱中できる、ないしは夢中になれる何かがあれば、それは仕事と自分の心との間にしっかりとした壁を作るという事実があります。その壁とはどれほど仕事という圧力を加えても「自分」に侵入させない壁とも言えますね。別の言い方をすれば、会社や人のために質の良い仕事をする時間の分だけ、自分のために質の良い時間が必要だと言えます。それは、その哲学さえあれば、些細な事柄でも始められます。時間のあるとき、少しだけでもしたいことをする癖をつけるとかね。人が生物体である限り、少しでも自分と外界とが調和する時間を持ちたいという基本的要求を誰もが持っているんです。けど、その声を殺していく癖がつくと必ず後でその声が怒りだすんです。その声はその意識より次元の深い声なんですからね。

けれどね、自分の心の声を殺す癖がついてる人は、自動的に働くその心のリレーというか自動弁というか自動的に作動するものが、頭の働きや妙に強迫的な考えで動かなくなってしまっているんです。だから、その無理のために不自然なツケが回り、身も心も動けなくなったとき、「少し何かしたい事、してごらん」と言っても、けげんな顔して「わかりませんね」と言われます。そのときね「けど、少なくとも今はこうしたくないと言うことはわかるでしょう。たとえばあまり動きたくないとか」と聞くと「はい」ってね。「ただ動かず、ただゴロリとしたいけど、それもできないのね」と聞くと「はい」とね。「ゴロゴロしていても仕事の音が次々にエンドレステープのようにかかってくるのよね」「はい」ってふうにね。休めないつらさから理解を始めて少しずつ休めてくるようになると、しばらくして少しずつ回復に向かいます。これは私にとって心の治療の原則とも思えるんです。だから私は休み方の相談までよくします。とても大切なことです。放っておいて休める人はまだ健康です。

どう休むか、どう休養を深めるか、そのカウンセリングがないと治療学とは言えないような恐ろしい実態が本当にあるんです。特に産業カウンセリングの場合はね。

4 遊びには「哲学」がいるんです！
――我がままは美徳の一つです――

――相談にいらっしゃる人の個々の事例をお聞かせ下さい。

増井 具体的なことは秘密ですからお話しできませんが、私が現在カウンセリングをしている方を、パターン別に分けてお話ししていきましょう。ここに来られている方ないし現代社会の産業企業で働いている方が陥りやすい心の病気に抑うつ症ないしうつ症や軽いものでうつ状態などがありますが、それと関係している話になります。一つ典型的にあるのは、休むということを知らない人たちです。多いですね。

――どんなタイプでしょうか。

増井 非常に苦労して育ってきた人に多い、勉強と仕事が趣味という人です。仕事以外ほかの世界を持てなかった人、持たなかった人、持とうとしなかった人、そういう人が本当に仕事一途にやってきて、五年、一〇年はいいんですけど、一五年、二〇年になりますと、これでいいんだろうかと考えるんですよね。それは非常に健康な証拠なんです。なぜって自分らしい人生を送りたいというサインですから。人間は状況によって変わってくるのが自然で、変わらないのが不自然なんです。

――自然と言われても、自分が変わってくるのは不安ですよ。

増井 そうです。仕事に嫌気がさしたり、これでいいんだろうかと思うことは、自分にとっては危険なことだから思わないでおこう、と思うんですが、心は正直ですから疑問をつきつけてきます。その「これでいいんだろうか」という気持ちを大事にして、これはもう一回自分の生き方を振りかえれというサインだ、と見ることですね。少し心のなかで振り返って自分を遠くの方で眺めるチャンスをもちなさい。ときによればそのことを点検しなさいという心のサインでしょう。好ましいのは少し休んで仕事を忘れる時間を持つことです。

――仕事は年中無休ではないかと思いますが……

増井 休むという概念はあるので二泊三日の旅行とかに行ったりしますが、そんな人は会社が常に前提にありますから、実際には休んだという体験をしていないか、本当に休むことがわかっていない方も多いんです。だから、もう危ないときは強く「休んで下さい」と言いますと、まず、ほんとにたじろぎますね。「休めない」「休んだら迷惑をかける」と言って「自分の代わりに誰かしてくれる」という発想に切り替えられなくて、ズルズル気持ちを引きずっているのがよくないんです。気持ちを切り替えて、思いきって休める人は、元気になって職場に帰ってくることが多いんです。休むということは心のなかで自動的に仕事と自分の関係を上手に調整してるということです。だから結果的に気分が変わってしまうんです。本当に休むということは、仕事も何もかも忘れるときを少しでも多く持つことは、結果的に自分にも他人にもプラスになることを知ってもらいたいですね。

――そんな休み方は我がままみたいで気がひけるのですが。

増井　けどね、『広辞苑』を引いてみますと、我がままというのは普通の意味のほかに、仏教用語で「我のままにあること、自然であること、仏教的には美徳の一つ」とあります。我慢を引いてみますと、普通の意味に加えて、仏教用語で「自分にできないことをできると考えている傲慢の一種、仏教的には罪悪の一種」とあります。誤解されたらこわいんですが、本当の我がままと我慢の意味をわかってほしいと思います。

働くことを大事にする自分と、休養を大切にするもう一人の自分が自然な状態であるんですよ。そういう当たり前のことをわかってほしいですね。日本の多くの人には休養や遊びに哲学がないんです。仕事にはあってもね。これが国際的に見た日本人の特色だと思います。遊びごとは無駄だとか、時間の浪費だとか、時間やお金の無駄使いだとかね、とんでもない話です。

――そこらあたりの遊びとか休むということと働くということの関係を、もう少し詳しく話していただけませんか。

増井　私個人としては休み、遊び、楽しむために働く、そして働くために遊び、休むという、働くことと休むことは手の表と裏のような関係にあります。これは、メンタルにとても健康だと思います。ただ私たちは休み下手というのか、休み遊ぶことに意味や哲学をもっていない人が多すぎます。人は質のよい仕事をするためには質のよい休養が大切です。それは仕事の「壁」を作るんです。どんどん仕事がやってきても、そこではね返す「壁」をね。けど、休みや遊びを軽視すると、その壁が薄くなり、どんどん仕事が自己に侵入してきます。家でも仕事が忘れられない、休んでも仕事の事を考えるなどです。ですから何もかも忘れて何かに熱中するような遊びの時間が必要なんです。

質のよい休養とはお金の問題ではなく、その人に似合ったものを発見することです。五百円しかなかったら、どこか気に入った所でコーヒーを飲むとかね。バスで二百円で行けるところまで行って、そこらあたりを歩いて帰ってくるとかね。それでいいと思います。前にも述べたかもしれませんが、いよいよ行き詰まってドクターストップがかかり、休養が必要であると言われたとき、どう休養してよいのかわからない人が多いんです。私はそんな人には前からしたかったことや、今好きなことを少しずつやることを勧めますが、それが思い当たらなくて面接のとき、朝六時起床から、研修、学習の時間まで、きっちりスケジュール表を持ってくる人がいます。それで遊びや休養になりますか？（笑い）そんな人が多いんです。ですから私は休み方までカウンセリングします。そこまでしなければ少しも自由になれない人も多いんです。私の言葉で言うと社会や会社時間にばかり時間を合わせて、体内時計とか自己時計がどんどん動かなくなっていっている人です。私たちの仕事はその時計が動きやすくする。言い換えれば体内時計がコチコチ動き出すようにし、その音に耳を傾けることができるようにするんです。この話は次にでも続けます。

5　体内時計を持とう
——何かに夢中になることは大切です——

——この前の話の続きですが、体内時計とか自己時計とかの表現は面白いですね。

増井　サラリーマンがよくかかる抑うつ症や子どもの不登校など、多くの場合、社会や人目ばかりに気を取られ、自分の身体や心の時計に耳を傾けるのは「よくないこと」と思う習慣がついて、そんな状態が続くと体内時計は動かなくなっていることが多いんですよ。それでね、自分の心が怒り出してね、「自分を無視するな！」って、簡単に言えばそれがノイローゼで、もう少しわかりやすく言えば心も身体と同じように自然の内の一部だからなんです。その自然の一部である心を他人とか、社会とか、考えとか、人工的な観念的なもので支配しようとしても自然の力の方が強いのに決まっていますよね。支配しようとするだけでも疲れます。図で言うとこんな形になっていますね。aは体内時計が動いている人、bは社会時計が中心になって動いている人です。

bはね、もうその形を保持するだけで疲れます。抑うつ症の人が眠れなくなったり、仮に身体を休養させても、とても疲れるというのはこのためでしょう。普通の人はbのときもあればaにすぐ戻れるのですが、なかなかaに戻れない人がいるわけです。カウンセリングとは言い換えるとbからaに戻りやすくする触媒の作用をするものとも言えますね。

——なるほど、社会時計が中心だと不自然というわけですね。

増井　そうです、ですから健康な人は、仕事のスイッチをオフにすると、別のスイッチが二つ三つ点滅しますよね。あなたみたいな人なら一〇個ほど点滅するかもしれませんよね（笑い）。ですから一時状態が悪くて休養したとき、他のスイッチが点滅する人は必ずといっていいほど回復は早いですね。「先生、休むってこんなもんなんですね。私、今考えると、あんなに思いつめて死のうとまで考えたのが嘘みたい」いう人もあります。けれどオフにも仕事のランプが点灯して、他のランプがつかない人も多いんです。このような人は少し用心して下さい。そして、前に話しましたが休みの過ごし方がタイムスケジュールのようなものになったりね。元気で働いている時でも、日曜日はドライブの行き帰りに必ず工場に立ち寄っていたという人もいます。

——いわゆる切り換えが下手というか。

増井　そうです。ある意味で休み下手というか、余分な荷物

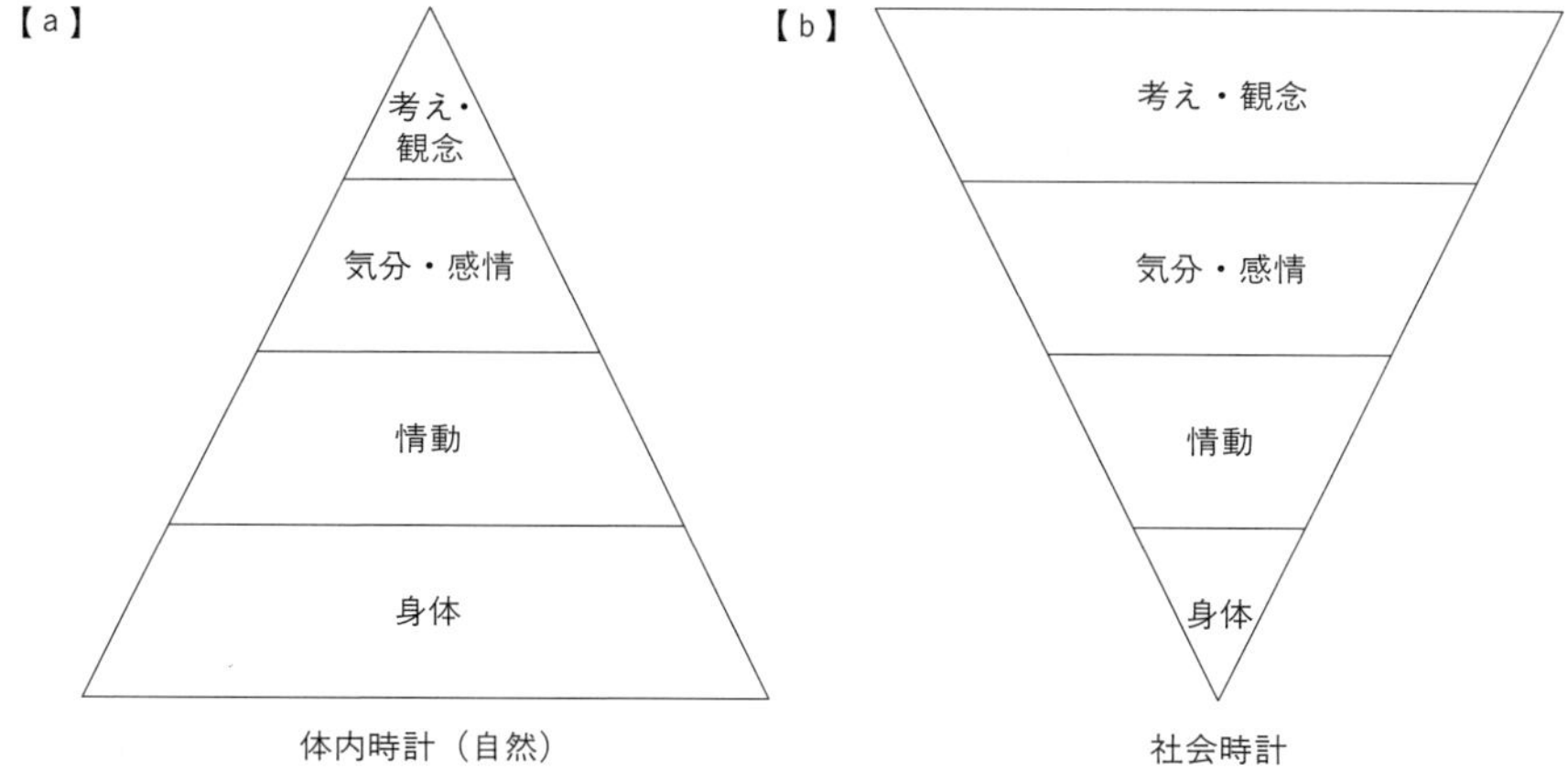

図1

を抱えるクセがついているというか。私たちの世界でもいますよ。スーパーバイズといってね、よりよきカウンセラーや精神療法家になるために、その道のプロないしプロを目指す人が私の所に個人レッスンを受けに来るんですが、その人のなかにも。患者さんのカルテをたくさんバッグにつめてね、いつも持ち歩いてる。私はその癖をやめさせることから個人レッスンを始めます。そんなもの持ち歩いて、もし患者さんがよくなるなら私は何十kgでも持ち歩きますよ。けど、それではよくならないよね。同じことがこの会社の方にも言えると思いますよ。

6 立ち直りが早ければそれでよい

——焦りが最も恐ろしい——

——治るということについて、大事なのは前よりましならそれでいい！ という考え方だとお伺いいたしましたが……。

増井 長年、人生を送ってくると、若いときよりいろいろな悩みに対して立ち直りが早くなっていきます。あるいは心がそれほど動揺しなくなってくるでしょう。それを考えて下さい。それが治療のプロセス全体なんです。たとえば精神的疲労とか肉体的疲労とかのツケを、自宅療養や入院で払って少し調子を取り戻すのに一ヵ月かかったのが、三週間になって、二週間になって、一週間になって、あげくは有給以内でやりくりがつくというそのプロセス全体が、よくなるということです。アップダウンがないということは有り得ないんです。

――でも、なんとなくスッキリしない……。

増井　スッキリしないのは当たり前、みんなスッキリしないながら、何か問題を抱えながらも仕事をこなしてるんですよ。ちなみにね、私の場合、精神的肉体的に太陽がいっぱいの日なんて年のうち一〇日内外ですよ。気分の変化があって当たり前。落ち込むのも普通。悩んだり、泣いたり、病気して休んだりという日が年間の有給休暇以内でやれたら上出来！　ということです。

誰でも無理したら身体の病気になるように、誰でも条件が似ているなら同じような確率で心が病気になるんです。身体の病気で半年休むのと同じように、心の病気も半年かかるのは当然なんです。よくなるということをもう一回考え直してみて下さい。二度と再発しないようなことは、有り得ないんです。二度とかからないように、という責任は負えません。それは不可能なことなんです。カウンセリングを受けることで、また一時的に少し悪くなったりすることさえあります。けどそのとき、前より早く回復できるなら、それでいいんです。ですから私は再発という言葉すら極力使いません。少し元気になったときにまた頑張りすぎたり、勝手に薬を止めたり、元気なときどう過ごすかというカウンセリングを止めたりして、がんばりすぎてそのツケがまた回ってきているなら、それは「当然」とか「自然」とかと伝えます。そして、そんな人が割合多いのです。少し元気が出たからといっても、必ず次の悪い状態が来ます。そのとき、薬やカウンセリングは次の悪い状態の底を少し固めていくことになります。だから私は念には念を入れて仕事をする方です。ですから少し元気が出て頑張りすぎたなら、再発という表現は、本当に真の意味で援助的で精神療法的ではないと思うのです。私は「医療用語」であっても「治療用語」でないと経験的にはっきり言えます。医療用語と治療用語の使い分け方は、特に産業医の方やサイコセラピストやカウンセラーの方たちには理解してもらいたいことですね。

――なるほどね、それで前におっしゃっていた足し算になるんですね。

増井　そうです。少しよければ、それでよし。現状維持でも心の負担が減っているときは、それでも十分なんです。よくなければならないという強迫観念は、私はとても治療上有害だと考え、かつそれが事実です。時が人を治してくれるんです。治りやすい時間の持ち方や時間の過ごし方やその条件を整えるのが、私の役目ということですね。患者さんのなかでマイペース感覚を育てていくことが、私のカウンセリングの大きなねらいです。

7 怖いのは自殺です
――その気のときは言いません――

――カウンセリングの時間ですけど一人に三〇分では、短いような気がするのですが。

増井 本当にその通りです。三〇分じゃ不足なんです。四、五〇分ほしいんです。けど予約がつまっていて、できるだけ多くの人に会うために、今のところ三〇分の制限がいるんです。予約も三週間くらい先までつまっている状態ですので……。現状がそうですから、これからはますます増えると思います。会社が生き残るために、今必死ですから。リストラや配置転換が普通になるでしょうね。それは仕方ありませんが、私は政治家ではないのでどうしようもないんです（笑い）。けどその反面ではそのような危機状態に対する支援体制がなければ、改革はスムーズにいきませんよ。一番怖いのは、自ら命を絶とうとすることです。この人には毎週会った方がいいと思っても、今のように多くなるとどうしても次の面接まで間があいてしまいます。

――その人の置かれている状況にもよるでしょうが、間が長いと元に戻ってしまうという心配がありますが……。

増井 その人にとって小一ヵ月もはとても長いし、私も気になります。そんな状況で今までここに関係する人で一人もそんな人が出なかったのは、不幸中の幸いと思っています。特にみなさんに知ってほしいことは、死にたいと本当に思ってるときは他人になかなか言わないんですよ。言えないのかもしれません。自分のなかで密かにしかそのような考えは進行しないとも言えます。私にも言ってくれないときもあり、一人でそれを考えています。私の前でそれが口に出てくるのは、ずいぶん回復したときです。そのことが昔の話のようになったとき、「先生のあの一言がなかったら、私はもう三回は首をつっていたかしれませんね」とニコニコして言われるのですが、私はその一言を覚えておらず、その方に確認したことが何度もありました。そして、そのようなことを聞くたびに、背筋がゾーッとしたことがもう何回あったかわからないほどですよ。こんなこと、一人や二人ではないんですよ。ちょっと考えてみて下さい。

――本当に危ない橋を渡っているんですね。

増井 そうですね。本当に今まで一人の自殺も出さなかったのは、不幸中の幸いでした。人が一度落ち込むと不安が不安を呼び、絶望がまた次の絶望を運び、それが続くとその絶望が永遠に続くと考えます。これはかなり一般的なパターンです。言い換えてみれば、その人に絶望という時間しか、時の神が運んでくれないんです。そしてそれが永遠に続くと確信してしまいます。そうなると一日生きるより死ぬ方が楽と考えるのは当然なんです。むろん薬物も併用はしてますが、薬物もいつも順調に効奏するとは限りませんからね。だから私の口から言うのは本当におこがましいかもしれませんが、そんなときはやはりここにいてよかったと思います。つくづくね。これから先どうなるのかわかりませんが、私にできる範囲でここに来られる一人ひとりの心の重さを、地球の重さ以上のものとして受け止めることができたらと思います。

カウンセリングにいろいろな方法はありますが、基本的にはそのカウンセラーのもつ態度なり人間観、世界観、価値観、言ってみればカウンセラーの人間性がいつも来談する人に問われているような気がしてなりません。それはあらゆる理論とか技法を越えて、あるいはあらゆる方法の底流にあるものだと思えてなりません。

――それからもう一つ、現場の主任クラスの人からときどき、「先生はここに来る人の味方ばかりする」という声も少し聞きましたが。

増井　それは十分わかります。私はその人の話していることはすべて、嘘か事実か何も問題にせず、すべてが真実だと考えて話を聞いています。他のカウンセラーの方もたぶんそうでしょう。でないとその人との治療的関係が成立しにくいんです。ですから、その主任の方がそう言われるのは当然とも思います。仮にその主任の方がもしここに来られて、部下とのやりづらさを相談しに来たとしますね。すると私はその人の言うことすべて真実と考えて理解しようとします。どっちも地球以上の重さを抱える人間なんです。どっちも真実です。ただ真実と真実がかみ合いにくくなってるだけです。そんなとき、私は双方の気持ちを私なりに上手に伝え合う役目をになうことになります。それは前にも言ったヒューマンリンケージとしての産業カウンセラーに是非必要とされる仕事だと思っています。

特に私は来談者の嘘を大切にします。だって、嘘までつかなければいけないだけ、その嘘は「本当のもの」を抱えているからです。嘘を何かその人の成長に役立てたいなら、その嘘も含めてすべてその人全体のありのままの心を大切にすることだと私は考えています。また少し考えると、私たちは本当のところ、皆嘘ばかりついて社会生活しているとも言えますよ。だって本当に自分にとって誰にも言えないことは、なかなかそう軽くは他人には話さないし、話せないでしょう。けれどそれも能力です。仮に本当のことや本質的なことばかり皆言い合うようになれば、社会は大変なことになるでしょう。ののしり合い、殺し合いまで起きるかもね（笑い）。だからここに来る方もそうです。何を言わなかったかというところに本当のものがあるわけです。けどこれを大切にするためには嘘でもよい、何を言ったかということより、何を言いたかったかという気持ちをしっかりと受け止めることでしょう。だから「嘘から出た誠」という諺は私たちの仕事においては本当に生きているんです。

8　薬は怖くありません
――近代文化を活用して下さい――

――回復していった実例を、Aさん、Bさんの例にしてお聞かせ願えないでしょうか。

増井　それは私の守秘義務に反することになりますから、匿名であっても難しい……そうですね……お薬の効用についてはどうですか。

――薬に頼るのは、どうも気がすすまないのですが……。

増井　それが薬に対する偏見だということをお話ししましょう。風邪をひいたときは早めに薬を飲んだ方がよいですね。こじれたら大変だもんね。それと同じことで、回復力があるうちにそれを発揮させないとね。一般的に、睡眠薬や精神安定剤とか抗うつ剤とか、精神的に作用する薬について、みなさんが心配されている点が二点あります。一つは依存性、もう一つは副作用ですね。薬でよくなったらその薬を、死ぬまで飲み続けないといけないのじゃないかという心配ですが、たとえば、風邪をひいたときはどうしますか。一応、薬を飲むでしょう……それが常識なんです。

なぜかというと、咳や熱を押さえて、身体が本来持っているよくなろうとする力を発揮しやすくするのが、薬なんです。だから風邪が治ると、薬は止めてしまうでしょう。それと全く同じなんですよ。ただ風邪の薬と違うのは、精神作用のある薬は、比較的長期にわたって服用し続ける必要があるんです。薬を飲むとすぐ熱が下がるという具合にはいきません。心は身体のようには簡単には反応しないんです。植物を育てるときと同じで最低三ヵ月単位で私はみてます。急に効くこともありますが、大半はゆっくりとした効き方ですのですぐには変化は現れません。心と身体が違うところは、心にはゆっくりゆっくりとしか効用が現れないのです。心は性格と係わっているから急には変わらないのです。また急に変わることの方が恐ろしいんです。

――心って、本当にナイーブなんですね。もっと丈夫かと……。

増井　そんなに強くないですね。疲れたり、病気したりしますよ。

――薬を飲むことに抵抗がある人にはどうしますか。

増井　私はね、薬や休養やときには入院の上手な勧め方ということだけでも臨床的な論文が書けるくらいだと思っています。まずね、精神療法的に考えると、ある治療者が薬を勧めるでしょう、そしてその薬を服用するということは、心理的にはその治療者との人間関係を、患者さんが服用するということと同じだと、私は考えています。身体的な薬とメンタルな薬の効用の差はまずそこにあります。身体の薬はね、割合処方される人との人間関係という要素が、精神的なものに比べ入りにくいんです。けど精神的に作用する薬は、それを勧めたり処方する人との間の人間関係の質が、すごく薬の効用に作用します。極端な話、特に若い思春期前後の人に多いんだけど、とても引きこもりの強い、いわば重症の若い患者さんに、担当の先生がその先生なりに早く薬を服用する方がよいと考えて処方されたわけです。けどお薬を処方しても本人は全く変わらないと言ってるわけです。それで薬を増量してね、カルテには「もうそろそろ効果が出ていい頃だのに」とかいう文字があるんです。けれど本人が全く何も話そうとしないので、私の方に紹介されてきたんです。このケースはもう何年も前の話だし、一応何かの形で公表しているから話してよいと思います。

9　薬を飲む
──それは勧める人との関係を飲むことです──

──前回お伺いしました若い方のケースの続きをお聞かせ下さい。

増井　このケースはいわば臨床経験の浅い産業医の方や精神科医の方を含めて、一般の方にも少し理解しにくいかもしれませんが、極端な話はある意味でわかりやすいかもしれないのでできるだけわかりやすく話しますね。それでね、私の所に紹介されてきたときも同じようにとがった雰囲気で、何というか重い時間が流れて黙ったままでした。こんなとき私は、より自由に患者さんが黙ったままおれるような時間をもてるように保証します。大切な事ですよ。患者さんって「かたつむり」に例えられます。かたつむりが自分で動き出すのは、そっと横で見てる静けさと適当な湿気があること。この二点はカウンセリングには欠かせない重要な条件です。そのような場を相手に保証した上で、薬も「あなたが必要と思うときから始めましょう」と言って、一度お薬を全部抜きにしました。そうして「無意味と思っているだろうけど、何も話さなくてよいから、病院に来るだけでもとても意味があるから」とだけ説明しておきました。

だって考えてもごらんなさい、患者さんにとっては病院に来て何を話すかというより、その病院に行こう、次週も行こうと考えたり、どの病院がよいかを考えたり、次の面接のためにスケジュールを組んだりすることから、もうメンタルには治療のなかに入っているんですね。これもカウンセラーが考えなければいけない重要な条件です。これを全部考えなければ、病院カウンセリングで何を話したかだけではね、すると何も話さないから、何もなかったというとんでもない事実誤認の発想になるでしょう。たとえば見合いのことを考えてみて下さい。何も話さないときどれほどいろいろなことを感じ、いかに窮屈で話ができにくいかね。強いて言うとそういう発想をすれば、ある程度話さないという内面がわかるでしょう。患者さんが通院するという全体的な心の動きをつかむことが大事。病院で何を話したかは治療のごく僅かな部分でしかないんですよね。むしろ何も話さなかったという部分が、核心の部分かもしれませんね。

――なるほど、そしてどうなりましたか。

増井　結局ね、彼は通い続けましたよ。一度も休まずにね。そして自分で初めて言葉を発したのは、私が夏休みの予定をゴチャゴチャ独り言のように呟いていたときに、「結局、先生来週は面接あるんですか？」ってね。私は何だか大笑いしましたよ。こちらがね、つまり治療者面の顔を止めてフッと「自分」に戻って素顔に戻ったとき、相手が話しかけたんです。私がしてやろうとか、ここ一つどうこうとか、何とかしてやろうとかね、私はそれを助平根性と言ってますが、それが全く抜けたときに相手の方が入ってくることってとても多いんです。それからボチボチ話ができてね。結果彼が言うには「あの薬でだいぶ元気は出たけど、あの先生にそれを言うのがとても嫌だった」ということでした。それからまた薬を再開しました。今度はとてもよく効いて、結局彼は人間関係の少ない陶芸家のところに弟子入りをしましたね。彼の雰囲気にぴったりでしたよ。薬を服用するのは、それを勧めたり処方したりする人間との人間関係も同時に心理的には服用しているということになるんですよね。つくづく考えさせられました。それからはいつもそう考えて薬を勧めていますよ。薬を服用するのは、結局自分のためだとわかってもらうには、相当な時間と相手を思いやる気持ちと、それが相手に強制として伝わらないような努力が必要だと、毎日のように自分に言い聞かせています。

（初出：『職場の心の処方箋――産業カウンセリングルームへようこそ――』誠信書房、二〇〇一）

記述不能としての面接の本質――「心」の相互活性化に向けて――

1　はじめに――改めて臨床活動を振り返ってみて――

よくわれわれは事例報告をする。私も同様である。しかしその事例報告自体、どれほど正確な「内的事実」を伝えているかを改めて振り返ってみたとき、ひょっとしてわれわれは肝要な事態についてあまり報告していないのではないかという疑問が最近頻繁に起こるようになった。私の場合それはクライエントとの対話の場における私自身の笑いであったり、微笑みであったり、表情の緩みであったりするのではないかと思う。

事実、私はクライエントにとり真剣な話ほどよく微笑んだり、時には笑いながら話を聞いているようである。それは、精神科精神療法外来の実習の学生から教えられた事象でもあるが、自分で振り返ってみてもそうである。そしてこの私の笑いや微笑みが、きっと、クライエントにとり何か大きな作用を持っているような気がしてならない。喩えて言うなら、クライエントにとり大きな安心感を持てるきっかけにもなり、クライエントとの私個人の内的な関係が親密であるというセラピストからの常時送られてくるサインであったり、そしてその雰囲気のなかで自らの心が少しずつスムーズに動き出せる大切な触媒であったりしているに違いないような気がする。そしてその事実自身が自らの臨床活動の基本を決定づけているのではないかという気持ちさえ起きる。

また、ちょっとしたジョークをよく言い、私個人の身の上話などをよくする。そして、それらは、そのほとんどが記憶のかなたに忘れ去られており、カルテの記入から漏れ、かつ事例報告から漏れてうっすらとした感じに近い漠とした印象となるが、その感じに近い印象自体がきわめて重要な治療的要因ではないだろうかとも思えて仕方がない。改めて自分の臨床活動を振り返ると、その忘れ去られている部分が自分の臨床活動を支えている大切な部分の一部で、笑いにしろ微笑みにしろ細々としたジョークにしろ、その大半は記述することは困難である。

繰り返すようだが、私は臨床の場面でよく笑う。良し悪しはあろうが……。例えば「先生はどれほど自分の思いをわかってくれていないか」とか、「先生が恐ろしい」とか、「何か広い所に連れて行かれそうな気がする」などと、クライエントの、少し、ないし随分真剣な話が出たとき、私はニコニコしながら微笑して「先生は何も怖くないよ。ただ、広い所に連れて行こうとしていることは確かなような気がする」とか、笑い顔で答えている。それは確かに作り笑いではなく、何となくクライエントのその真剣さに親近感を感じざるを得ないところから発生しているような気もする。すると同時に何となく共感でき、かつ少しクライエントが可愛く思えるからだ。

そして時には、クライエントが自分の異性問題を話し出したときなど、よく私自身の過去の、そして現在の異性づき合いやその失敗談や女性観などについて、きわめてプライベートな話をしている、むろん相互に秘密であることを確認しながらである。それも、笑ったり微笑み合いながらである。

また、そのような対話は異性問題に限らない。対社会問題で、会社がいかにつまらないかとかの行きづまりなどを話しているとき、「私ならこう感じる」とか、「私ならこうするだろう」とか、「私ならそれは、たまらないだろう」とか、自分の感想を頻繁に話している。そして時には、上司がいかにうるさいかという話に対しても、私がうるさい上司とどう苦労してつき合って来たかという話になるときもある。

要するに私は、日頃の臨床活動において、事例報告として細々と示すことが少々はばかれる、ないしそれを示すと社会通念とか、学術論文としてはどうか？　と思われるだろう事柄を随分割愛して報告をしているのである。

この事実は多分、自由連想の只中にあるセラピスト―クライエント関係にもうかがえることは容易に推定がつく事象でもある。また同様に、「自由な面接」を指向しているどのセラピストにも言えることであろう。しかし、その割愛された部分こそ、ひょっとして臨床活動を支える大きな部分ではないかという思いが最近とみに大きくなっている。本論では、それゆえ、事例報告に掲載されない、ないしされ難い部分の重要性を取りまとめたいと考えている。

2　受容と共感を超えること――一人の専門家と一人の人間としての素顔を生きる意義――

最近自らの臨床を振り返ってみて、私は受容とか共感を超越して、人と人との五分五分な、ないし存在次元における「平等」な関係、いわゆる「as a person」としてのセラピストとは一体どういう活動なのだろうかとよく考えることがある。

私は臨床場面において、自分の話をとうとうと話すことが援助活動だと考えているような臨床家だとは決して思っていない。そして、少なくとも受容と共感の重要性とその基本的意義について、十分知っているつもりではある。けれど私はクライエントの気持ちがわかるほど、「私があなたならこうするだろう」とか、「その考えはとてもあなたの心を苦しめているだろう」とかいった、共感なのか解釈なのか、自分を相手の立場に入れ替えたところから発する言語なのか、その輪郭が明確でないが、そのようなことを頻繁に述べている。そして、その結果は全く悪くない。悪くないという意味は症状の悪化や行動化の増進などという次元でなく、クライエントはセラピストの「私」の提示によりじょじょに治療的関係に馴染んできて、気楽に何でも、そしてじょじょに笑顔で話せるようになってくる。そうした事実から、セラピストの微笑と笑いと個人的な物語を語れることは、クライエントが微笑と笑いと個人的物語をできることとほぼパラレルな事柄ではないかと考えつつある。

逆に言えば、セラピストが笑いを閉じ、個人的物語を閉じひたすら中立を守ろうとしたとき、それがどれほど治療的関係を固くし、相互の人間関係が滞ってしまうかという事実を想定できる。それが幾ばくかの治療的意味があるにしてもである。

筆者は最近、心理療法の場で、セラピストができるだけ中立という隠れ身を脱出して、セラピスト自身一人の人間としてどう面接の場を生きるのかということの重要性を考えさせられている。それを換言すれば、社会的身分やセラピストとしての役割やいろいろな自分に被せている諸々の社会的肩書きや体面を即座に外してしまい、ただ何もないあっけらかんな一人の人間としての私の素顔に戻ること。また時として必要なら、専門家としての自分に戻るという無限の行き戻りが、自分の臨床の基本を支えている基盤ではないだろうかという考えである。それは言ってみれば、クライエントの病理性から発生しているその場の雰囲気を専門家としてのセラピストが感じとり、一時の間その窮屈さをセラピストとして感じ尽くし、そしてその雰囲気に対して素顔の私にすぐ戻り、その窮屈な感じについて「話す」という、いわば脱共感を行うという絶え間ない繰り返しで自分の臨床の基本が構成されているのではないかということである。これを換言すれば、クライエントの病理としての窮屈を専門家としての私が感じ、一時はクライエントの病気にかかり、かかり切ったところでその窮屈さを一人の人間としての私の素顔に戻り、それを伝え、またクライエントの病気にかかり、かつ私に戻るというその心理的交流の絶え間ない繰り返しが私の臨床を構成している核ではないかという思いである。

専門家としての私と素顔の私の両極を生きること、クライエントの窮屈さとそれからの脱皮を絶え間なく繰り返すこと、その活動がクライエント自身が窮屈さとそれからの脱皮を可能にさせる糸口ともなり、きっかけともなり、誘い水ともなりえるということである。

それゆえ、私は臨床の場で可能な限り、専門家としての自分から逃げないようにし、かつ可能な限り、素顔の自分から逃げないようにしている。そして、その専門家と自分との限りない無限の往復は、その臨床家が持つ潜在的な臨床達成能力であるという実感と手応えをはっきり感じつつある。

そこには二つの微笑がある。一つは専門家としてクライエントの苦悩に対する優しい共感である「苦しまないでいいよ。そのうち何とかなるから」という微笑と、私個人の素顔に立ち戻ったときの笑い、すなわち自分の苦悩に対する笑いとである。この両極に自分の臨床があるといって過言ではないようだ。そしてこの両極が可能な限り広がりつつ自動的に連携し、拡大したとき、自分の臨床家としての底辺をより広くしてくれるような予感がする。

だからというわけでもないが、私は子どもの不登校や家庭内暴力で来談するクライエント（その大半は本人が来談せず親のみの場合が多いが）に対して、「私はできる限りあなたがあなたらしくあなたの心を生きるための援助者で協力者です。けれどそのことをあなたが実感としてわかってくる分だけきっとあなたは自分の心を生きることができ、今より少しは元気になれるでしょう」というようなことを、面接のできるだけ初めのときに、できるだけきちっと伝えることにしている。専門家の私の部分は記述しえても、素顔の私についてはその記述は困難である。しかし、その部分が臨床の場で人と人との間に「生きている部分」であることは間違いない。

3　雰囲気の重要性

たぶん神田橋條治先生の言葉ではあったと記憶するが、「面接における唯一真実めいたものはその場の雰囲気であろう」という記述があった。この記述は理屈を越えて筆者には実感としてよくわかる。そしてこの雰囲気とは、毎年多くの事例報告がされているが、その報告のなかで最も伝えにくい、まさに「面接のなかの生き物」として作用しているものでもあろう。

この雰囲気は、表現を変えると、クライエントの言った言葉の内容より、その言い方やそのときに醸し出される生き物のような雰囲気のことであり、またその言葉の内容より、クライエントの声そのものや音色（ねいろ）の部分であり、面接の瞬間瞬間に立ち現れては消え、また立ち現れては消え、変転極まりない類のものであろう。そして時には、そのセラピストが自ら意識しえない自らの人間として基底にある基本的な気分、その人なりを支えている「何か」であろう。そして、そうしたものが人間と人間との心の交流に大きな役目を果たしていることは、体験的事実としては否定しようのない事柄でもあろう。

〈やあ調子はどうですか？〉といったような打ちとけた問いかけや、〈調子はどんなですか？〉とやや丁寧な問いかけや、また〈あなたの今お困りの事柄について、私は何も今はわかりませんので、よければ一つひとつ教えていただけませんか？〉という問いかけなどのそれぞれは、そのときのクライエントの醸し出す雰囲気に同調させている問いかけでもある。優れたセラピストとは、その場のクライエントとの関係を質の高いものにするために、治療的雰囲気を上手に企画している人であると言えないだろうか。

この作業を一つひとつ分解すれば、そのときどきのセラピストの相づち一つひとつの打ち方、そのときの語り方や音色、そして表情や態度というきわめてノンバーバルな一つひとつの行動すべてが含まれることは明確である。そしてそれらはいわゆる事例報告としてきわめて記述しがたいが、生き物としての面接を支えている事実でもある。

単にクライエントが述べた客観的な言葉の内容より、われわれはこの生き物としての事実をもっと伝える努力をすべきであり、それを伝える重要性を確認すべきであり、かつもっとその努力を評価すべきであろう。なぜなら、それを伝える努力を抜きにして、生きた「内的事実」を伝えられる面接はどこにもないからとでも言えよう。そして、それを見守り続けられるセラピストこそ、自らの治療的マインドを洗練させることのできる基本的な「視点」を持った人ではなかろうか。換言すれば、重要なことは、クライエントが何を言ったかというクライエントの発言内容の客観的事実、ないしは治療関係から切り離した事実ではなく、セラピストとクライエントとの治療関係における事実であり、心の交流における事実であるとでも言えよう。そのためにはセラピストの治療関係における雰囲気やセラピスト自体の非言語的なメッセージは再三見直されるべき事象ではなかろうか。

治療関係における雰囲気や非言語的交流の重要性とその記述しがたさについて述べてきたが、その枠組みを自らの臨床活動に当てはめて考えたとき、どういう特徴が浮かびあがるか考えてみた。筆者自身、いろいろな事例を報告してきたが、今それらをかえりみて、あまり記述できなかった自らの臨床場面における重要なキーワードは、微笑みであり、笑いであり、明るさであり、ユーモアであり、常に将来に対して「少しずつ良ければそれでいい」という見通しから生まれる明るさであるような気がしてならない。そして、人間とは一皮むき、看板を取り除き、また一皮むいて、ただの一人の人間に戻ったとき、社会や他人ないしセラピスト自身が考えているほどの有意差はあまり何もないという、おおらかさではないだろうか。そして、その部分の記述を抜きにして事例を記述することは、無意味では決してない。しかし、実際のところは述べられた事例からその人の記述しえない部分を少しずつ記述することがいわゆるスーパーバイザーとしての、ないし事例についてのコメンターとしての重要な仕事であることは間違いなさそうである。

4　心理療法かたつむり論

確か中井久夫先生の考察だと記憶にあるが、分裂病患者の心理療法において、それをかたつむりに喩えたものがあった。この喩えはわかりやすく、また分裂病の心理療法に限ったものではないと考えられるので、私はもう少し一般化して、心理療法という行為をかたつむりのように喩えて学生たちに話すことがよくある。

クライエントがクライエントらしく心が動き出すのは「かたつむり」のようである。そして、そのかたつむりが動き出しやすい条件を作るのが心理療法的行為である。その大切な条件の一つはかたつむりのかたわらでそっと見守ることであろう。かたつむりが動かないからと言って首をつまんでみたり背中を押してみたりするとどうだろうか。当然余計殻のなかに閉じこもってしまう。この喩えはわれわれにとりあまりにも当然でわかりやすい常識のように聞こえるが、何度もこの視点から臨床場面で専門家として反省する必要のある重要な基本的要件の一つであろう。そしてかたつむりが動き出し、机の上から落ちる直前にさっと机のまん中に戻すのがよい。これは緊急の医療的、心理的介入のことを意味していよう。

また、かたつむりが動きやすくする他の大きな条件は、適当なしっけ（しめり気）と温度であろう。そして肝要なことは、クライエントにとってこのしっけが心の動きに肝要なことを治療者がそれほど知り得ていないという事実と、このしっけ自体きわめて記述と修正や学習が困難な点にある。

よくクライエントが「ピンセットでつままれている気がする」とか、「何だかじろじろ眺められて何も言う気が起こらない」とか、「話しづらい」とかいう発言も、単にクライエントの内的状況の話のみでなく、治療関係におけるクライエントの状況として考えた方がより的確であろう。そこには治療関係におけるしっけの不在がどこかに確認できるからである。

この視点でスーパーバイジーの面接を眺めてみると、非常に頭が切れ、物事を論理だてて報告する割には、面接のテープを聞くと、カラカラに乾いていてしっけのない声や理屈が飛び合っているようで、どこにも「しっけ」が感じられず、治療的達成が理論の割にはとても低い人たちがいる。また、情感がひからびて心のキメが荒く、いわゆる「心のうぶ毛」の発育があまり見当たらないようでもある。しかし、当人にとってはそれが当たり前のようで、このこと自体いくら教えられても気づきにくく、また気づいたところでその修正はかなり困難である。

これとは逆に、理論的には何を言っているのかバラバラでわかりづらいが、その事例や面接テープを聞くと、「しっけ」が混じり合い、非常にスムーズに面接が進行している人たちもいる。そしてその人たちも自分の「よさ」を指摘されても、しばらくの間はその「よさ」を自覚するのは困難なようである。

これらから私は自分のクライエントに対しても当然であるが、スーパーバイズや他人の事例報告を聞く場合でも、とくにその人のVocal（音声）を聞き、その音声と事例報告のやりとりとをオーバーラップさせて理解するよう心がけていると、今まで聞こえたり見えてこなかったさまざまな面白い点が浮かびあがってきて、とても興味深く聞けるようになってきた。

思うに、この「しつけ」とか「音声」それ自体は治療者の人格や人柄、それ自体でもあり、治療的マインドと深く関わり合う事象ではなかろうか。

5　治療関係で伝わり合うもの

治療関係に限ったわけでもないが、人間関係で伝わり合うものは一体何だろうかと自らの臨床を振り返ってみる。すると私がクライエントから聞こうと思っている聞き方や感じ方とそれを伝える内容でなく、伝え方がクライエントに伝わるのではないかという推定が生まれてくる。むろんこの推定は体験過程療法が提案している考え方に近いものでもあるが……。

私がクライエントから聞くことはむろん言葉であるが、いわゆる前言語的ないし非言語的なメッセージをとにかく優先させている。臨床家としての私にとって非言語的メッセージは、言語的なそれより、クライエントの内的事実をより確実に伝える指標である。そして、非言語的メッセージへの傾聴が重きを占めてくる分だけ、またそれだけ臨床活動も活性化して来たように思えるからである。

極端な話、緊張の強い患者に対し、「調子はどうかね？」と問うて、「ハイッ、快食、快眠、快便です」と、こわばって答えたとき、その調子のよさを信用するセラピストは少ないだろう。心のメッセージとしての言語は、流れる川の底から出てくる「あぶく」や「泡」のようなものであり、決して川の流れそれ全体ではない。川の流れはより広く、多義的であり、それらは非言語的レベルに現れる。

それを事例的に喩えるなら、女学生が初診時に何も言えなくて、ハンカチをモミモミしかできないような場合、そのときのハンカチのモミモミは大きなメッセージであろう。「あなたの気持ちはこんなふうかな」と言って、こちらでハンカチを出してモミモミし続ける面接の方が後のクライエントの言語化は容易であろう。

クライエントの視線、態度、雰囲気、素振り、歩き方、姿勢や話し方、とくに音色、服装、髪型、手紙などなど。これらは言語より個人の内的状況をより豊かに示しているさまざまな指標であろう。そしてその一つひとつも、細かく観察していないと事例報告からは漏れてゆく。

6　むすび

面接において言葉以外のものに秘められたメッセージ。そして、それを記述しようと努力をしても、非常に困難な事柄のなかには、たぶん、セラピストの治療的素質が垣間見られるほど、基本的で本質的な部分が随分含まれているのではないだろうか。そして、事例研究もその報告も、もっとそういった「動きのある事実」に近づく努力と新しい報告形態が必要になってくるに違いないと考えられる。

考えれば考えるほど、面接という活動は生き物である。それは、心が生き物であり、万華鏡のように変転するのだから、当然とも言えることなのだが……。

（初出：「心理療法における微笑みと笑い――記述しがたい事象の真実性――」日本遊戯療法研究会編『遊戯療法の研究』誠信書房、二〇〇〇）

追想

繰り返すようですが、おそらく面接という行為の本質は、ある患者さんと治療者がその時々の刻々とその場でのみ変化する言葉のやりとりなどで双方に感じられている総体であり、これは体験されるものであり、記述しえないものであると考えることは治療的面接のためには有用だという思いは、ますます深まって行きます。言葉にならないところに面接の本質があり、それは生き物であり、言葉で捕らえようとしないでそっと生かしていくほうが、より治療的面接になると思うのです。それはその時にしか感じとれないものの総体であり、そう考えることでその時々に対し、治療者の第六感を含めた五感が投入されやすくなり、そこには良いとか悪いとかを超えたより真実めいたものがあるとの考えは、より深く相手の気持ちを聞くことのプラスになると思います。この論は、現在ますます強くなってきています。

「関与的観察」としてのフォーカシング——治療者の「心」の伝え方と相互人間化——

1　はじめに

筆者は以前から、心理臨床の専門性を大別して、治療面接において一人の生身の私になりきることについての専門性と、患者の病理とその理解や見立てや現在の状況からの予後や事後の見立てなどにおける専門性とに大別した。そして、ある面接においてそれらのまとまりの良さがその面接の質や治療的であるかの大きな目安になることを示した（増井、一九九〇、一九九九a、二〇〇二a、二〇〇二b）。

私事になるがこれらの持論をある著名な精神療法家に聞いて頂ける機会に恵まれた時、サリバンの諸々の論の中でも、とくに「関与的観察」（一般的に関与しながらの観察といわれるありよう）と「Vocal からその患者の生体としての心を理解していく重要性」などと全く同類で同心円にあることを指摘された。そこで改めてサリバン（一九八六）を熟読してみると、サリバンの言う関与の対象は「患者の生の状況」であり、「生の治療関係における状況」でもあり、これは筆者のいう一人の生身の一人称としての「私」になる専門性と全く軸を一つにしている。「患者の生の状況」とは治療関係において治療者の生の人間としての理解を通じて患者の中でより「生」化させ、より生体化されることとは臨床的には明白な事実でもある。また筆者のいう観察とは後述するように患者の述べる事柄や内容でなく、その言葉を発生させている「何か」についての観察であり、それはサリバンが自ら位置づけた「Vocal Therapy」と極めて類似している作業でもある。ここでは敢えてサリバンの論を出したのは筆者の臨床観や方法と類似点が多いことの他に、フォーカシングの臨床適用という作業は、何ら特別な新しい作業でなく、おそらく昔から著名な治療家が行っていることと重複する作業であり、かつそうであったことを確認してもらいたかったためでもある。

2 「フォーカシングの臨床的適用」というタイトルが起こす誤解について
――昔から治療者のフォーカシング的内省は重視されていたこと――

また筆者は再三示しているように（増井、一九八二、一九八四、一九九〇）、フォーカシングないしそれに近い内省はその立場を問わず、少なくとも人間と人間の生きた心が交流するという事実に多少とも関心を払っている理論、ないしその理論に立脚した治療者と患者の間における面接事態において、フォーカシングめいた内省を抜きにして成立しえないという事実の指摘から述べてみたい。

例えばわれわれの大いなる先駆者であるフロイトの治療者のありようを一つとっても、「自由に漂う平等な注意」とか示される治療者の関与の原則めいたあり様も、その時々、まさに今ここで起こっている患者の言語連想とその言葉になるまでの無意識の動きというべき内的プロセスについて、焦点化しやすいあり様とも間接的に推定される。例えば、前田（一九八八）は、分析者というのは言葉にこだわる文学者とは異なることを示し、「今ここでの二人の感情体験を感じとり、それを言葉にして相手に返す」ことの重要性を「相手から受ける心の手答えという、目に見えない言葉を頼りにしているもの」と示し、患者が語る言葉に「自由に漂う注意」は、患者の言葉通りにきちんと聴いていては不可能であり、「その中でふと何か大切らしい感じがしてきて心にかかってくる部分に注意を向ける」ことの重要性を示す時、そのありようはフォーカシングのそれと類似しているし、フォーカシング様の特にクリアリングスペースを中心としたあり様を抜きに成立しえないと思われる。筆者はまだ手がけてはいないが自由連想についてのフロイトの細かい原典に当たると、それにふさわしい論述が必ず随所に見いだせると思われる。

また面接場面において、少なくとも患者に「何だかこういう気がしてならない」とか「先生からそう言われると何かしら×××のような〇〇のような気がしてはっきりしないですが、何といってよいか……」とか、よく見かけられる患者の発言それ自体、そこでいう「何だか」とか「何か」とかいうその何かとは、漠としてはいるが、治療者ないし患者にとり「何か知れないがはっきりした何か（フェルトセンス）」であり、それは治療者の意図を越えて、日常的に見られるフォーカシング的な内省行為を推進しているともいえる。また、その内省行為の結果、患者はより内的に満足ゆく言葉が見つかっていくという事実も多くの治療者が知るところであろう。

フォーカシングとは、その種の内的行為の治療的意義と方法をフォーカシングというラベルを貼って明確にした理論と方法にしか過ぎないものであり、そのような内的行為の何らかの治療的意義は遙か昔のシャーマニズムにさえ遡れると考えられる（増井、一九九〇）。フォーカシングとその臨床適用とは、そのような類のものであり、何ら特に新しいものでもなく、人間的な内省には必ずつきまとう極めて日常的な作業だと筆者は常々考えているし、そのように理解する方がフォーカシングの本質の理解やその適用には不可欠であるとさえ思われる。

後述するように、少なくともフォーカシングめいた内省が治療者―患者間に生起しない面接は、言葉の上の上辺だけの受容のやりとりや、述べられた内容の論理性についての相互検討のようなものであろう。そこでは生きた内的状況を活性化する面接とは段階的にだが、質の異なるものであり、当然治療的関係や治療達成に関与してくる大きな要素と思われる。われわれの専門性の重要な一つは、立場を越え、先に引用した前田（一九八八）の示すように患者により語られた言葉についての言語論者でなく、語られた言葉からその心に翻訳する翻訳家であり、その心の論理学者であることは異論は余りないところであろう。

論点は前に戻るが、フロイトを始め、広い観点から著名な臨床家の理論ないし主張をざっとその眼で眺めてみても、文献的研究だけでも紙面が埋まりそうでさえある。前述したがサリバンが自らの面接行為をVerbal TherapistでなくVocal Therapistと位置づけた根拠なり理論を熟読しても、筆者の臨床経験上、患者の述べている言葉のVocalから患者の内的状況、ないし患者が何か伝えようとしているその何かについての声を聞くという治療者の内的行為自体は、その治療者の患者の語るVocalについての焦点化とさえいえる。そしてそのフォーカシングから出てくるよりフィットしたハンドルとしての共感や理解者としての言葉が出てこない限りVocal Therapistにはなり難い作業でさえあるともいえる。

またこの治療面接でこのVocalを聞く重要性を再三指摘し、その意義を捉えているのは、日本では筆者の知る限り中井（一九八五）、神田橋（一九九〇）らであり、その表現はやや異なるものの、論拠は類似しており、それらを極めて簡素な筆者なりの理解や理論から示せば、Vocalを聞くことによる面接自体が、患者のより本来的な自己感覚やDesireをより賦活し、そのことにより患者の自体感の膨らみやありようが変化しやすい状況を与えるからであると示せる。なぜなら後述するようにVocalそれ自体はVerbalよりも生体の生の状況を示すべーシックなメッセージであるからであろう。

また、文献の枚挙にいとまがないが、バリント（一九七八）においても、例えば相互貫通的絶対的浸透関係とかという概念の連出は、わかりやすく言えば、黙っていても通じ合えることの大切さとかと言える類の関係とも思える。誠に失礼な話であるが、バリントの文献を当たるごとに続出してくるしつこいばかりのバリントなりの患者との関係のありようについて繰り返し創作されている概念と論理化は、彼自体が好ましいと感じるある関係のありようの「何か」重要な感じについての彼ながらの懸命なフォーカシングによる、よりフィットした用語の深い探索と、実に緻密なその論理化であるとも読みとることができうる。また細かい引用は割愛するが、ウィニコットが好んで使用する「曖昧な」とか「程々の」とか「そこそこの」という表現はよく知られているが、それは曖昧であるが、しかし何だか程々でそこそこであるという感覚的経験抜きには理解しがたく、程々の感じとはフォーカシングめいた内省抜きに成立しにくい内的関係であろう。また、ロジャースの自己一致とか共感的理解とか、充全に機能する自己等の概念の裏付けとなっている内的事象は、細々とした引用は控えるが、フォーカシングそのものと換言してもよいことは、原書を当たればより明確になる。

このように大まかでラフな歴史文献的レビューめいたことを行ったのは、フォーカシングないしその臨床的適用という概念は、フォーカシングという用語が始まってからであり、その歴史は浅いが、そこで示そうとしている内的事実の重要性は昔より理論的立場を越えて指摘されてき続けた事象であることは至る所に発見され、フォーカシングという用語が使用された時に始まったことでないという事実をまず示しておきたかったからである。

フォーカシングとその臨床的適用という行為自体、テクニカルなものでなく、ある治療者が面接の場でいかに自己感覚を患者のための面接に役立てようとかという大きな課題に向かっての、極めて人間的行為として、まず理解されない限り、それらの行為はその魂と背骨をなくした、単なる風に吹かれて生きた木から落ちていく枯れ葉を集めているようなものであることをまずしっかりと押さえておく重要性を筆者は常々考えているからである。

ここではまずその重要な点を前置きして、以下にその臨床的適用の原則やその治療的意義めいた事象から、紙面の許す限り記述する。その方法の細部については紙面の都合上もあり示せないが、その原則さえ明確にすれば後は当事者の今そこにある人間としての治療者でしかできないことばかりであるゆえ、その方が好ましいとも思われる。

3　フォーカシングの臨床的適応についての基本的要件

理論および方法的前提（1）——言葉から心全体を聞き感じること——

以下にフォーカシングの臨床的適用についての大まかな前提や原則や方法原則のような事項を示したいと思う。それに先立ち、まずフォーカシングとかそれに類似した内省は治療者—患者（筆者の臨床場面の大半は病院なので患者と示す）関係において相互的であるという事実を示す必要がある。ある治療者がその面接において、患者の語る言葉や事柄、内容から心や気持ちについてフォーカシング的な聞き方をなし、その内省を伝えると患者も同時にフォーカシング的になるという臨床的事実のことである。例えばある患者の話自体はそれ程窮屈でなくても、言語以外の患者のいわば心とかそのありようや声にフォーカシングして話を聞いているとたまらなく窮屈な感じが伝わる時、〈あなたの話を聞いていると時には少し、時にはひどく何かに束縛されていてとても窮屈な気持ちが伝わってくるんですが、これは私の思い過ごしかな？〉とかである。その時患者はフォーカシングめいた内省を行うかピッタリの場合即座にイエスのサインを出してくるという臨床的事実がある。このように治療者は患者の何にフォーカシングするのかが問題なので、その原則をやや容易な（すなわち浅い）ものから、割合深いものと思われる順に方法的原則なりその意義なりを本論で示そうと思う。

かつて筆者はフォーカシングの臨床適用についてフォーカシングのステップに比較的束縛されたものとそうでないものとを大別したが（増井、一九八四）、本論はむろん後者にのっとったものである。そこでは患者が語る言葉の内容でなく、その語り方やとくにその音声や音色が患者のこころを伝える重要なメッセージとしてそれに焦点化し治療者のフォーカシングを開始する。そして時には治療者が患者の音声から浮かんでくるあるイメージなりが浮かんだ時、それを患者に伝えることにより、患者—治療者相互のフォーカシングが発生し、より内的状況についての双方の疎通性が深まる。むろん患者の音声から治療者があるイメージを形成する過程はフォーカシングそれ自体ともいえ、そのイメージとは治療関係のフォーカシングでいう関係のハンドルであるとともに患者の内的世界についての重要なハンドルとなっていることはいうまでもない。

ところで、さきに示した「心」とは言葉で示された「何か」であり、通常この「何か」は表現された言葉よりもっと漠然とした拡がりをもっており、言葉で規定された一義的な意味より多義的で生命的なものである。治療はまず言葉と言葉以外のこの何かについての聞き分けが必要である。それにはこの何かについて治療がまず焦点化し、そこからの言葉を聞くためのフォーカシングから始まる。この作業は何も特にフォーカシングに限っての話ではない。通常専門家としてのわれわれが聞こうとするテーマは言葉で示されたこの「何か」であろう。それはその時の患者の気持ちとか心とかと換言してもよい「何か」である。そしてそこから聞こえてきた「何か」と言葉との相互関係を患者、治療者の関係において行うことがフォーカシングの臨床的適用とも換言できる。そしてまたその相互関係を促進するために治療者自体とそのフォーカシングがどのように介在しているか、ないしどのように介在するのが好ましいのかなどについて本論で明確にしようとするものである。

理論および方法的前提（2）——言葉にならない言葉についてのフォーカシング——

先に「心」とはおおむね言葉で示された「何か」であると述べた。このことは当然、臨床の場で考えられた言葉のみが心のメッセージでなく、むしろ言葉やそれに語られた内容は「心」のメッセージのごく一部分にすぎないと考えることは、心の理解や自己理解においても特に患者理解において当然とはいえ改めてその重要性を示す必要がある。たとえばある入院患者に「調子はどうか」と聞いた時、「はい！　快食、快眠、快便です！」と、とても緊張して答えたとする。そのとき少しでも経験のある治療者なら「まだまだか？」と考えることだろう。その時の言葉の内容はとても元気であるのに、われわれは「言葉」以外の患者の話し方や態度から「何か」を聞いているからであろう。筆者はこの問いかけに「まあ先生、何とか生きていますよ。いろいろありますけどね」

とかの返答の方がより経過はましかと思うことも多いし、事実そのようである。

それでは言葉以外の言葉ないし「心」のメッセージとはどんなものがあるのだろうか。以下にざっと分解して列挙してみる。ここで分解と示したのは、実際われわれは、以下に分解されたものの全体を感じて話をし、話を聞いているからである。それらをざっと挙げてみると、まず態度、身振り、姿勢、行動（当然ある行動は大いなる言葉である）、雰囲気、語り方（クライエントが語る言葉にされた「内容」より、それをどのように語っているかという語り方）、音声（クライエントが語る内容よりその時の声、音色、音声）、視線、表情、服装、髪型、化粧や文字、手紙と多様である。以上、大まかに列挙した事柄は、筆者が面接の際、割合と注目している言葉でない言葉である。むろん箱庭をはじめさまざまなプレイセラピー、絵画、スクイーグル、イメージや音そのものを利用する動作やダンス等も、非言語的にメッセージを伝えやすい治療構造をもつ方法としてわれわれが利用していることはいうまでもないことである。われわれはこれらのメッセージを患者が語る言葉の内容とともに「聞いている」のであり、また治療者が患者の語る言葉だけに注意が向いているときは、その言葉以外の重要なメッセージを「聞きもらしている」のである。

方法的原則——患者の述べた事柄や内容と患者自体の気持ちや心とをあえて聞き分け、後者にフォーカシングすること——

治療的意義と方法的原則

この方法的原則は何もフォーカシングの臨床的適用のためのみならず、多様な理論に共通するわれわれの仕事における専門性の重要な一つであろう。前述したように、われわれは言葉の専門家でなく、言葉やその内容、事柄から本人の気持ちや心への翻訳者としての専門家であり、この作業はより患者自体の内的状況を正確に理解していることを伝えることによって、患者自体の自体感がじょじょに賦活されてくるという臨床的事実のためにある。この作業を筆者はかつて面接における耳の相互性（増井、一九九二）として示した。

ところで「いったいなぜそのような聞き方が患者に有用であるのか」を素朴に考えた時、その理由の一つは、多少とも混乱している患者の言葉からその心と気持ちを理解しようとする治療者の援助を借りて、じょじょに治療者の言葉から患者の心の整理が進んでいくことがあげられよう。この作業をもう少し臨床的、実践的ないし専門的に表現するなら、患者の言葉からその心に治療者が「耳」を傾け、そこから聞こえる言葉にならない心や気持ちを患者に戻すという絶え間のない相互作用によって、僅かずつではあるが、患者が自分の心を聞く「耳」が大きくなり、心からいろいろな言葉が聞こえる心の風通しがじょじょによくなってくる仕事と換言することができよう。患者にとって自分の心を聞く耳が育つためには、いっときの間、治療者の耳を借りることが必要であるともいえる。本論でいうフォーカシングの相互性とは治療関係における「耳」の相互性（増井、一九九二）とも換言できる。

このことをより促進するためには、あるいはその作業に余り慣れていない治療者のためには患者が今ここで述べていること（内容や事柄）と、述べようとしている患者自身の主体の気持ちや心（主体感）とを敢えて区別して一応別々に聞き分けた方がよいと記述してもよいと思われる。俗にいう言葉尻に捕らわれないためにでもある。

例えばある患者が熱心に自分の考えを話す時、筆者はその考えの論理性についてちらちらとは注意をするが、要は「何か懸命になり自分の考えで何とかしようとしている」その本人のその時の気持ちを聞いており、〈私にはあなたの話を聞いていると、懸命に何とかしなければという気持ちが伝わってくるのですが、それは私の思い過ごしでしょうか〉といった形で、それを伝えることにする。すると患者が「そうでもあるけど、どうにかして自分で何かしようとしているだろうと思えるのですが、それがひょっとしてつらいのかも知れませんが……」とか、フォーカシングめいた内省が発生し、〈その辛さのようなものは私（治療者）には何かこう、いくら動かそうとしても動かない大きな岩のようなもので、あなたはもう嫌なほどその作業を繰り返して疲れ切っている場面が思い付くのですが……これも勝手な思い込みかな〉といった具合に患者と治療者双方がフォーカシング様の「何かこうだけど、ああかもしれない」という「何か」というフェルトセンスを巡る対話が発生する事実を示している。このようにフォーカシングの臨床的適用は患者の話している内容でなく、そこに流れる気持ちや心にフォーカシングすることから開始される。その作業を換言すれば、治療者は患者が述べた事柄や事実でなく、言葉にならない部分の言葉として、患者の述べたことについての気持ちや心という言葉が語ろうとしている「何か」についてフォーカシングをして話を聞くことから始まる。

方法的原則――患者の内的状況に身をおいてフォーカシングを行うこと――

治療的意義と方法的原則

この原則も心理臨床上、どのような立場の方でも質のよい援助的面接を心掛けておられる治療者なら、特に意図せずに行っていることであろう。そこでは患者が述べる内容や事柄から、仮に自分が患者ならそのような内・外的事態においてどのように感じ、どのような気持ちになるかについてフォーカシングを行いながら聞き進めることである。これは換言すれば「身」をないし「実」を入れた聞き方ともいえ、思いを入れた聞き方であり、思い込みとその区別は極めて重要である（増井、二〇〇二a）。筆者のいう思い入れとは常々修正可能なものであり、思い込みは修正困難なものであり、筆者が考える中立性とは黙って何も述べないことでは決してなく、その有害性は後述するが、患者の語る事態に自由に思いを馳せて、患者の事情でいくらでも自由に修正できるという極めてダイナミックな人間的行為として実践し、かつそう理解している。ちなみにロジャースの有名な「グロリア」のビデオを見ると、共感とか自己一致とかが何とダイナミックに個々の人間という中で統合されているかがよくわかる。また、文献をひもとけば前述したがフロイトの言う「自由に漂う平等な注意」とは、静的なようだがそれをベースにして実際臨床の場では極めてダイナミックなものであることも、前述した前田（一九八八）でも間接的にうかがい知れる。

この思い入れを仮に自己表現といった広い意味で取るならサリバンはその是非を「能面のような面接者ではよくない」との項目で取りあげ、「その場における共有的治療者のこういうジェスチャーや信号は（中略）被面接者に対して「面接者は人間である」ことを示唆する役には立つわけで、それで充分患者の支えになる。被面接者は気持ちが軽くなって不安や不確実性に金縛りにならないで生で進めるのである」（サリヴァン、一九八六）と述べているが筆者の臨床的事実も全くその通りのようである。

患者の立場に身をおき、フォーカシングを進め患者の話の間に〈あなたの話を聞いていると仮に私なら×××のように思うけど、あなたは別かな?〉とか〈あなたの話を聞いていると私なら×××のようにしたくなるけど、あなたはどうかな?〉という治療者の一人の人間としての思い入れは、面接自体を個性化し、相互人間化し、その患者と治療者の間にしか生まれない、より個的で人間的な関係の基盤を形成するのに役立つ。またその面接行為そのものを治療者が一人の人間として生きることともなる。治療者は自分を出しては行けないと言う漠とした決まりのようなもので自縛されている姿を多々スーパーバイジーから聞くが、それらは何ら臨床的根拠や事実に即したものではない。このことは再び後の伝え方の原則のところでまた改めて示すこととする。

方法的原則――Vocal に焦点化して話を聞くこと――

治療的意義と方法的原則

先にサリバンが自らの治療面接を Vocal Therapist として位置づけていることを述べた。その治療根拠の大筋を筆者なりの表現をするなら Vocal それ自体は言語に比べ自己自体感をより包含する事象でありうることも示した。それゆえ、Vocal を媒介とした面接は患者のないし治療者の自己自体感を何らかの形で明確にしたり、その場で聞こえてくる Vocal について患者に伝えることはその面接で患者にフォーカシングめいた内省を催し、かつ患者にとり漠とした心のハンドル様の機能も果たしていることは臨床的事実である。

このような作業の治療理論的根拠としては、筆者の臨床感覚としては（神田橋、一九九〇）の論述と極めて類似している。すなわち、言語の発達を個体ないし系統発生的に見ても音声は言語の母体となる心身状況が言語よりよりBasicに伝わる「前言語」ないし「原言語」ともいえるメディアである点である。言語の発達を個体発生ないし系統的発生的な発達を考えると、音色や音声それ自体は、言語が発生する以前に言語としての機能、すなわち伝え合う機能を有していたことはほぼ異論はなかろう。たとえば、乳児が体調を言葉にならないさまざまな声で表し、その発生に対応した手当てが行われるという無限の繰り返しにより、他人の意味を知り、音声から喃語へ、そして言葉に分化し、言葉が思考に進化するようにである。また系統発生的には人が言語というメディアをもつ以前に、多様な音声により警戒、敵意、好意、そしてたぶん「いたわり」とさえいえるような「心」を伝え合ったであろう。それはたとえば小鳥がさえずりでいろいろなメッセージを伝え合っているかのようにである。

その意味で、音声、音色そのものはまさに言語を含むより包括的で生命的なものであり、言語の「母言語」的なものであるといえよう。筆者がこころのメッセージの中で、とりわけ音声を重視するのは、身振りや動作、視線、表情より、音声は言語とセットになった指標であり、かつ、表情などに比較し、余分な観察をしないですむ点にもあるからでもある。

ちなみに、精神的に比較的健康な人の場合、喜怒哀楽などの情動的な動きは言葉の内容より音声や音色に大きく現れるものである。また、人の親密性や他人に対する感情もおおむね言葉の内容より音声に現れている。たとえば、聞く限りあまり意味のない言葉をキャアキャア、ピーピーと楽しそうに語り合っている女子学生の対話のようにである。また、親しい友人同士が言語的にはさほど意味のない「あれはどうなっている」、「それはまあまあ」、「ところで君のあれはどうか」、「それはぐちゃぐちゃですよ」といった対話に流れている音色のようにである。また患者の改善感は多くの場合言葉や論理より声の変化が先立つことも臨床的事実である。

後で細かく述べるが、このように声にフォーカシングして話を聞いていると実にいろいろな声が聞こえる。例えば患者のくぐもった声、固い声、緊張して打ち震えるような声、心細げな声、声にならないわななき、淡々と語る寂しい声、ニコニコして語るどうしようもない声等々である。それらは患者の内的状況を伝えるテーマ（主題）と筆者は考えている重要なメッセージである。それらを治療者が「聞く」ことが、患者のいろいろな気持ちや心のメッセージを聞くことに通じていく。またそれらの伝え方についての原則めいた事柄は後述する。

方法的原則――Vocal に焦点化しやすくするために治療者のイメージを利用すること――

治療的意義と方法的原則

先に患者の語る言葉とその言葉を支えている気持ちや心とは一応の区別をして後者に焦点づけて聞き伝える意味を述べた。しかし正確には語る内容をちらほら参考にしながら、その心に焦点づけるのであるが、一応区分した方がよいと示すとわかりやすいのでそう示した。そしてある治療者がその焦点づけ能力が高まってくると自然に患者が語る内容や Vocal からのメッセージがおぼろげにイメージとして明確になってくる。この時、筆者はこの Vocal にフォーカシングしやすいように視覚的ないし感覚的イメージを利用するようにしている。また、多様なイメージを抱きながら声を聞いている時もある。例えばかん高い声、疲れた声、くぐもった声、わななくような声、おどおどした声、不安そうな声、何か引きつっている声、押さえつけたような重い声、声にならないわななないた声など言葉で示すと限りがない多様な声がある。そしてこのように表現できる Vocal は割合容易に聞ける。また伝え方の原則のような形で伝えることもできうる。しかしそう伝えると患者にとり少々傷つくことが懸念される時、例えば少し治療者を突き放して押さえ気味で重い声が聞こえ続けているような場合、筆者はその声から浮かぶ場面イメージを形成し、例えば〈あなたの話を聞いていると少し遠い、それも洞穴の中から通りすがる人もないのに話をしているような場面が浮かんでくるのですが、これは私の思い違いかな〉とか、ひどく心細げな消え入るような声が聞こえる時、〈夜か夕方かな、一人で傘もなく帰るところもないような子どもが何か言いたいんだけど言えないような場面〉とか、列挙すればきりがない。

患者の声から聞き取れた感じをこのようなイメージで伝える利点は多い。その一つとして言葉は当然一義的で断定的であるがゆえに、いくら修正可能な形で伝えても、時として患者に評価的な形で受け取られる懸念がやや残る。そのような時、ある程度一定してまとまったイメージが治療者の内で明確になった頃を見計らい〈前からお話を聞いていて私の中でこんなイメージができたのですが……〉というふうにイメージで提示する。これは筆者が一時期、言語でなく視覚イメージを治療メディアに据えた研究をしていたこと（増井、一九八〇、一九八一）にもよるが、イメージは言葉に比しきわめてデジタル性が低くアナログ的なメディアであること。すなわち断定的でなく類推的要素に富むこと。そしてイメージは言葉に比しきわめて多義的でファジイなメディアであり、患者にとってそれはどのようにでも好きな形で受けとれる可能性が高いこと。それゆえその修正は患者にとり言葉に比較し極めて間接的でマイルドなものとなり、修正が容易である点にある。例えば、先の例でいえば、患者は「それは雨の中ですが、夕方、他の家の楽しそうな食事の様子を見つからないようにそっと覗いている女の子のようですが」とか、「雨でなくまっ暗い闇夜でとぼとぼ歩いているような」とかであり、それを「その女の子の気持ちは言うに言えない気持ちでしょうね」とか展開することでより正確な表現と患者の内面の理解の深まりと相互理解に有用だからである。またおそらく次の点も重要だと思えるが、イメージは言葉に比しきわめて統合的で生命的であり、心にとり余分な知的で分析的で言語的思考回路の悪い弊害を受けにくいメディアであり、言語的パラダイムと異なるパラダイムを持つことも挙げられる。

そしてもう一点重要な点を付加するなら、このような視覚イメージとは、個体の心身が適当に緩み、ゆっくりとした気持ちがないと発生しない状態であることが挙げられる。おそらく面接場面で慢性緊張が強く言語の内容に多く反応してきた治療者が患者の音声に耳を傾け、自らの内に起きてくるイメージを作ろうとする作業自体が、患者にとりよりしっかりと聞こうとする治療者の姿勢が伝わるものだと経験的に推定できる。それゆえそれだけでも治療的でさえあるともいえる。

場面構造化によるフォーカシングの応用——眺めるレッスン——

治療的意義と方法的原則

先に繰り返し患者理解において悩む事柄と、それを感じている主体を別々に考える意義を示したが、これを場面構造化して、悩んでいる自分からそっと抜け出したつもりで、それを患者が適当な場所と思えるところまで身体の位置を移動して、いろいろ悩んでいる自分を離れて見た時の感想や感じ、素直な印象を尋ねるという主体感覚の賦活のための構造化が可能である。この時悩んでいる自分が事柄になり、それを眺めている自分の思いが主体感となるようにと構造的に分化を促進することになる。筆者の面接時間は特別でない限り四〇分内外と限られているので、後半一〇分内外で〈今日話そうと思った七〜八割くらいは話せたかな?〉と確認し、イエスの場合、〈それじゃね、そのいろいろに話して悩んでいる自分をそこに置いたつもりでね、そこから抜け出し、あなたがここらあたりがよいなと思うところに身体を動かして、いろいろ悩んでいる自分を眺めた時の眺めるあなた自身の率直な感想なり印象を思い付くままに話してもらえませんか〉とかの導入となる。その時なかなか悩む自分を眺められない時は、少しは眺めやすくなるまで場所を移動してもらう。むろん初回は治療者が患者の横に行き、〈ここに悩んでいる自分がいるね、そしてそこから仮に出るつもりで、どこら辺りからがその自分を眺めやすいかな?〉、〈ここらあたり?〉と直接眺める場所について行ってあげるようにしている。

その時、多くの患者の印象なり感想は、悩む自分を眺めて、もう少し力を抜けばよいのに、とか時には可哀相だとか、何だかバカげたことを懸命に行っているようだとか、なぜそんなことで緊張して力んでいるのかなとかである。このように自体感を作動しやすい構造化を行った時、多くの患者は治療者がその患者に伝えたい気持ちと重複していることが非常に多いのが事実である。この構造化を換言するなら、人が誰でも持っている微妙な悩む自分についての微妙な意識能力とでもいえる類の能力を、患者にとりより適切に発動させ高めやすくすると筆者は常に感じている。これを患者が「客観的に見るんですね」と尋ねることが多い。正確には元来持っている少し異なる内的能力なのだが、患者にわかりやすいため〈そんなもんです〉と答えてはいる。むろんこの感想について治療者が同意するなら、〈私も本当にそう思うよ〉と伝えるにこしたことはない。

またこの患者の感想なり印象を利用してよりマイルドな面接の終結に結びつけるために、筆者はその感想なり気持ちを悩んでいる彼（悩んでいる自分）に伝えてみて、彼の表情や彼自身が「そうよね」と頷いているかどうかを確認し、仮にどのようなフレーズなら彼の表情が少しやわらぎ、少し楽な気分になれるか、フレーズを二つ三つ見いだしてもらうことにしている。そして、例えば「お前もよくやったので、少しは休んだらどうか？」とか「もっと静かな時間が欲しいんだよね」とかが出てきて、彼もOKなら、それを次の面接までの大まかな心掛けのようにしてもらい終結する。また時にはフレーズが見いだせない時、「なかなか面倒で頑固で気むずかしいので納得のできないような気持ちなんだよね」というフレーズがOKの場合、当面の間、なかなか納得の行かない付き合いにくい彼との付き合い方を治療方針とすることもできる。そしてそれを伝えることで患者がOKなら当面の間の治療方針についてのインフォームが得られることにもなる。

この作業は、患者に「自分が自分に相談する重要さとその方法」とか「本当のところは自分でしかわからないいろいろな事柄があることを知る方法」とか「自分で納得のいかない限りなかなか動こうとしない自分の気持ちを知る」こととか、多様な事態に適切に伝えることができる。このフレーズ探しはフォーカシングのAskingそのものであり、それに適切に対応するためには治療者の仮に自分が患者ならどう感じるかというフォーカシング能力とその共感を抜きには、小手先だけの面接の効用はあるものの、質のよい面接は望めない。これもフォーカシングの相互性ともいえ、ある治療者の質の高い患者の立場でのフォーカシングが可能なほど、より質の高い面接ができ、より静かに正確に患者が自分と向き合える。悩んでいる自分とその自分に対する気持ちの関係の理解の質は、ある治療者自身における自らの関係の質と対応しており、その質がより安心して次のミクロなあるいは、マクロなプロセスに展開していく事実は院生や研修医にロールプレイなどをさせてみるとより明らかになってくる。

伝え方の原則（1）——一人称として患者が修正しやすい形で伝えること——

先にも述べたが、治療者が自分の意見なり気持ちを出してはいけないという漠とした決まりのようなものは臨床的にはほとんど根拠がなく、筆者の臨床的感覚と事実としては、逆に、いかに「私」の気持ちとして患者に提示するかという課題の方がより重要な理論的、実践的かつ治療的課題であると考える。治療者が自分を殺した面接でどう患者が生き生きとするのかを考えても明らかであろう。筆者はむしろ治療面接の中で一人の人間として生きている「私」というものをどのように提示していくかということを課題にすることが歴史的に見て、また治療者がわれわれの仕事の中で自縛の世界の中で自己疎外を起こすという自己矛盾から脱却する意味においても、とても重要な課題だと考える。

ちなみにあれほど治療者の中立性を重視する分析論者でさえ、前田（一九八八）は自分の臨床についての他人や患者からのコメントについて「顔を赤らめてどぎまぎ」することの重要性と「その柔軟性の中に臨床家の重要な部分がある」とも述べている。サリバンは前項の中で何も自分を見せない治療者のありようについて「考えてもみなさい。何を考えているのかの手がかりを全然示さない人、（相手と）二人でどのようにしてゆくのがよいかの鍵を全然与えてくれない人に面接を受けて人生の大事な一面を検討されるとしたらどんなものだろうかね？きっと数分間でわれわれは沈黙症にさせられるだろう。われわれ側の不確実性はひどいものになるだろう」と述べている。この論述も筆者の臨床的感覚と事実に確実に当てはまる表現である。

一人称で伝えるという原則は本文に逐語的に示した対応の中で十分具体的に示してきたが、面接という作業は絶対的にあるいは運命的に生きた人間同士として事実は感じ合っているのであり、その事実をどう「生かす」のかが基本であり、殺すことは極めて大きな問題である。前述した前田も「教科書的真面目さを捨てない限り、自分の本番のものを自由に出せなくて、本物に近づけないようだ」と示し、かつ、その類の真面目さは「治療者を卑屈にさえする」と警告している。面接とは生き物であり、そのために生きた「私」の心が必要である。それゆえ例えば〈あなたの話を聞いていると私のなかで×××のような気持ちが伝わってくるのですが、それは私の思い過ごしかな〉とか〈仮に私ならあなたの話を聞いていると×××のような気持ちになり、ひどく×××のように感じるんですが、それは私の勘違いかな？〉といった対応は頑なにおうむ返しをしたり、妙な意味で観察的解釈を入れられたりすることに比較して、本文を読まれている方はその違いをどう感じられるか一考してもらいたい。筆者は必ず「私」の感じや受け取った「思い」として一人称化し、できるだけそれが思い違いかもしれないという患者に修正可能な形で伝えるようにしている。この作業は私という一人称化した一人の人間として、かつ専門家として介入する筆者なりの「関与しながらの観察」なのである。仮に一般化するにしても〈大体皆そんな形で心が煮詰まってくると、通常は蒸発したいとか亡くなってしまうとケリがつくし楽だと思う人が多いのですが、あなたはそんなことない？〉とか言った、通常語りにくい、死んでしまいたい気持ちなどの浅い水準での確認や共感などに役立ち、それに多くの患者がホッとして笑って頷くことが多い。またその類の一般的共感は身を入れた共感に先行されることとは、常識とも言える面接作業であろう。

伝え方の原則（2）――患者を観察するのでなく、治療者が関与して程々に観察されること――

よくフォーカシングの臨床適用について、その時の感じはどんなふうかとか、その時の身体の感じはどうかという問いかけを見聞きすることが多い。それがしつこくなると患者は言いたいことも言えない場合も多々あると推定される。それが程々にタイミングよく行われるなら言葉で語られた内容を明確にするより、患者にとり自体感での問い合わせを推進する問いかけであり、治療過程の初期においては必要な作業である。しかしその時〈仮に私なら×××のような気になるが、あなたはどんなふうな気になる?〉という問いかけは、治療者の私を活用させ、面接や治療関係が人称化されると同時に患者はその人の感じをもとにフォーカシングしやすくなる、という大きなメリットがある。このような作業も治療者は単なる観察者としてではなく関与的観察の統合ともいえる作業であると筆者は考える。これはフォーカシングの臨床的適用において極めて重要な要件である。

4 むすび

紙面の都合上、フォーカシングの臨床適用についての理論的な原則が中心となり、具体的なケースについては示せなかった。これはそれぞれが原則が理解できると自分なりでやってみるしかないという一長と、具体的に示さないとわかりにくいという一短もあるが、ここでは一長の方を大切にした。またこの他、患者が不安なことやさまざまな気持ちを自分を中央にして一定の紙面に位置づけていく心の整理図（増井、一九九九b）などの方法もフォーカシングの臨床的適用に示したかったが、紙面の事情でまたの機会にしたい。

また上述した方法は言葉が操れるという意味では大半の患者に有用な適用対象となるが、ごくまれに自閉的な分裂病や閉じこもりを中心とした患者にはこの方法は時として有害でもある。その方達には、まず安心して心閉じる時と場が必要だからである。

文献

バリント・M『治療論からみた退行――基底欠損の精神分析――』中井久夫訳、金剛出版、一九七八
神田橋條治『精神療法面接のコツ』岩崎学術出版社、一九九〇
前田重治『個人的分析』誠信書房、一九八八
増井武士「イメージ・セラピーの基礎的方法」『催眠シンポジアム』一〇巻、一九八〇、誠信書房、三-二四頁
増井武士「催眠分析とイメージ」成瀬悟策、増井武士他『第27回日本催眠医学心理学会シンポジアム』一九八一
増井武士「Focusing の臨床適用に関する一考察」(日本心理学会第46回大会)、一九八二
増井武士「心理療法におけるフォーカシング」「集団法」「臨床場面におけるフォーカシング」「(2) 精神分析 (3) イメージ・セラピー (4) 壷イメージ療法」「間を作ることに力点を置いた事例」村山正治、増井武士、池見陽他『フォーカシングの理論と実際』福村出版、一九八四、二五-三二頁、八六-九五頁、九八-一〇七頁、一二一-一三八頁、一五〇-一五七頁
増井武士「フォーカシングの臨床適用に関する考察」『人間性心理学研究』八巻、一九九〇、五六-六五頁
増井武士「面接での耳の相互性」北山修編『イマーゴ　特集日常臨床語辞典』三巻九号、青土社、一九九二、一六-一八頁
増井武士「治療関係における「人間性」への必然的回帰――記述しがたい事象の真実性――」(第18回日本人間性心理学会)、一九九九a
増井武士『迷う心の「整理学」――心をそっと置いといて――』講談社現代新書、一九九九b
増井武士「人間性精神(心理)療法の原点辺りを巡って――相互人間化としての「共感」について――」(第21回日本人間性心理学会特別研究報告)、二〇〇二a
増井武士「臨床人間性心理療法――治療関係での「私」の活かし方――」(第21回日本人間性心理学会ワークショップ)、二〇〇二b
中井久夫『中井久夫著作集2　治療』岩崎学術出版社、一九八五
サリヴァン・H・S『精神医学的面接』中井久夫、松川周二、秋山剛、宮崎隆吉、野口昌也、山口直彦共訳、みすず書房、一九八六

（初出：「関与的観察」としてのフォーカシングの臨床適用――人間性精神、心理療法の確立に向けて――」伊藤義美編『フォーカシングの展開』ナカニシヤ出版、二〇〇四）

追想

この論文は私のフォーカシングの臨床適用についての卒業論文のようなもので、なおかつ最近の面接論をまとめたものです。ある治療者のありようは既にフォーカシング的なのです。それをフォーカシングという妙なラベルを貼るから、そのラベルで区別され、そのラベルのカテゴリーに入れられて妙な偏見で見られることにもなりかねません。私はフォーカシングという言葉をどこかからその文章を依頼されない限り使いたくありません。その枠組みで見られると何か特別な心的作業をする類の物だとタイトルだけ見て見捨てられてしまうからです。しかしその作業は太古の昔より祈禱などで行われているのと異なりません。それゆえ、本論はあえてフォーカシングの部でなく治療総論の部に組み入れました。フォーカシングとは「心の感じ」とかの大昔からの人の根本であったものを、どう治療的に専門化していくかにすぎない方法であるとさえ言えると、私はずっと主張しています。

II 治療的面接学各論

はじめに

総論と各論の区別はなかなかできませんが、私なりに何か限定されるテーマで理論なり方法を示した論文を各論としました。この部はもっと別の視点から整理できたかもしれませんが、一応発刊年代を少し無視しながらなんらかのテーマ別に分けたつもりです。

記載が前後しますが、この部では、私が臨床や研究上の不全感がつのり、それまでのイメージ研究や精神分析概念を利用した面接を全て放棄して、より全体的な「何か」に向かっていく足跡がよく表れていると思います。これはいわゆる人として、ないし心理臨床家として心の背骨が通ってくるプロセスとも言えます。

前田重治先生によると、今までの積み重ねを何らかの事情で「御破算」にして全てを捨て、またゼロからやり直すのは「相当強い自我」が必要らしいのですが、私にはそのような説明はいまだにピンと来ず、「なんだか頭でこねあげて嘘っぽい感じがするのが嫌で」という表現がぴったりです。そしてまた面接の場でもそのようなぴったりの言葉をより重視しかけてきたのも時を同じくしているようです。

考えてみれば、それまでの積み重ねを捨てようとしたことは、少なくとも二度明確にあります。一つは、自らにより確かな「感じ」が必要と思った時と、一つはそれまでの自分の臨床に「絶望」した時です。前者は神田橋條治先生とのスーパーバイズが終了した約五年後で、一つは中井久夫先生と共に一泊研修会に参加できた時に語らずとも伝わってくるあの透明な清々しい水に打たれるような実感があった後のことです。

それ以降、バイジーが自分に絶望しかけている時、やたらに「絶望の勧め」とその意義について語ったことを思い出します。今考えると酷なことを言ったかもしれませんが、私は一度ぐらいは自分に絶望しないような治療者はあまり信じられない気がしてなりません。絶望から得たものは、小さな健康的な絶望から常に面接を開始することでした。それが患者さんに何も求めず、自らも求めない、「ありのままの理解」に近づく一つの私なりの歩みやすい道だったように思います。

最近、色気づいたのか、この種の絶望がうすれ、求めても許される程度の希望を大事にしているのは、どのような風の吹き回しか私にもよくわかりませんが、たぶんそれらは別々でなく、私の心の中にセットになっているように、手のひらの表と裏のように、見た目は違うが全体として一つの「手」のようになっているようなものだと思っています。

一つの〝病気〞論の試み

――医学教育における臨床心理学――

1　要約

〝病〞とか〝病気になる〞ことを構成している基本的事象として、「人間の病気」と「病気の人間」があることを指摘した。前者はおもに、病気そのものを形成している病因―症状を意味し、後者はその病をもつ主体、すなわち病を患らい、苦慮する人間のことを意味している。また前者は、病因―症状論的な自然科学的因果論をその基本にもっており、後者は心理ないし現象学的方法論により明確にされ、それらの知見は医療的実践において統合される必然性をもつことが指摘され、その方法や問題についての概要がのべられるとともに、医学教育における臨床心理学的意義について考察された。

2　はじめに

本論報告者は心理学のうちでも臨床心理学を専門領域とする者であり、そのなかでも精神分析学や催眠療法に方向づけられた心理、ないし精神療法をおもな研究対象としている者である。そこでは、精神科領域に含まれる症状を呈するものから、軽い神経症や、職場・社会不適応といわれるものまで、いわば情緒障害一般を扱い、幼少・児童から成人までの年齢層にわたっている。

むろん、こうしたなかには、さまざまな障害水準をもつ、いわゆるP・S・D（Psycho-Somatic Disorder）といわれる心身症も入っている。

こうした仕事は当然、さまざまな専門領域の医師との対応や協力、相互連絡が必要とされ、約一〇年のあいだ、いろいろな意味で医学一般や医師一般、医師の発想やその医療行為に対し、強い共感や連帯、支援、尊敬とともに失望や疑問の念を喚起した。そして前者は「こんな医師であって欲しい」という願いを形成し、後者は、逆のものとなった。

われわれの仕事が患者への共感や理解がまず第一義的に必要とされ、そうした作業が自然に身につき、患者の眼から物事を観ることに慣れるほど、この願望はより明確なものに変容し、また、それが産業医科大学への奉職を強く希望せしめ、かつ自己の心理臨床活動を支える強い基盤となっていることも事実である。

本論の目的は、こうした問題意識のうち、〝病〟とか病気に対する基本的な発想、方法論とそこから派生するさまざまな事柄に問題を絞り、あまり専門用語に頼らず考察・吟味することにある。

3　〝病〟を構成する基本的事象としての「人間の病気」と「病気の人間」

報告者が上述のような心理臨床に従事して以来、常々違和感をもって感じ続けてきた基本的な事柄は、〝病気になる〟という事実を大局的に、かつ率直に眺めれば、それらの大部分は〝人間の病気〟と〝病気の人間〟の二要因によって構成されているという「事実」に対する一般的な無自覚である。

医学は、常識的に考えてこの〝人間の病気〟を軸にして、その原因やそれに相関する事象の説明とその治療方法論の確立のため発展し、また将来もこの動因をもつことは予想に難くない。そして、こうしたときの〝病気〟に対する把握形態は、病因—病状—医療的対応というストラティジをもつゆえ、病気に対する因果論的対象論をその基本にもっているといえる。

そしてこのときの対象の中心を構成しているものは人間の「病気」に関するさまざまな事柄であろう。

また、こうした事実と、それを支える科学的方法論とそこから生じた知識や医療対処の蓄積を、感覚的、恣意的に軽視することは、病に対するいたずらな精神主義や思弁的観念論を喚起し、これらは時として危険であることはいうまでもない。

また、この危険性は、われわれ心理臨床に携わる者に常に附随し、症状に関する器質的障害の有無を確認するための十分な医学的な諸検査をおこたり、心的原因によるものと判断し、しかるべき治療面接を依頼、ないし継続することに通じている。

しかし〝病〟とか〝病気になる〟ことは、上述した意味での「病気」のみで形成されてはいない。

例えば、さまざまな痛みは、神経細胞の異変に原因づけられる反面、神経が〝痛い〟と感じているのではない。それは感じさせている「原因」であるが感じている主体ではない。そこではその人間が痛いと感じ、痛みを所有し、何とかして欲しいと欲するのである。痛みは病気ではなく病状であろうが、こうしたときそれらを構成している基本的要因は、何らかの神経細胞の異変＝「人間の病気」とそれに苦しむ「病気の人間」とにより構成されていよう。

この指摘は痛みに対する心的構えが変化すればその知覚も変容するとか、痛みの生化学—生理—心理約変容関係といったミクロな事実を示しているのではなく、もっと大まかな事実を示している。

同様に、こうした意味あいで、結核という病気は、結核菌によることと共に、結核であることを思い患らい、苦悩し、不安を抱き続ける人間とで成り立っている。同様に、原因不明の病をもつ患者は、原因不明ということやその症状に苦しむだろう。

また、特定の病因をもたず、外的圧力のため身体的相貌の変容を余儀なくされた患者は、その変容をどう受け止めてよいか苦悩する。外傷は、身体の傷のみならず心の傷とにより構成されていると表現してもよい場合があることは常識でさえある。

このように考えた時、〝病〟は、それを原因づける事象とそれを苦慮する人間とにより初めて成立し、その例外は、死が訪れた時か、ないしそれに近い状態や重篤な意識障害をその症状とするときか、植物人間化した時などであろうが、ここではより一般的な病について考えたいと思う。

当然のことながら「人間の病気」の対処により「病気の人間」は変化する。しかし、風邪一つにせよ、大半の病気への入口は「病気の人間」を通じて語られ、「人間の病気」に対する手当てがなされ、「病気の人間」が安心し喜び、時には不安や不満を抱きながら帰るのであり、それが余りに自明の事実でありすぎるゆえに、もっと「病気の人間」に対する配慮があってしかるべきであろうし、より率直に表現するなら、そうあることを強く願うのである。なぜなら「病気の人間」という修辞や発想に対する個人の好みや反発を問わず病気になった人間は、元来、病気と人間とのからみ合いをもって医療を受けているものなのである。

心理臨床に携わってきた者は、「人間の病気」を扱う義務も、またその資格もなく、常に病気をもつ人間の病気に対する不安・恐れ・絶望・逃避・容認・念慮などに視点をすえ続けているゆえ、この病気がより強いのかもしれない。また、こうした作業の分化が存在するなら、医師は「忙しい」ゆえ、その専門家を雇用すればよいという発想もできうる。しかし医療体系の分化の是非がしきりに問われている現在、こうした類の分化こそ最も慎重であらねばならない。なぜなら、この分化の促進は、人間関係は本質的に互換性を所有していないという主張のみならず、「人間の病気」に関与することのみで十分であるという医学自体が持っている潜在的体質をより保存し、それがさまざまな弊害として現れてくる姿は目に見えるように明らかであり、かつその分化は、何よりも医師自身の人間性を歪曲するだろうといえる。この指摘は、特別な視点をもたずとも、現実を直視するだけで十分理解されるだろう。

こうした類の問題は、また後述されるが、以上に述べた「人間の病気」が〝病〞に対する因果論をその基本に宿しているのに反し、「病気の人間」的接近は、〝病〞に対する現象学的方法論をもった接近法であるといえる。医学は科学である限り、事実は否認されるべきでなく、また、事実の把握は科学である限りある方法論をもって確認されるべきであろう。しかし、ある方法論でもって確認された事実は、その方法論に規定された事実でしかなく、事実そのものとは異なるだろう。

こうした科学的認識におけるいわば定説を認めるなら、〝病気になる〞事実に対する心理、現象学的接近も存在論的接近も可能であり、こうした多角的な「事実」に対する接近が、一つの方法論により確認された事実と、事実そのものとの混合や同化を回避させるのに必要であることも明らかである。

4 「病気の人間」に関する一般的配慮とその具体化の必要性について

以上に述べてきた「人間の病気」に対する配慮の必要性は、いわゆる三分間診療を余儀なくされている所を五分にしなければならないというものではない。

逆に、ダラダラ原則のない対人関係をもったり、盲目的な同情や憐憫の情に駆られたりすることを、われわれは逆転移と呼びその精神療法における治療的意義の吟味に神経を使う。なぜなら、そうした事象の多くは外的事実としては患者の問題を扱っている形を取りながら、内的事実としては治療者自身の無意識的な（故に盲目的な）問題を扱っているにすぎず、結果的には治療者―患者関係を混乱さすことが多いからである。

こうした意味でも、「病気の人間」に対する配慮には、最低限の原則と方法があると思われるがその報告は後に機会を求めたい。

今ここで述べたい一般的な事柄として問題にしたいのは、三分間診療での三分間という時間量の問題ではなく質の問題、すなわち医師・患者を含めた三分間での経験の質の問題である。この質の向上は病気に対する考えを少し拡大するだけでも、ないし心のどこかに「人間の病気」への配慮を潜ませるだけでも、それに無自覚である時と比較すれば著しく異なるだろうことは心理臨床に関する基礎的な実験結果を示さずとも容易に理解されると考える。

〝どうですか？〟〝大変ですね〟〝大丈夫です〟〝心配でしょうね〟といったたった一言の簡明な対応が、「病気の人間」に対して正しく配慮された思いやりや言葉であるほど、その言葉を介して患者は、医師というものにそれまで経験しなかった安堵感や親近感を覚え、また安心して身を任せられ、時にはすがすがしささえ感じるだろうことは、患者になった経験のある者なら幾毎となく経験したことと思える。

報告者は、産業医科大学の建学の精神であるとでもいえる、「上医」の具体的な姿の一つをこのように考えている。

また、このような配慮により確立された医師—患者関係は、「人間の病気」に対するさまざまな医療対処を受け入れやすくし、また、〝病気である〟という事実を率直に認め、受け入れるための強い精神的支えを形成する。またその時の受け入れ方は、患者が無理に「治るため」と自分に言い聞かせたり、事務的にある医療的対処を取る必要を説明され、それに従うときとは本質的に異なるものをもっているだろう。

そしてより重要なことは、このような人間関係はいわゆる「医者ぎらい」を減少させ、手遅れになる事態を減少させることにある。また、このような医師—患者関係は、その水準にもよるが、病気に対し過敏で神経質な患者の病気そのものの治療と共に、病気に対する誤った心的構えの治療を時として可能にする。こうしたときその医師は、次元が浅いかもしれないが、身体の医師であるとともに心の医師でもあったといえないだろうか。

こうした「病気の人間」への配慮は、換言すれば病気を媒介として成立する医師―患者間の人間関係に対する配慮であり、その根本は医師の人間性や「人」に対する情愛、医師であることの自覚など個人的特性に還元されるものであろうが、そこに止まる限り何の事態の発展も認められない。

「病気の人間」に対する配慮はそれなりの具体的な原則と方法論をもつ必要があるし、そこでは、医師―患者関係を客観的に認識するために必要とされる感覚や特有の理論の習得が必要とされる。

こうした時、初めて、医師に求められる人格的徳目が具体性をおびたものとなり、またそれに共感する学生にはその心に形を与え、より明確なものとすることができ、否認する者にはその重要性を再度吟味する機会を与えることになる。

こうした事柄に対し、臨床心理学的知見と方法は必ず意味あるものになると考えている。

5 「人間の病気」に対する心理学ないし臨床心理学的諸問題の概要について

以上に述べてきた事柄は、「人間の病気」に対する基本的、一般的問題であるが、心理学、ないし臨床心理学的な立場から見ると、もっと細分化されてくるので、ここではそれらの問題についてその概要を示したいと思う。

「病気の人間」を中心にすえ、そこから〝病〟を把握する方法論は〝病〟の心理ないし現象学的接近であることは以前にのべた。こうした立場で病を考えたとき、その中心課題は、病気に対する人間の心的反応の多様性と独自性の理解と対処であるといえる。

同じ病気でも患者の立場により意味が異なるであろう。七〇歳と二〇歳の女性が類似した病因により子宮を摘出したとき、各々の〝病〟のもつ意味は異なるだろう。こうしたとき病の人間に対してもつ意味を中心にした分類が可能であるし必要でもある。そこでは医学一般における病理学的類型でのものとは著しく異なり出産とある種の手術は同一類型に入る。なぜなら、その事態の患者に対して持っている意味とそこで予想される心理的反応と対応は類似しているからである。病気のもつ心理的圧力を基準にした〝病〟の整理とそこに共通する心的反応の特長と構造、およびそれに対する適切な配慮に関する研究は、病に対する人間の心的反応の多様性の整理に役立つ。

また、人間の病気に対する心的反応の障害も多様である。その最も軽いのは人間が病気に対してもつ本来的な不安や恐怖で、誰が聞いても了解のつく内容や訴え方をするものと思われ、ついで、いわゆる心配しすぎ癖のある者らが挙げられ、こうした反応は頻度から見ると圧倒的に多い。これに続いて、ある性格傾向の一端として病気に対し特有の反応を示すものがあり、病気に対する不安、念慮自体が病気そのものと深く対応している者やある精神力動の異常で病気そのものが発生していると考えられる者があり、客観的に病気の所在が確認され難いが本人がその所在を主張する者などが続くものと思われる。

この記述順位は、ほぼ、精神病理力動から考えた病気に対する人間の心的反応の障害水準と対応していると思われる。そしてこの反応障害の源は患者の生活史によって育まれてきた性格構造と深く対応していることはいうまでもない。このような心的反応の障害水準と患者の生育歴、生活史から生まれた性格構造との対応は、病気に対する患者の心的反応の独自性を理解するための基本的な枠組みとなりえる。また、こうした知識や理解の重要性は、病気のもつ圧力による心の異常反応を未然に防ぐ有力な手だてとなりうることにある。

報告者は、癌の疑いで片方の乳房を切除した三〇歳の未婚の女性が精神的混乱を招き入院し、その精神療法を担当した。今ここでその細かい紹介も切除にいたる事実経過も述べられないが、患者の訴えを聞きながらつくづく、「病気の人間」へのわずかな配慮でもなされておればこうした事態は未然に防げたのにと臍を噛む思いをしたことがあった。

彼女は幸いにも、元来精神的には強い人であったため、約四ヵ月で退院に至ったが、彼女の話を要約すれば、

〝話相手が欲しいときには病院に行けない、話すことがなくならないと病院には行けなかった〟と何度も繰り返し、〝あの時、細かいことがはっきり聞けたらこんなにならなかった〟と述べたことにつきる。また彼女の主張は、臨床心理学的観点からみても、かなり妥当性があるように思えた。

「人間の病気」のみを考えたとき、「××日に来て下さい、切りますから」でよく、「××日くらいまでに結果が出ますので来て下さい」でよく、いろいろな事情があるなら「一日でも早い方がよい」のである。あえて「病気の人間」が加味されるとするなら、結果が悪いとき、真偽おりまぜて説明される程度であろう。

しかし「病気の人間」が、この過程を歩み通すには強い不安・恐れ・心配がつきまとう。癌であることを心配し、かつ女性でもある彼女のばあい、こうした心的圧力に、女性であることを証明する身体的な所在を失うことの圧力も加わる。

こうしたことにいちいち構っておられない事情はわかるが、出来うる範囲で構うべきである。もし病院が、彼女のような〝いろいろ話をして聞きたいこと〟があれば、それが病的でない限り、聞き、確認する窓口や機会を与え、患者にその所在を知らしむべきである。

彼女のばあい、どの程度切り、後はどうなるのか質問を忘れ、また説明もされなかった。彼女は家族に聞き、「病院に聞け」といわれ、しかし病院の「××日に来て下さい、その時切りますから」を文字通り考え、切るために行く以外に用件はないというふうに考えていた。その後電話する勇気もなく来院してから確認しようと決意し、受診したが、来たので切りましょう、と言われ、その時、〝大したことはない〟と説明され、彼女はしこりを取る切開と思いこんでいたところ、気がつけば切除であった。彼女は驚き、ついで「××日の検査」の結果は「何でもなく」何でもないならなぜ切り取ったかを何度も確認したが、あまり丁寧な対応をしてくれず、怒りを押え続け、精神科に入院に至った。

上の例に限らず、こうしたばあい、〝切る〟に至るまでが大変であり、精神的には病院を最も必要とし、精神的にすでに病院が必要でない時、〝切り〟に行き、検査の結果が判明するまでの最も心配なとき病院に行くことは病院の用件にそわない。また結果を聞き釈然としないで再度精神的に必要であるとき、病院は何も来いとは言ってくれないのである。そしてこの傾向は極めて一般的であるといえる。患者はこの時あえて電話か直接来院してそれらの事を確認しようとするが、あの多忙な様子を見て、聞きたいことの二の句が出ない。そうしたとき、たとえ五分でもよい静かな部屋で事情のわかる人と話ができれば、どれほど患者や家族が安心できるだろうかと思うのは私一人では決してないと思う。医療技術の細分化と人間の問題が語られる時、なぜ、このような皮肉な事態が生じているのか不思議のようにさえ思える。また、このことは、現在の医学といえども、いかに「病気の人間」にまで手が届かないかを示すすごく一部であり、その事例に類似したものを列挙すればいとまがない。

6 「人間の病気」と「病気の人間」という対比的表現における心身相関について

以上、〝病〟を構成する基本的事象とそれに対応する二つの接近法、およびそこから派生する諸問題を述べてきた。それらの主張の骨子を形成するものは、精神身体医学ないし心身医学と呼ばれるものの基本的概念である「心身相関」の修辞学的展開に他ならないと考えるむきもあると思われるので、それに関する事柄について述べたい。

報告者は過去、頻繁に、人間は心身相関的存在であるという意見を見聞きしたことがある。しかし心理臨床に従事し、時が超過するほど、そうした説明に疑問が深まった。病気になった人間の諸様相を眺め続けたときに感じる独特の重たさは、人間は心身相関的であるという抽象的概念で被いつくせない。なぜなら、人間は心身相関的でもあるし、時には心身相反的でもあり、心身相克的でもあり、離脱的でもあり、また超越的でさえある。「相関」をどのように考えるかにもよるが健全な肉体に健全な精神が宿ることも強い事実である反面、不健全な肉体にこそ健全な精神が宿るという結論を、ばあいによっては共感をもって認めざるを得ないことも多い。そうした時の患者は、心身の相関的事実に挑戦し続け、身体と病気を超えようと試み続ける。本論でいう「病気の人間」とはそういう類の人間そのものを示しており、かつまた極めて全体的な事柄を示している。

現在において、心身の絡み合いについて否定する者はいないだろうが、心身相関という概念は余りに説明として用いすぎられたような印象が強い。また、それは、心身医学という新しい分野とその治療を行う専門診療科を作成せしめたが、遂に、それで医療における心の扱いが発展したという常識を形成しているとすればそれは一種の錯覚のように思えてならない。なぜなら、そこでは、心身相関的事実とその扱いを混同しているからである。病気が変化すれば心も変化し、心が変化すれば病気も変化することもあるという事実をマクロな意味で心身相関的であるとするなら、その事実をもった人間をいかに医療的実践において総合的に対処してゆくかが問題であると考える。

表現が重複するが、患者の大多数は心身症でもなく、病気についていろいろな感情を抱いている者であり、医師は何科にあっても、その好みを問わず患者に出会う限り「人間の病気」と「病気の人間」に関与せざるを得ない。それは、患者は常にそうした関与をしている存在であるためである。

7　む　す　び

医学教育における人間の問題

医学は人間の生命を守るという大きな目的のために発展し、その進歩に対する社会の希求もより切実である。かつまた、医学的対処は、大部分が身体的反応として即物的な現れ方をするがゆえに、より注意深く、確実なものが希望されるのも当然である。

医学生の養成において、こうした事情から、基本的に習熟しなければならない「人間の病気」についてのミニマム・エッセンスが他の学問分野に比較して膨大であることも十分理解できる。また医療技術が日進月歩する現在においては、とくにそうであろう。

しかし根本的なことは、こうした諸々の必要性を支え、動機づけている基本的動因は、その対象が「人間」だからである。それが他の対象であれば事情は少し異なるであろう。

この推定が正しいとするならば〝医学とは「病」を通じて人間尊重を実行する方法論をもった学問である〟と定義づけされるし報告者はそう考えてもいる。

この定義に従えば、〝病〟を通じて人間を尊重するさまざまな方法があってしかるべきであろうし、この本意がどこでどうつまずいたのか、首を傾げたくなることも多い。

「人間尊重」なるがゆえに膨大になる「病気」についての知識と対応が、それが余りに「人間の病気」についてのものでありすぎるためか、心ならずも「人間の病気」についての専門的知識と対応の習得で十分であるという精神的風土と一つの伝統を作りあげ、それに感染しすぎた者は、病気をみること、ないしみられることが自分の特殊技能であり、それだけが職分であるという意識を形成してきたのでないだろうか。

時にして出会う、「みてやっているのだから余計なことは言わんでよい」といった姿勢が前面に出すぎたような医師の、あの肥大した自意識を目前にしたとき、元来あるべき本質は消えうせ、残るのは、自分は医師であるという社会的事実に対する甘え切った幼児的依存心と恣意的幻想以外に何が残るだろうかとさえ感じられる。そこでは医師であることの価値の大半は、社会の「生命を大事にしたい」という切実な希求により形成されているという事実認識さえ欠落している。このようなとき、その医師の能力や資質という個人的特性の問題もあるが、反面、大学教育の問題でもある。望むらくは、本学からこういう類の卒業生が誰一人として出ないことを願ってやまない。なぜなら、それがたぶん、社会のもっている最も「求められない医師像」であるように思え、医学生教育においては、細心の注意を払う必要のある人格像でもあると思えるからである。

「人間の病気」のみにしか関与をしない姿は、あたかも家屋の建築のさい、家の内部の整備や体裁だけに没頭し、気がついてみれば外と出入りする戸口がなかった話にたとえられる。家は外から見て、内から見て始めてその全体が把握されうる。外に出られる所を作っておかねばその人も窮屈で仕方がないのではあるまいか。

【付記】

なお本論では冒頭に示された主旨のため、細かい字句的引用は行われなかったが、以下の文献に示唆される所が大きかったので、参考文献として記入する。

加えて、本論作成にあたり、いろいろな意味で配慮を頂いた産業医科大学哲学科本多正昭、精神科阿部和彦両教授と堤病院堤成基、南小倉病院矢内伸夫両院長にこの場を借り、感謝の意を示す。

文献

Boss, M. *Körperliches Kranksein als Folge Seelischer Gleichgewichtsstörungen.* Haus Huber, Bern, 1956.（ボス・M『心身医学入門』三好郁夫訳、みすず書房、一九六二）

Hussel, E. *Die Idee der Phänomenologie.* Martinus Mijohoff Hagg, 1950.（フッサール・E『現象学の理念』立松弘孝訳、みすず書房、一九六五）

Jaspers, K. *Allgemine Psychopathologie,* 1952.（ヤスペルス・K『精神病理学総論』内村祐之他訳、岩波書店、一九五三）

河合隼雄「「受容」と「対決」について」『臨床心理事例研究――京都大学教育学部心理教育相談室紀要――』三巻、一九六七、一六四―一六八頁

Osgood, C. E., Suci, G. I. & Taunenbaum, D. H. *The mesurement of meaning.* Illinois Univ, 1957, pp. 2-4.

澤潟久敬『医学概論　第一部　科学について』誠信書房、一九六五

（初出：『産業医科大学雑誌』一巻二号、一九七九）

追想

これは産業医科大学に赴任して、何とか自分の教室の存在理由を明確にしようとして書いたものだとはっきり覚えています。この論文を読み、当時病院長という重職にあったにもかかわらず、役職を離れてひどく気が合った鈴木秀郎先生には当時は誰もいない酒の場では失礼ながら「ヒデさん」とか、時には「おいこら、ヒデ！」と呼ばせていただいていましたが、その先生から「お前、患者の味方ばかりして他のことは何もせんのう」と酒を飲みながら、言われたことをいまだに思い出します。

また当時、金曜日の精神療法外来が大隈紘子先生（現大分県精神保健福祉センター所長）や本学医学部の卒業生や院生やこの分野に興味をもたれていた安松聖高先生（現福岡聖恵病院院長）や他の研修医の先生方各位の精神科医の方々と、三村保子先生（現西南女学院教授）、九大の院生六名くらいと、私を含め合わせて一〇名内外のスタッフで一二時から一七時までの間に多くの外来の来院者をこなしていたときで、臨床家として最も多忙でありながらもスタッフ相互が気が合い楽しかった時でもありました。それが大隈先生が事情で援助できなくなった時くらいを境にあまりに来院者が多い反面、受け皿として随分無理が生じたので、縮小に縮小をして今に至っています。

あの時は本当に目まぐるしい程の仕事盛りで、当時のスタッフといまだに同窓会をしています。安松先生など、「あの時が忘れられないので天神に同じようなことができるクリニックを作ろうと思う」とのことでしたし、事実もう作ったらしいのですが、私は、多忙でもないのに何だかんだ言ってまだ見に行っておりません。

催眠分析とイメージ

——身・心イメージによる心の「整理」と「置いておくこと」について——

催眠分析とイメージ、という大きなユニットでの話題提供を求められたとき、報告者なりに分析的な治療面接の中で起こる視覚イメージ（Imagery）を比較的多く扱ってきている関係上、そうした話題提供をまず考えた。しかしこの類の話題は、すでに数多く報告されているようなので、この際、少々異なったイメージ、すなわち視覚イメージと比較して何らかの意味でより現実性を伴った、心や身体のその時の〝感じ〟これは広義のイメージと考えられうるがそれらを媒介にして、患者を混乱せしめているいろいろな問題を「整理」し、「置いておくこと」の治療方法論を最近考え、試行し、かなりの効用が認められているように思えるので、ここではその方法について症例的に報告させて頂く。

1　症　例

二五歳、男性で、生活・家族歴に関する特記事項として、幼少時に両親を亡くしたこと。その後親類を義母として育ち、幼少時より一貫して「育てやすい、人に好かれる子で、頼まれると嫌とはいえない、親に心配のかけないいい子」（父・母談）であったこと、などが挙げられ、高校時代もクラブの責任者として活動していた様子であった。

高卒後、人の役に立つ職を求め、福祉関係の職につき、「熱心でまじめな職員」（上司談）として勤務していたが、昭和××年の転勤後、約二年間に計約一〇回、脚気、喘息、座骨神経痛らのため入退院を繰り返し、心療内科受診を勧められたりもしたが、上記身体症状とほぼ alternative に、「二人の自分がケンカをする声が聞こえる。イライラしたりまた極端に気分がめいる」などの精神症状を示し、昭和××年末、出勤後年休をとり早退後、睡眠剤ビン二分の一（服用量不明）服用、自殺未遂後、報告者の関係する病院精神科受診となり、非定型精神病ないし境界線症例とされたものである。

2　治療過程の概要

本症例は当初約一ヵ月間、B医師による薬物療法（Sulpriride 200mg, 2Tabs, 朝食前、Hirnamin 5mg, 2Tabs, 夕食前、処方不変）のために約一〇回の短い面接が持たれ、「胸が痛んで死にそうだ、頭の中にドッと声が入る」など訴えていたが、声はじょじょに消失し、B医師が復職を勧め、それに従って勤めだしたものの、うつ気分、不安感はかなり強く残り、出勤開始五日後、B医師より「本症例の核にかなり Humanistic な問題が感じられる」ゆえ、精神療法との併用治療を求められ、受理したケースである。

治療面接の概要

初回面接時、患者は報告者には「自分の心が自分のもののように思われない。自分は別の人間になったようだ」など depersonal な訴えとうつ気分を相当強く訴える反面、B医師には「活力が出た、出勤はがんばる」など、やや Splitting を思わす言動が認められた。

当初、報告者は、本症例の生活史に一貫して認められる、良い子、好かれる子、嫌といえない子、の背後に感じられるもの、すなわち、良い子でなければ見捨てられてしまう分離不安、すなわち、良い子（good）、悪い子（bad）の splitting → good 部分にのみ生きる splitting defense のある成功（人に嫌と言えないお人好し、好かれる子）→ pseudo な、いわばカッコ付の「自主独立路線」（まじめな学生、熱心で優秀な職員）→転勤による bad の部分の活性化＝defense の崩壊→二人の声、喘息らの精神・身体症状の出現といった大筋を立て、こうしたものを内容分析的に、ブリーフな形で、薬物の助力も得て、まとめてゆく方針を取った。

続く、二、三回の面接で、上述した本症例発症における力動的な仮説が裏づけられる（あるいは裏づけられすぎる？）発現が、生育歴、転勤時の心情、その後の発症など全般において認められたが、治療者が、「あなたにとり病気が恋人で奥さんは変人のようですね」とか「今の自分も片寄りすぎ、今の自分も片寄りすぎ？」とかの解釈めいたことをフッと述べたその内容を的確に、かつ即座にとり入れ、「結局自分は、周りの支えや期待のレールの上を走っていただけかもしれない」など、一見洞察とも考えられることを述べかけた。

こうした傾向に対し、治療者は、洞察的表現の出現に対するある種の手ごたえを感じる反面、早すぎるその出現と治療者の発言に対する性格防衛的なとり入れ（治療者と一体化することによる分離不安への防衛）に対するためらいが混然としていたし、仮に洞察的要因を認めたにせよ、これらは desparate な形で進行しやすいことへの危惧の念もあったが、結果的には、治療者の発言を取り入れるほど、自らの「性格の弱さ」が露出し、「話したい、けど話すと変わるのが苦しい」といった苦境に立つことになり、治療も非言語的な自律訓練を取り入れた形になりかけた。

未遂事故

以上の経過を辿り、三セッション（自律訓練教示日）終了日の夜半に、当時投薬されていた薬をプールしたものを服用し一見未遂事故のような行動を起こしたが、服用量のため一日入院して退院。また、遺書らしきものも残していた。

この未遂事故の原因に関し、報告者は、一つは、受診当初の復職勧告と復職による外的現実への直面に加え、精神療法における治療者の発言の過度な取り入れ→内的現実としての性格の弱さの露呈、により、それまでの「病人」であることの逃げ場を内・外的に取りあげた結果と思われた。

以上から、休職を許可する一方、未遂の手段となり得る薬物投与の停止、精神療法の一本化と、それが無理な場合の入院処置、などの方針を定めた上、治療面接が再開された。

続く四、五回の面接では、入院・外来の自発的選択を求めた時の入院の拒否（なぜなら自分の性格、根性の問題）や「最近、友達に見放されるような夢が多い」など述べながら「今思うと期待（他人の）をバネにした人形のような人間だった、けどわかっても心は動かない」「人に甘えたい、けど、どう甘えてよいかわからない。人が受け入れようとすると自分が嫌になる。それが重荷になり、またイライラして人に当たる、また嫌になる、この繰り返し」、「考えることを止めてもきつい（疲れる）、考えてもきつい、考えまいとしても自分の欠点が頭に浮かぶ」など自罰的な堂々めぐりが目立った。

身・心イメージによる心の「整理」と「置いておくこと」の試み

以上のような経過を辿り、八セッションあたりで「昔の友人が出てきて、やはり置いてきぼりにされる夢」を夢見時に喘息発作様の胸痛を伴うことが報告された。そこで報告者は、仮にこの患者が直面しているさまざまな感情、思考的混乱を彼自身が実感できる身体感覚を利用して、それらを整理し、置いておくことが可能なら、いわゆる自我の健康部分が活性化し、治療的進展が望めないだろうかと考え、以下のような手続きを取った。

（1）軽い Relax と身・心イメージの弁別的確認

閉眼後、深呼吸の繰り返しによる軽い身体的なRelaxの後、今の身体の感じを確認すると「しめつけられるようだ」と述べ、心の感じとして「物うい感じ」との表現が得られ、二つの感じ方のあることを確認した。

（2） 患者自身による「問題」の選択とそれから受ける心的イメージにより同値な身体イメージの形成

身・心イメージの確認後、患者が抱えているいろいろな問題のうちの一つを心の中で選ぶよう教示し、選ばれた問題全体の感じにより近い感じを身体の感じとして感受するよう教示し、「身体で問題を上手に表現できる」まで繰り返した結果、問題一として「職場の件、転勤がないこと」が選ばれ、対応する身体感覚として「胃が重い、吐き気がする」などが報告された。

（3） 身体イメージに、よりfitしたLabelingとそれを「見出し」にした整理棚へ問題を納めること

身体イメージの形成後、それに最も似合った言葉を「身体イメージからの訴えを心の中で受けとる」ような受身的態度で受け最もfitしたもの一つを選び出した結果、前述の、胃の重さ、吐き気のLabelingとして「嫌悪感」が選ばれ、身体イメージとの十分な対応性を確認した後、「心の中には皆整理箱のようなものを持っており、そこに嫌悪感という見出しをつけて一応納めておく」よう教示し、収納後、次の別な問題をまた一つ選ぶよう教示をした。

このような結果、別の問題二として「上役と話したくないこと」が選ばれ、身体イメージ「肩がこった感じ」、「不安」という見出しをつけた別の段（棚）への収納。残る問題三として「現在疲れていること」↓「身体全体が重い」身体イメージ↓見出しとして「奇妙な気持ち」。まだ残る問題として「置いてけぼりにされた気持ち」↓身体イメージ「胸の痛み」、Labelingとして「つれってくれ」などが報告され、各問題が別々の整理棚をもつ整理箱に収められた。

（4） 収納された問題の順位づけと整理箱を遠くの方に「置いておくこと」

以上の問題の重さの順位づけを患者自身により行うと、①嫌悪感、②つれてって、③不安、④奇妙な感じ、の

順であり、その順に整理箱を収納し、それを「できるだけ心の遠くに置いておく」よう教示し、かつ、その箱には、患者にとり、「危険な物がいっぱいつまっているゆえ、次回まで絶対一人で開けないよう」約束し、かつ今の状態では、この「置いておくこと」の必要性、治療的意義を簡単に説明した。

その後の治療的展開

上述セッションで患者は整理箱を開けることを拒否し、かつ歯痛のため「かえってこの方法がいろいろ考えなくて楽だ」と笑って語り、続く面接でも箱は開けず、別の問題収納のための整理棚を求め、「人にうまく甘えられない」問題と身体イメージ、「なぐりつけたい全身の緊張」を見出し、「意味のない復讐」などを別棚の整理棚に収納していた頃より患者の発言にリアリティがつきかけた。

すなわち、「今まで考えに押しつぶされていた。少し考えが変わった、ボチボチ働いてみてその中で考える方がかえって楽だ」など述べ、自発的に出勤を始め、出勤五日目の面接では、「職場で嫌なことがあれば、何でも整理箱に入れるようにしていると自分の気持ちを距離を置いて見れるようになった」など語り、以後、「整理箱はゴミ箱のようなものに変わった」と述べ、面接も月に一度の経過報告を主としたものになり、以後現在までの約七ヵ月間、特記すべき精神、身体症状はなく出勤を続け、経過は良好のようである。

（初出：『催眠学研究』二六巻一号、一九八一）

追想

ずっと心の中で泣いてきたということがよくわかるような涙を一杯ためたような大きなつぶらな瞳の方でした。その瞳は今から思うと「何とかしたい、何とかしてよ」と訴えているようでもありました。この患者さんの、「焦り」とも言える「何とかしたい」という気持ちといかに早く手を結び、いかにそれに上手に方法として「形」を与え、少しそれに振りまわされずに居れるかという内的作業が患者さんの身体の感じとしてまでわかるかが大きな治療的テーマであることを教えてもらった方でもありました。

このケースは時あるごとに所々の論文に引用されていますが、よほど自分にとり新しい「何か」を与えてくれたケースだったのでしょう。このケースがきっかけで、私は患者さんが自分の心中を語ることより語らないで保存しておくプロセスの中に治療的意義を考えるようになり、それは私にとり、新しい眼が開いた感じでした。この発想が『迷う心の「整理学」』講談社現代新書（一九九九年）の執筆の必要性に発展していきました。当時、分析的発想の治療的不毛性？ばかり前田重治先生に話していたのですが、「たまには正式な分析の勉強をしなさい」ということで次に示すメラニー・クラインの翻訳の機会を与えられました。

メラニー・クラインの翻訳からの収穫
――分析理論との擦り合わせから産出した持論の芽生え――

前田重治先生より『メラニー・クライン著作集』（誠信書房）の一部の翻訳を持ちかけられたころ、神田橋先生から「自分が生理的に嫌だと思ったり、心の中で馬鹿にして手もつけようとしない本を敢えて時々読むことは必ず何かの勉強になるね」というコメントをいただいたことがありました。当時私は「そんなものかな」くらいにしかわかっていませんでした。しかし、そのコメントが頭をかすめてこの仕事を受けさせて頂く契機となった確かなイメージが今でもあります。そして、その意味がこの翻訳を通じて私なりの体験に基づいた理解となったので、その辺りを記述する方が、訳文自体の掲載より大切と思われたので、ここではそうします。

当時、私が分析学に反論を唱えたかった部分を、ここで細かく理論的にまとめ切れませんが、それらは、分析学が大枠として持っている理論とその臨床結果を「治療」論として考えたところから発生したものでした。例えばその一つは分析学において、やたらに患者さんの問題を「転移」という概念で二者関係の問題として考え、その上、転移神経症という現象が起こることを是とする論理があります。しかし、この考え方は、私には治療的に観て無限に感じて深められる二者関係を極めて視野狭窄にさせ、当初から「転移」という色メガネで関係を見てしまう見方から発生する諸々の患者―治療者関係の好ましくない概念的な束縛関係の発生などの懸念がついて回るものでした。むろん、私なりの分析学に対する色メガネの部分を含めてですが、私の臨床経験では「転移」という概念を持ち出す関係自体、相互に尊重し合い、相互に何か確認し合って共有しているという私から見て好ましい関係から見ると、それ自体が「問題」であるという見方は今もあまり変化していません。

また、転移神経症になるプロセスは患者さんにとり、「悪化さす」プロセスの方法とも考えられ、それを回復させる方法論について、それほど細かい記述は見られなかったということです。すなわち、短絡的に述べると「悪くする方法の記述があり、よくする方法の考察に欠けている」点です。そして、あえて人の適応構造を無意識の防衛と考え、それを自由連想的に「何でも話すこと」の勧めにより、「洞察」に到ると患者さんは「自我が強化」され改善していくという基本的な仮説のもつ、人の心の言語主義的・主知主義的ロマンティシズムとも言うべき頑なさと私の非主知主義的・自然主義的人間観の相反とも言えるものでした。

これらの点は本書の所々に記述していますが、私は人の理念は全く自由で、その理念についての論争は不毛である事はよく知っているつもりです。極端に喩えるなら「万物の元素は水である」という理念とか、その他の諸々のジンクスなどです。それゆえ、「人の心は無意識が大部分である」とか「それは理解される方が好ましい」というのは理念であり、その事についての議論は不毛というよりいたずらに消耗さすものであります。しかし各自の理念にのっとって出てくる現象なり、事実なり、結果についての議論はやや生産的と思われます。私は理念にのっとった経過と事実についての反論からその理念への問い正しを自らに、また時には他の方に常に行うように心掛けていました。

精神分析学に限らないのですが、われわれは心の防衛メカニズムとして、抑圧とか反動形成といった概念を学びます。そしてその多くはその結果としてある症状が出るのであるから、その防衛メカニズムを症状の原因として何とかしようと考えがちです。すると患者さんにとり都合が悪いことに、その読みが時として適切であるほど、そのメカニズムが治療者、患者双方にとり正しく思えてその念を深め、その点からでしか患者さんを理解出来ないという、私にはとても危険と思われる確信的で一面的な見方と関係が成立してきます。それはいわゆる欠点探し、アラ探し、個体を暴くことやいたずらに患者さんの変化を求めようとする働きにさえなりかねます。

しかし、よく考えると、そもそもこの「防衛」という大きな概念は、正確に言うと人が「自分の心が乱されて混乱しないように防衛する」という、個人にとり、文字通り、内心のさらなる混乱を防衛するという、極めて「健全」な気持ちの表れでもあり、そのように考えるとその防衛を除去ないし否定する考え方は患者さんにとりより混乱を強化するということになりかねます。これらは臨床的事実として、制圧の強い方に自由連想的態度を勧め、かつ早期に深い解釈を入れると、時として急性精神病様的反応を一時期起こすことや、心を閉ざしている方が一念発起して何もかも話した後、状態が悪化するという、いわば「話すことの副作用」は、この防衛の急な変容なり除外の企てに起因するものと推定できます。このような点を再確認するため、翻訳担当文に自我が脆弱であると言われる精神病水準の患者について述べた「精神病の精神分析」という章を選ばせて頂いたのです。

私の精神療法における防衛論は上述しましたが、それを治療方法的に定義すれば「防衛とはある個体が昔から身に付けている、いわばその個人が既に達成できている心の混乱に対する工夫であり、それはすでにその個体の潜在能力として身についているもので、それらは〈能力〉とさえ考えられるゆえ、それをどのように治療的に支持するなり意識化して、よりその防衛〈能力〉を洗練し、社会的に通用するものにするか」という点では、ひどく明確でありました。例えば、メモを持って話す方には「もう少し細かいメモを持ち込んでも良い」とか、上手に気持ちを話せない方には「話さないで何か別の作業をしよう」とかです。そのほうが結局メモを必要としなくなったり、いろいろボチボチ話し出すことに臨床的事実としては近づくように思えてなりませんし、副作用も極めて低下します。

上述の要件は、もう少し延長するとあの有名な甘えの問題に例えるとわかりやすいと思います。われわれ日本人の特性としてよく言われる「甘えたいけど甘えられない」という葛藤や甘えの抑制（抑圧？）なども、元来われわれ日本人は、その葛藤なり抑制などを「慎ましやか」とか「弁《わきま》え」という生きる美学にまで発展させてきている事実を見てもよくわかります。そこには「できたら人に頼らず傷つかないで慎ましく生きたい」という極めて健全な願いを感じることは容易です。その時、その人の「慎ましやかさ」をどう長所として取り上げそれを発展させ、症状の軽化を試みるかというのが私の治療面接論のテーマとも言えます。

またよく問題になる「攻撃性」の取り扱いについても、「怒る」気持ちの表出の是非より、怒りのもう一つ底にある、「きちんとわかって欲しい」とか「本当はよくわかり合った人生を過ごしたい」という「願い」に私は着目します。患者さんのこの願いの自覚の深さはほぼ症状の軽化と相関しているからです。また怒っている自分より「×××を願っている自分」という自覚は、数え切れないメリットをもたらします。私は怒りにはカバーリングして、その底の願いにはアンカバーリングしているようです。

このように抑圧とかの多くの「防衛」と言われる機制が働くともっと深い底辺には、「あまり他人に波風が立てられないように静かに生きたい」とか「自分なりの生き方であまり自他を傷つけないような人生を送りたい」という極めて健全な「願い」があり、その願いに少しでも自覚し近づけると症状は低下するだろうという仮説と事実の積み重ねが私の臨床です。具体的に言えば、「人目が気になる」と言う方に能力をつけて考えてもらうと、そのおかげで「事態を慎重に眺めて傷つかない」メリットが発見できたとします。そして、そのメリットの底流には「できるだけ静かにマイペースで生きたい」という強い願いが自覚できるなら、その願望に身をゆだねることができる可能性やピンポイントが発見できます。すると、「人目が気になる」症状は「できるだけ静かに生きたいという願いを持った私」となり低下してきます。これらの要件は別冊に改めて示さなければならないほど多様な理論と結合していきます。

このような私の考えと反する事象が考察されているだろうとの予想の下で翻訳の作業を開始しましたが、この訳文の最後あたりに、「私は、子ども時代に発症するような精神病一般の概念、特に分裂病の概念は拡大されるべきだとの結論に達し、そこで、子どもの分析家の主たる課題の一つは子どもの精神病を発見し治療することである、と考えている。こうして得られた理論的知識は、疑いもなく精神病の構造理解に対する価値ある貢献となるであろう」という記述がありました。そこには子どもの治療の細部には触れていませんが、私にはある個体の症状を昔から身についた生体の生きる工夫としての能力として見るには子どもの時の方が見やすいと理解しました。例えば、訳文中に出てくる常同行為としての「おまわりさんごっこ」などです。そこには、この「ごっこ遊び」を当人が身につけている防衛能力とでも換言して良い多様な記述が認められます。そして、クラインはある患者の過去や子どもの防衛を理解することは成人の防衛（能力）の理解に不可欠であると述べたげでもありました。私はそのように分析学を活用するのは上述の持論と照らし合わせてみて、とてもOKのように思われました。仮に、クライン派がフロイトと異なる大きな点は、「自我の強さを」、「自体感」というような、今そこにある患者さんが自分の心の生きようとする心の底流に着眼したところにあると、この翻訳作業から知り始めたようです。まだまだ多様な要件がありますが、私のクラインの翻訳作業は私なりの分析学の色メガネを随分修正してくれることに役立ちました。

そして、ある個体が昔より悩んでいたその悩み方は、問題への「対処の仕方」とも言え、それらは患者さんが既に持っている「工夫能力」とも換言でき、肝要な治療的作業は、その能力により得られる何かの精神的安定化能力とその底に流れる患者さんの「願い」や「生きる願望」を自覚し、それを生きるジャイロに出来るように細かく発掘し、工夫することであるということがこの翻訳の後になり改めて明確になる契機となりました。そして、それらは拡大して体験過程療法の主旨である概念の「使い方」の問題とも重なってきました。そこでは、分析概念や理論枠の是非でなく、その利用や活用の仕方の是非についての問題であるとも考えるようになりました。

文献

クライン・M「精神病の精神療法」『子どもの心的発達』(メラニー・クライン著作集1)小此木啓吾他監修、誠信書房、一九八三

(書き下ろし、二〇〇六)

Self help とその内省をめぐる新しい精神療法の試み

まえがき

以下の報告書のような文章は日本心身医学会の九州地区大会を催すということで、その時、大会委員長をした産業医科大学産婦人科岡村靖教授よりプログラムなどの企画の相談を受けたときのものです。その時くらいから、やや明確になってきた私のこの発想と方法は従来になく心身症にも有効で面白いから特別講演の枠を作るということでした。本論はその発表のレジメです。その時の司会は琉球大学医学部の公衆衛生関係の基礎講座の教授（全く失礼なことですが失念してしまいましたし、資料も手元に残っておりません）でした。

その方が私の報告をしきりに頷きながら聞いておられたようで、また質問の内容は忘れましたが、思いがけず多くの方から質問があった記憶があります。この発表後、ある方から、この発表レジメの「海賊版が出回っているらしいよ」との話を聞きました。その後、確かに各方面からこの方法や考えについての問い合わせが多くなり、コピーをして送り続けましたが、とても手間がかかるので、後に講談社新書版から一冊の本にまとめるきっかけとなりました。この資料はとても努力して作成したので、医学用語や表現などはわかりにくい所もあるとは思いますが私にとり重要な報告とその後の反応でしたので本論に入れました。またとても私にとり印象深い症例もあり、ここでは概要しか述べていませんがその細部は本書の別の論文にも示しています。

1　はじめに

報告者は、以前よりいわゆる心身症をはじめさまざまな精神症状（患者が今最も困っていること、気になること、以下問題と同義）に対する患者の適切（治療的）な努力ないし内省のあり方を患者と共に発見するという観点より精神療法を行ってきた。すなわち、患者が自己の症状に対し、どのように接し、構え、心的努力を払うことが治療的、自己援助的（Self help）であるかについてであり、これが本報告の目的である。

2　方法の特色

こういった症状は、多くの場合患者にとりどうしようもないものと感じられるが、このどうしようもない症状（問題）の核は、どうしようもないことやその内容でなく、どうしようもない事柄をめぐる特有の感じ（例：ソワソワするとか、嫌な感じ等）であり、これは身体感覚で感受されるものである。この方法の特色は、ある問題が身体に感じさすものの重視、すわなち心と身が未だ未分化な問題の感じ、ないし身体の感じとか問題のイメージとかを重視することがこの方法の特色（例：心の問題体操、症例後述）である。他の特色として、症状や問題をある理論的な枠組みからみて、それが何かが達成されていない負の状態とみるのでなく、症状それ自体が患者が生きようとするあがきとみることである。このあがきの苦しさはなぜかどこからきたかという発想より、どんなあがき方をすれば少し楽にあがけるかと発想するところにある。

また、われわれは時として患者に「気にするな」「気のせいだ」と説明する。これは患者が少し楽にあがける治療的作業である。通常いわゆる健康な人はどうしようもない問題（の感じ）を上手に忘れたり、気分転換ができたり、それはそれと区分し、カッコでくくり、別の体験の侵入を防止する能力がある（回避能力、自己援助的内省能力）。われわれの接する患者はこの能力が弱化し、またいろいろな工夫をしていない。これらの能力の育成を目的とした援助方法の概要、原則、要点は以下の通りである。

3　方法の概要

ⓐ何に困っているのか？（問題の内容の整理、問題の地図作り）⬇ⓑそれをどう困っているのか？（not why but how の原則）⬇ⓒその身体の感じはどうか？（「感じ」の重視、具体性の原則）時によればⓒその身体の姿勢はどんなか？⬇ⓓ仮に何かあれば？（自己援助的内省の重視、努力目標の発見）⬇ⓔそれが少し楽になるか（努力目標の工夫とその実践の原則）。

またⓓ自己援助的内省やその努力に関する方法についてまとめれば以下のごとくになる。

4　症例報告

●症例1　「視野の中に入り込んでくる他人」から遠のく工夫、努力及びその内省をめぐって

患者：H・F　一六歳　♂

H・K　①物の見え方が人と違う（視野周辺部が見えすぎる）。眼科受診⬇OB。②授業中横が見え、見まいとして下向き、背が丸まり、肩腰が痛む。③絶望的で病弱になった。

F・H、L・Hでは、元来甘えっ子（末っ子）で内向的、几帳面、規則正しいとのことで、特に強迫的症状は

↑軽症 重症↓	↑即時的関係↓↑対他的関係↓↑治療構想における関係↓	① それを心の中のゴミ箱のようなものにそっと入れておく努力、あれこれ考えない（論をたてずに）で置いておく努力（大半は初期にはうまくいかない） ② それを包み込む容器の想像と包み込み置いておく努力 ③ その感じの姿勢をとり、それと全く逆の姿勢を取る（心の問題体操） ④ 日常生活でそれと少しでも遠のける話や話し方の想像や工夫、実践 ⑤ それと少しでも遠のける来院形態、面接位置、話し方、内容の確認（回避感覚の育成） ⑥ さしさわりのない話、無駄話の薦め（自己をそれほど感じなく他者と接する能力の育成） ⑦ ある種の自覚、洞察、健全なあきらめ、自己の弁え（自分というやっかいものに対し間を取ることに適切な体験） ⑧ それと少しでも遠のける、ある生活場面のあり方と実践（ex.あいさつ） ⑨ それと少し遠のける治療場面、関係構造化（ex.負の感じ方自体と親和的になり、自らが負の感じそれ自体であるような患者には治療場面自体さしさわりのない構造にすることも必要となる）

図1　Selh help とその内省—方法の概要—

（一）。

診断：強迫神経症の疑い、及び視線（正視）恐怖症？

幼少時に喘息有。

経過

昭和××年より約一年間薬物療法（sulpilide 200mg 朝↓夕二ヵ月↓amoxian 25mg↓3T夕）投与、効果なし↓薬物中止↓Reporter に紹介。

治療経過

#1　印象：色黒で暗い感じ、ひどい猫背、ボソボソ声、無口、上目使いが目立つ。何がどのように困るか確認。↓見え方自体よりそれを相手も知っている。見え方というより視線の人物を気にするのが苦しい（問題やや整理）。P・T↓見え方の治療より気になり方について協力OK。

#2、3　〈今最も気がかりな点〉は、眼に他人が入り込んでくることであり、〈入らないような見え方が可能なら〉少しはOKであると述べた（**#2**）。その後（**#3**）入り込んでくる他人への念慮は八〇％くらいに低下したが、この他人の見え方の苦しさは口で表現でき

ない特有のものらしく、〈身体の感じ〉では脚の骨を折り身動きが不自由、しばられている感じと述べ、〈何があれば少し楽か〉の問いかけに心身の健康とその不安の低下という抽象的な表現をした。それゆえ〈何か具体的な何か？〉を確認すると、結局眼の気になり方が激しいので、他人の眼が全てサングラスで覆われているとよいと述べた。それで治療者は〈他人の視線へこだわる時の嫌な感じを一応心のゴミ箱に入れるような内省と、それを促進するために他人のサングラス的見方（内省のあり方）の実践〉を勧め、〈ゴミ箱を自分でopenしないこと、嫌な物や感じでは危険な物がいっぱいゆえ、来院時にopenしたければする約束〉を結び、患者もＯＫした。

＃4　視線の他人へのこだわりは三五％下降し、治療者は患者のいう〝がんばり屋〟ゆえ、患者のさまざまな工夫と努力を思い確認すると、ゴミ箱に入らない時、他人は目隠ししていると頭で言い聞かせる方が容易だという内省活動を述べ、〈今困っている問題〉は、①他人への気がかりと猫背、腰の痛み、②根暗、気の重さ、③こだわりから成績↓読書不可、④身体の不安を挙げ、患者は①の整理を希望した。〈①への身体の感じ〉は腰の骨がジンジンする感じであり、言葉より姿勢の方が表現容易らしく、それは立位で右に傾斜しつつ強い弓なりの形を示した。〈その姿勢での感じ〉を確認すると、金縛りのようで、腰に悪いことは止めてくれといいたげであると述べ、他の姿勢として、座位で前傾しＧ型の形に似ており、非常に窮屈で普通になりたいと述べ、抑圧できる気の強さがあれば、正座できる姿勢になれると述べた。治療者は当面の努力目標を〈眼に入る他人への嫌な感じをゴミ箱に入れても、その感じを姿勢にしても容易な方を選び、後者なら入れて、通常の姿勢に戻る作業〉を提案、患者は一時的ならＯＫと述べ、治療者はその一時が大切と説明し、入れた物をあれこれ考えない約束を（同前回）した。

＃5　三五％↓状態。結局、体操選手ゆえ、その体操のようにtryしている。例：視野の他人への嫌な感じ↓思い切り下を向き嫌悪を「置き」、じょじょに上を向く動作と内省を行い、結果、身体は随分楽になり、これで七〇％カバーＯＫと述べた。残る三〇％は言語化不可であり、〈身体の感じ〉は脚が地について離れない、前傾スタート時に脚が動かない姿勢を示し、その逆は座位の脚組の形を取った。この動きと内省を三回tryし、結局、姿勢の方が楽にやれるゆえ、その実践を勧めた。

#6、7 気になる点四五%↓。その患者の工夫は姿勢が嫌な感じを置いた後、よしと言い聞かせ、気を強くもつことだと述べ、必要なことは眼に入る相手と自分の間に壁のようなものであると述べ、治療者もこの気づきに同意し、〈要は心が他人の眼により混乱しないでおれることと思う〉と述べた（**#6**）。

患者は、壁は特に自分の嫌な感じに対し作ることが大切であり、実際サングラスや顔に包帯したりしたが、結局心の中の壁に気づくと七〇%↓したと述べ、以後〈困った時に来院〉とし、昭和××年六月followでは、大学進学のため予備校に通い、猫背は目立たなく、他人へのこだわりはない様子（母談）であった。

◉症例2　行動に不都合な「感じ」を容器に入れ、そっと置いておく内省をめぐって

患者：A・K　一六歳　高二　♀

H・K　①登校時頭痛、腹痛（＋）、登校不能（二／週）

診断：学校恐怖症

F・H、L・Hその他：元来内気、神経質、思い込み激しい方、前はおとなしくて、とてもよい子（母談）。父：恐ろしい人、母：わかっているようでわからない人（患者談）。昭和××年中頃登校拒否状態、父が叱り叩く。六〜七月、物を投げ、山の中の寺に入りたいなどと言う。成績上の上。友人はいるが他の友人に遠慮。八月、A院EEG、OB投薬、悪心（＋）。以後副作用が気になり服用せず。薬物療法希望せず。Reporterへ紹介。趣味、宗教、歴史書。

治療経過

＃1、2　登校を思っただけで崩れる。〈行く身体のエネルギーと心のエネルギーの比較〉後者の方が莫大etc語り、〈嫌なことをできるだけ考えない〉構え方のみ教示した。印象↓女学生そのもの、笑顔が可愛い、無口な印象（＃**1**）。

問題の確認、整理（地図作り作業）。①朝の憂うつさ、毎日のようにどこか痛み、痛まないかと不安。↓痛むこと多し。②いろいろ気になり、勉強おろそか、③無理して登校、けど昼休みが嫌（一人ぼっちにならないか？）、④帰宅時また明日が憂うつ、⑤朝また苦しみが開始、⑥転校を考える、考えないことの意味不明だと。

＃3　さらに今気になること確認、①学校に行き一人になること、②学校のいいかげんさ、登校二／週不可、②につき整理し、楽になりたいと述べた。

〈②のいいかげんさについての身体の感じをゆっくり確認〉↓かなしばりになった感じ。↓頭に血がのぼりムカムカする感じが胸、おなか全体〈三〇％ fit でOK〉、〈とりあえずその感じを何かに包んで少し横においておくための包み込むもののimageをゆっくり〉↓ゴミ袋に、八畳大、まっ黒。〈属性の確認better〉入れて結び横に置く。〈そのムカムカさにつき合う方法として、その感じの時袋に入れて閉じて、あまり触れないでそっと置くこと〉を説明した。患者は五〇％はその意味がわかると。〈OK〉努力目標。↓嫌な感じをそっと入れ、あれこれ考えない、openしない。病院でopenするとの内省を勧めた。

＃4　ニコニコして表情豊か、登校OK随分気楽になった。一〇〇％↓六〇％くらい。授業への集中↑。袋はopenしたくないと笑い、それが一般的と答え、別の問題の整理の要求を確認。↓①体育のダンスの発表時の一人ぼっちに不安、②テストはOK、その後のことが不安なことを挙げ、①の整理を希望した。〈①の身体の感じ〉は貧乏ゆすり。↓包み込むもの。↓一m直径赤黒いワイン瓶に栓をきちっとして、そっと横に置いた。②も希望する。↓腹痛時のトイレに行きたいような身体感覚。↓容器段ボールBoxにガムテープ。↓飛び出してきそうで収まらない。➡〈とりあえず行動に不都合な感じを容器に入れる内省〉を勧め、努力目標：同前回とした。

#5　登校ＯＫなるも、生きる虚しさ、窮屈さを述べ➡全身が縮こまりワッと叫びたい、けどアパートゆえできないし、また親から妙に思われる。〈何があれば少しは楽になれるか？〉自己主張！　暴れるのでなく、言葉で主張、けど言葉がうまく出ない。登校拒否の形の主張はしたくないと述べ、親のいうことのみ聞いてきたことへの腹立ちを述べた。〈その腹立ちに混乱？〉はないと答え、言葉で腹立てられると楽だと述べ、患者なりの努力目標は自分らしく生きることであり、治療者の提案は一日一回くらい親に言葉で嫌なところをいうこと。双方が重なることを確認した。

#6　登校ＯＫ、目標は夜に文句を考え朝に言う。例：あまり心配しないでよ！　言えば親はわかる。反抗期のないことを心配していたらしい。今まで頭の中で全て処理していたようだと述べ、治療者は同意を示した。将来は外国で仕事をしたく、進学もその方向で努力したいと。整理は本日休みにし〈ＯＫ〉、目標も当分今のままでよい。

（第25回日本心身医学会九州地方会特別講演、一九八五）

「触れないでおく」ことの意義と方法

1　はじめに

患者が悩んでいる症状の軽減に助力するとは一体どのような作業なのか？　この問いはわれわれ心理臨床家一般の課題であると思う。

またわれわれには、こうした課題に対し、各自がある素朴な理念を持っているが、私のそれらの一つは以下のようである。

理　念

患者が良くなりたいと希望することはとても良いことである。

だから多くの患者が、「どうすればよい（How?）でしょう？」と質問するのも当然な話である。

また、時として「なぜこんなことになるのでしょうかねえ？」と原因らしきものを聞きたがるが、その大半は原因がわかれば治るという患者の素朴な方法論に立脚していることが多い。

それゆえ、心理治療とは、患者のこのよくなりたい希望に、どのように具体的な形を与えることが好ましいかという問いかけから発生した作業である。

2 患者が困った時、どのようにしているか？ その努力の二、三の実態について

私は人が精神的にどうしようもないと感じた時、どんなふうになるのかという課題以上に、その時人はどのようにそれを処理しているのかということに興味を引かれている。だから、私は過去、たぶん何百人かのいわゆる患者さんに、状態が悪い時どのようにしているのか聞いたがその細かいメモを取っておくべきだったと後悔している。

ちなみに、二、三の患者さんのその努力を示せば、中年の境界例の男性の方は、他人のボディ・イメージが侵入して、自分らしさが崩されそう（ピーク時は身体も変形しそう）な不安が激しい時、「何もしないでじっとして、その不安でなく、何か自分らしい欲求（例えば、便所に行きたいなど）が出るのを待つこと」であったし、この人より少し水準が高い境界線と思われる三五歳の女性の方は、「自分を改める考えがドッと湧き出たり、その不安が高まった時、とにかく一人になり、それはこうこうだと割り切れていた時のことを思い出そうと努力すること」であった。また関係念慮の強い三二歳の分裂症の方は、かろうじて社会生活を送るなかで自分の部屋に入ろうとする時、父が別の所で何かの動作をすると気になって自分の部屋に入れず困るような時「とにかくそれを止めるため」に、父の部屋のライトを当てこすりのように二、三度点けたり消したりすることであった。いずれのケースもこれらの努力の結果、少しは気が楽になれていた。

少ない例で、また類型も片よっているが、これらの努力に共通するのは、とにかく困ったことやその感じに「触れないでおく努力」のように思う。こうした努力は、いわば特別な患者の場合だと思われる方は、自分がどうしようもないと思ったことに対し、どうしているのか少し内省されると、多少ともこの「触れないでおく」要

素が含まれていることがわかる。わからない人は、大体は幸福な人かもしれない。

このような患者の努力を無視して、精神療法を行うことは、客の行先も確認せず、勝手に決めた場所に車を走らせている運転手のようだ。患者が途中下車したいと言っても、悪質な場合はあれこれ理由をつけ、患者が行こうとする所に蔑視した視線を送り、患者は何も言えなくなってしまう。

3　患者の症状に対する努力への援助

こうした患者の症状への努力は、あがきとでもいえる。私は症状それ自体は生きるあがきと考える。患者の生活歴、現歴を聞くと、なるほどある種の情動のある防衛の失敗とも受けとれる。治療が進行するとその仮説通りのようである。ますます信念が深まってくる。するとその防衛なりを「さすもの」の方に魅惑されてしまう。このさすものは、大体患者にとり、非常に、さしさわりのあるものなのである。そしてじょじょに患者に「ないもの」をどう扱うかが治療のポイントとなってくる。しかし、ないものを見るということは、通常すでにあって見えているものを見ないという犠牲によって成立しているものである。それが高じると治療者は見えないものがあるに違いないと思ってくる。そして事実あるかないか不明なものの証明に心を奪われる。見ないものを見るために犠牲になるものは多いが、私は防衛さすものでなく、今まで防衛しようと生きている患者自体とそこにいる患者の主体の努力だと思う。彼らは今でもあがいている。あるいはあがかない努力を含めて生きる努力をしている。一見生きる努力をしていないような患者は、努力しないように懸命に努力しているように思える。だから彼らはとても疲れやすい。

患者のこのあがきを見つめ、どうすればもう少し楽にあがけるのかについて、時には共に考え、時にはあがきを保証し、時には何があればもう少し楽になれるかを空想し、それを具体的な努力目標にしてみて、少し実生活で「試験」してみるといういわば患者の症状に対するよりよい努力をめぐる方法のようなものの一端を以下に示したい。

4　症状をめぐる努力について

例えば、われわれは時として病識の強い人には、「気のせい」とか「気にしなさんな」とか助言する。時として効奏するが、大半は無効である。気にしないという助言はとても抽象的であり、一体何についてどう努力すれば少しでも気にしないでいられるかという具体性に欠ける。患者は努力の仕様がない。そこで、何か熱中できる趣味を勧めたりする。別の何かに集中すればその間気にしないでよいと想定する。しかしそれだけではうまくいかない時も多い。そんな時、気になることや嫌な感じに触れることなく外気を感じるあり方とは一体どんなものであり、そのためにはどのような努力や内省が適切かが問題となる。

たぶんその努力の一つは、前述した気になることやその感じについてあれこれ論を立てたり、考えたりせず、気になる感じを心の片隅においたり、遠くの方に置いておき、触れないでおくという内省、努力であろう。いわゆる普通の人は、これはこれ、あれはあれと割り切って、あまりにそれが簡単にできているありがたさを考えてみれば理解してもらえるかもしれない。だから私は、気になることを少しでも気にしないでおくことの重要性を話し、患者が同意すれば症状にまつわる嫌な感じ（この中にはフェルトセンスそのものと思われる体験を報告する患者も多い）を明確にして（この作業は、何について触れないでおくのかの何を具体的に示すゆえ大切だが）、とりあえず心の中にその感じが収納できる容器を想像し、その中に入れておき何も考えない。触れないでおく努力を勧めてみる。すると時として、心理治療というものはあっけないほど簡単で、症状に対して、触れないでおく（置くとも書ける）という努力が達成できるだけで、患者の表情が変化し、もうＯＫですからと治療の終了を宣言する患者が多い。このあっけなさは、この方法の一つの特色でもあるようだ。従来の患者の語を聞くという作業から見れば、まるで肩すかしをくらったようで、これで良いのかとさえ最初は思った。私はあれこれ患者の症状や気がかりなことを聞くことが治療的であるというあまりにも単純な前提に立ちすぎており、患者サイドに立てば、「あれこれ聞かずにそっとしておいて欲しい、そうでなくても私は大変なんだから……ああ、そっと何も考えずにおれたらどれほど楽になれるだろう……」という声が聞こえないほど、正誤決まらぬ常識の信者になっていたことを感じることが多い。

だから私は、患者が気楽に話せる工夫をするということは、患者が気楽に話をしないでおける工夫と同じくらい大切なことだと思う。

5 むすび

常々私は心理臨書家でなく臨床家でありたいと願っている。そして、後で知ったことであるが、大学病院精神科併任という正式の辞令まで作って、臨床の場を与えてくれている大学の関係者に感謝している。これは全国的にも希なことらしい。その割には、ここで症例を示せなかったのは、一つ紙面の都合もあるが、私は何をいいたいか？　フォーカシングをしていると、十数コのいろいろな理念がとび出して、そのうち一つがやっと文章になったにすぎないような有様であるし、症例については、すでに報告したものを最後に示すので請求して下されば有難いとも思っている。

また、理念であるが、そのうちの気に入ったものを以下に示す。

人は嫌なことには抵抗し、都合の悪い自分の感情についてさまざまにごまかし防衛する。これは当たり前のことで、かつ大切なことである。通常、人はこのおかげでそれほど苦しまずに生活できているからである。治療者にとり治療的に意味のありそうなことは、患者にとり無意味な時があり、治療者にとり全く意味のなさそうなことが、患者にとり意味があることも多い。

心理療法とは、治療者の心の安定のためのものでなく患者の安定のためのものである。あらゆる心理療法の概念や方法は、患者の苦しみの理解とその軽減に向けられてしかるべきである。しかるに現在は治療者の安定のための理論とさえ考えられるものも少なくない。

最後に、フォーラムの出版にあたり、最後まで御迷惑をかけた同じ職場の池見陽先生におわびとお礼を申し上げる。

文献

増井武士「催眠分析とイメージ――身・心イメージによる心の「整理」と「置いておくこと」について――」(第27回日本催眠医学心理学会シンポジュウム――イメージの臨床――)『催眠学研究』二六巻一号、一九八二、一七-一九頁
増井武士「私の空想と大学病院という現実・その狭間で生まれた一つの治療法」『現代心理学への提言　成瀬悟策教授還暦記念論叢』九州大学出版会、一九八四、一一二-一一三頁
増井武士「「間を置くこと」への誘い」『九州大学心理臨床研究』四巻、一九八五、七二-七四頁
増井武士「Self help とその内省をめぐる新しい精神療法の試み」(第25回日本心身医学会九州地方特別講演発表資料) 一九八五
増井武士「「間を置くこと」の理論と臨床」(第14回九州臨床心理学会技法研究発表資料) 一九八六

(初出:『フォーカシング・フォーラム』二巻二号、一九八五)

追想

このフォーラムには私の写真が載りましたが、いかにも偉そうな立派な人物として写った写真で皆から笑われました。多くの人が「こんなまじめな感じじゃないけどよう」とのことでした。

また、本論を骨子として前田重治先生の編集の『カウンセリング入門』（有斐閣選書、一九八六）という本の一部に「危険なイメージを「包み込む」技法」として分担執筆させて頂きました。内容は重複するので本書では割愛しましたが、その時先生が「皆あなたの方法のことでいろいろ言っているね」とのことでした。

ちなみにこの本は一九九三年の一〇刷まで続き、まだ今でも出版されている息の長い本です。

症状に対する患者の適切な努力

——心理臨床の常識への二、三の問いかけ——

要約

本論では、とにかく、心理臨床に関する幾多の理論・理念をカッコにくくり患者の症状の軽減を援助するとはどういう作業なのか改めて問い直してみた。

その結果、多くの患者がすでに払っている症状への努力に注目し、それらの共通点を、触れないでおく努力であるとし、この観点から症状を、すでに努力され続けてきた患者の営みであるとし、その核は、その内容でなく言語化以前に存在する特有の直観的な、時には身体感覚をともなう「感じ」にあるとした。

そして患者のこの努力を援助する方法の概要と二、三の原則を述べ、①登校時の苦慮を心の隅に置いておく努力を巡るもの、②視野の中の他人への念慮から遠のく工夫や努力について、③自閉的で沈黙が続いた症例における触れないでおくこと。以上の三症例の治療経過を示した。そして、患者が自らの問題を語り、触れ、それらを意識化することなどの心理臨床における常識について問いかけ、横目の意識化、斜めの直面という特有の患者の意識化に関する治療的配慮の必要性について考察した。

1　はじめに

序　論

本論では、とりあえず心理臨床に関する幾多の治療理論・理念をとにかくカッコにくくり、患者ないしクライエント（以下筆者の職場の関係上、患者と示す）が悩んでいる症状の軽減を援助するとは一体どういう作業なのか改めて問い直してみたい。

この問いかけの効用はおそらく枚挙にいとまがないほどあろう。そうした新たな眼で臨床の場での事実を、再度見直してみると、時として、今まで眼に入らなかったいろいろな事実が新たに浮かびあがってくるかもしれない。そして時には、この問いかけは、おそらく人の気持ちや心、時には精神を問題とするわれわれ心理臨床家のアイデンティティを形成してくれ、またたゆまずそれを修正してくれるような重要な役割を担ってくれる時もあろう。そして時には、われわれが時に語り合う心理臨床家のアイデンティティ・クライシスなる現象のある部分は、ひょっとしてわれわれが生活している社会や置かれている状況から生まれているのでなく、われわれ心理臨床に関係する先達が、また自らが作り出してきた多くのものと人とのさまざまな関係の歪みから生じていることを教えてくれたり、また時には、それに気がつかなかった自己そのものに問題があったという自覚をもたらしてくれ、そして時には心理臨床家としての在りようさえ写し出してくれるかもしれないからである。

目　的

しばしば、患者は「どうしたら（How）よいのですか？」と問いかけてくる。また、時として溜め息まじりに「何故こんな風になるのでしょう」と問いかけてもくるが、その場合でも、理由が判明すれば少しは楽になれるという素朴な患者なりの方法論（How）に立脚している場合が多い。そこには、症状に対する対処方法がわかれば少しは楽になれるという患者の素朴な考えや期待がうかがわれる。

現在、あまりにも多くの治療理論や理念、方法が氾濫し、われわれはそれらに気を奪われてしまってか、このような素朴で自然な患者の問いかけや希望が妙に歪曲され、それについて素朴に治療者なりの考えで考えようとする当たり前さが欠けているように思われる。

この〈どうすれば?〉という患者の問いかけは、症状に対してどのように構え、接し、努力すれば少しは楽になれるのかという問いかけでもある。本論は、このような患者の問いかけから浮上するさまざまな治療上の問題について若干の考察を試みたいと思う。

2　患者の症状への努力の実態——嫌な危険な感じから遠ざかろうとする一般的な努力——

このような努力は、患者が自らの症状に困っている時、〈そんな時どうしていますか?〉と確認すると、各自がそれなりの、時には必死の努力を払っているのが容易に判明する。例えば、ある程度病識を持つ分裂病の人たちは、ただじっとベッドの中にもぐり込み、ひたすら困ったことの通りすぎるのを待っていたり、編物などの単純作業にうちこむ姿などは一般的によく見かけられるものである。

この種の努力のもう少し細かい症例を示す。例えば、三五歳の境界例の男性は、いわく言葉にしがたい他人のボディイメージが自分らしさに侵入してきて、自分らしさが崩れそうで、最悪の時は自分の身体をも変化しそうな不安が高まった時、自分の部屋で一人になり、ただひたすら空腹感とか排便とか自分らしい欲求が出てくるのを待つことがその不安に対応するのに「よい手」だと発見し、しばらくの間は、ただ「その手」だけで「随分救われていた」と述べていた。

また、この症例よりも比較的軽い三二歳の境界例の女性は、あるきっかけで自分を責める考えや不安がドッと湧いてきた時、とにかく一人になり、これはこうだと割り切れていた時の考えを思い出すことで、ある程度その不安を低下させていた。そして、この種の自分の努力を無駄にしないため、治療面接の開始に当たり、治療者にこうした不安に対して心を白紙にして話を聞いて欲しいことや、彼女の心の在り様に対し過剰な同情や指摘をしてもらいたくないという治療への条件づけ、枠づけの形に発展した。さらに何があれば少しはその不安から遠のけるかを考えていくうちに、自分の昔の趣味を思いだし、紅茶の細かい味わい方や料理作りにいそしむよう少し努力をするうちに、家族内での彼女の心の安定は初診時に比較して随分回復してきた。

以上はわずかの例である。なかにはどうしてよいかわからないという人もあるが、多くの患者はそれぞれの世界で、随分努力を払っていることがわかる。そして、これらの努力の公約数を考えると、それに触れると混乱を起こすある考えや感じに対し、徒らに取りざたせず、またそれに対して徒らに論も立てず、ただひたすらそれから遠のこうとする努力（増井、一九八六）とでもいえる。つまり、触れないでおこうとする努力である。この努力を無視した治療は、あたかも治療者と患者がお互いの行く先も確認しあうことなく、両者が勝手な方向に舟をこぎだすようなことにもなりかねない。

3　方法の特色――「症状」に対する二、三の視点――

おそらく、ある症状をどう観るかはその症状にどう接するかという作業と不可分な関係であろう。前述したような患者の努力が明確になればなるほど、症状とは、ある理論的水準から想定された何か不足の状態とか失敗（例えば、防衛の失敗）としてでなく、むしろすでに、その患者なりにある努力をともなって、時には、営々と営まれ続けてきた心の営みであり、それは場合によれば、少しでもよく生きようとするあがき（増井、一九八五）であるともいえる。そして時には、その営みやあがきの根底に、その患者なりに、できる限り、人も自分も傷つけずに平和に暮らしたいという切実な願いさえも認められることがある。

この方法では、この営みやあがきの背後に想定される構造やシステムより、営み、時によりあがこうとする主体の意識的な努力活動を重視する。どんな営み方をすればもう少し楽なのかなどについてである。これがこの方法の特色の一つである。

また、ここで症状を仮に、当人にとりどうしようもないものと定義すれば、これは程度の差はあれ誰にでもあることであり、いわゆる健康な人は、自分にとり混乱を起こす考えや、感情や感じを上手に忘却したり、他者に転嫁したり、気分転換をはかる。また、時には、それはそれと区分し、割りきる努力で別の体験への侵入を防止したり、そのような感情が生じないようあらかじめ状況における行動を調整したり、話の内容や話し方を身につけたりして、社会的に容認されやすい形で処理をしている。通俗的にはこの作業が可能なことを適応といい、通常の価値観ではあまり評価されにくいが、心の病理から考えると、個人にとり負の体験に対する否定、拒否ないし回避能力とでもいえるものである。精神療法におけるこの種の能力の重要性は、ここでの指摘とやや脈絡が異なるが、分裂病を対象とした神田橋ら（一九七六）の研究で、すでに指摘されてもいる。

また、先に症状を当人にとりどうしようもないものと述べたが、患者がより困っている事象とは、例えば他人の視線が気になることでなく、他人の視線の気になる時の特有の何か身動きとれない感じであったり、不安なことでなく、何か悪いことが必ず起こるようなある種の感じであり、時により、その感じは身体感覚をともなうものである。これらはいわば、言語化が困難な非常に直観的で感覚的なものであり、この方法では、この心身が未分化な時点での感じやイメージを重視する。

本報告は、患者にとり触れては混乱するある感じに対し、どう構え、接し、心的努力を払うことが、治療的、自己援助的であるかを患者とともに発し、日常の場で努力目標の形で実践するという精神療法についてである。

4　方法の概要

方法の概要と二、三の原則

ⓐ何に困っているのか？（問題の内容の一つ一つの確認と整理、問題の地図作り）→ⓑそれをどう困っているのか？（not Why but How の原則）→ⓒその問題について困っている感じ、ないしその問題についての身体の感じはどうか？（「感じ」の重視、異体性の原則）、また患者により、その方が表現しやすければ、ⓒ′その困っている感じにふさわしい身体の姿勢はどんなか？→ⓓ仮に何かあれば？（自己援助的内省の重視、努力目標の発見）→ⓔそれが少し楽になるか（日常生活における努力目標の工夫とその実践の原則）である。

また、ⓓの自己援助的内省やその努力に関する方法について現時点で筆者なりに試みている方法をまとめれば図［二三三頁図1参照］の如くになるが、これはあたかも例え話の類のものと同列のものと見なされるべきだと考える。

生活歴、既往歴について

この方法において患者の心の窮屈さの判定のため、それらを聞くことは無駄ではないが、その際、患者にとり、〈不快で嫌な感じになる話はしないでもよいこと。話してもよい、ないし話したい話だけ話すこと〉を伝えることは負のイメージから遠のく能力の育成のために大切と思われる。

診断名について

また、この方法では、患者が診断名を聞きたがった時、患者がそう努力することが治療的であると思われる《見立て》を与えている。例えば、それが多少の治療的効用があった症例としては、〈あまり心の波風を立てないように心がけると少しは平和に暮らせる病気〉などである。

5 症例報告

症例1 行動に不都合な「感じ」を容器に入れ、そっと置いておく内省や努力を巡って

患者：A・Kさん、一六歳、女性。主訴は、登校時に頭痛・腹痛が起こり、週二日くらい登校ができないことであり、診断は、登校恐怖症[1]とされていた。

家族歴、生育歴その他として母が語るところによれば、元来内気で、神経質で、思いこみが激しい方であった。登校拒否を起こす前は、おとなしくて、成績も上の上であり、とても良い子であったが、昭和××年四～五月にかけ、登校拒否状態となり、父が叱ったり、時に叩いたりしていた。そのためか同年六～七月、患者（以下彼女とも示す）が激しく暴れ、家の中で本などを投げつけたり、山の中の寺に入りたいなど叫ぶようになったので、八月、筆者（以下私とも示す）が関係する大学病院精神科を受診した。

脳波、その他身体的には異常なく、精神安定剤を投与され、数日服用したが、吐き気が起こり、以後服用せず、薬物による治療は希望していないゆえ、精神療法のための外来を通じ、筆者のもとに紹介されてきた。

治療経過

初回の面接時（以下#**1**と略記する）〈少しうるさそうな御両親のように思いましたが〉と治療者の軽い印象を述べると、父は恐ろしい人であり、母はわかっているようでわかっていない人だと語り、〈今困っていること？〉は、登校を考えただけで心が崩れることであり、〈登校することに必要な体のエネルギーの数十倍も心のエネルギーが必要でしょう？〉と問うと笑ってうなずいていた。また、〈登校できたとして困ること？〉は、彼女に友人はいるが、その友人に気がねをしてしまうことであり、母はもう少し厚かましくなれと常にいうが、〈それは

あなたの美学に反することなのでしょう？〉と治療者が確認すると、嬉しそうにうなずいてもいた。また、学校のテストや授業中はかえって楽であり、休憩時間にいろいろ考えて苦しく、かえって、一日中テストや授業ばかりの方が楽であるというのもその人らしかったし、チェッカーズなど軽薄なものは大嫌いというのもどこか彼女らしかった。

無口であったが、すなおそうな可愛い笑顔が彼女の情感の豊かさを感じさせ、制服をきちっと着て、見るからに女子高生そのものという印象が私には好ましかった。

治療面接は〈ここに通院することで学校に行くことにまつわるいろいろな心や感情を整理したり、少し楽になる手伝いができるかもしれないので、希望なら次週また来るように〉という形で提案された。また、〈登校することについて、いろいろと考えること自体、今は苦しいから、むしろ、あれこれ上手に考えないようにすることが大切かもしれないこと〉をも初回時に告げた。

＃2　改めて今彼女が行き詰まっている問題を確認し、整理（地図作り作業）してみた結果、①朝の憂うつさがあり、毎日のように身体のどこかが痛み、また痛まないかと不安になると痛むことが多い。②いろいろ気になり、自宅での勉強がおろそかになる。③無理して登校しても、昼休みが一人ぼっちにならないか？　など考え嫌になる。④帰宅時また明日が憂うつになる。⑤朝また苦しみが始まる。⑥転校をさえ考えること。などを列挙した。そして、＃**1**の治療者のいう〈考えないこと〉の意味は不明だと述べたので、〈その意味は少しずつわかることが大切である〉ことを伝えた。

＃3　さらに今気になることを確認すると、①学校に行き一人になること、②学校のいい加減さを感じ登校が週に二日くらいできないことを挙げた。治療者は彼女にとり、〈①②のいずれの問題を整理し、心の遠くの方に置いておけるならそうしたいか〉を問うと、②につき整理し、楽になりたいと述べ、〈②のいい加減さについてそれを言葉にするより、そのいい加減さにまつわる身体の感じはどんなものかをゆっくり確認〉すると、それは、かな縛りにあった感じで、頭に血がのぼりムカムカする感じが胸、おなか全体に感じられるが、全部の三〇％くらいだと述べ、〈三〇％くらいで充分です〉から、〈とりあえずその感じを何かに包んで少し横に置いておくための包みこむものの想像をゆっくり行って〉みた。その結果、彼女はゴミ袋を想像し、それは八畳大のまっ黒なものであり、〈それに入れて入口をヒモで結び、とにかく心の横に置き〉、〈そのムカムカさにつき合う方法として、そうした感じの時、その袋に入れて閉じて余り触れないでそっと置くこと〉を説明した。彼女は五〇％はその意味がわかると述べ、〈それで充分である〉とした。そして当面の彼女の努力目標は、その嫌な感じをそっと入れ、あれこれ考えようとしないし開けもしないこと。仮に開けたければ病院で開くような心構えなり努力を勧めておいた。

＃4　ニコニコして表情が豊かになり、登校は可能となり、随分気楽になったと述べた。それは以前を一〇〇とすると六〇くらいであり、授業への集中もできるようになった、袋は開けたくないと笑い、〈それが一般的〉だと答えた。そして別の問題の整理の要求を確認すると、①体育の発表時の一人ぼっちが不安、を挙げ、その問題の整理を希望した。〈その身体の感じ〉はビンボーゆすりをするような感じであり、それを包みこむものとしては一mくらいの直径の赤黒いワインビンに栓をきちっとしてそっと横に置いた。別の問題も浮かび、その感じは、腹痛時にトイレにいきたいような身体感覚であり、容器としてはダンボール箱にガムテープで張り付けたが、それは飛びだしてきそうで収まらなかった。そして、〈とりあえず今は、行動に不都合な感じを容器に入れる内省〉を勧め、努力目標も＃**3**と同じものとした。

＃5　登校ができるけれど、生きる虚しさ・窮屈さを述べ、それは全身がちぢこまりワッと叫びたい感じであり、しかしアパートゆえできないし、また親から妙に思われるので嫌だと述べた。〈何があれば少しは楽になれるか？〉との治療者の問いかけには、自己主張と即座に答え、それは暴れるのでなく言葉で主張したい、けど言葉がうまく出ない、もう登校拒否の形の主張はしたくないと述べ、親の言うことのみ聞いてきたことへの腹立ちを述べた。〈その腹立ちは自分を混乱さすか?〉と問うと、それはないと答え、言葉で腹立てる方が楽だと述べ、彼女なりの努力目標は自分らしく生きることであり、治療者の提案は一日一回くらい親の嫌なところを言葉にして言うことであり、双方が重なるかもしれないことをお互いに確認した。

#6 登校は可能となり、**#5**の努力目標は夜に文句を考え朝にいう、例えば、あまり心配しないでよ!とかであり、言えば親は意外とわかる。反抗期のないことを心配していたらしい。今まで頭の中ですべて処理していたような無理があったみたいだと述べ、治療者は〈全くその通りだ〉と同意を示した。将来は外国で仕事をしたく、進学もその方向で努力したいと述べ、整理は本日休みにしたいというのでそれを了承し、努力目標も当分今のままでよいと述べ、治療者も同意した。

次回、半日学校を休み通院するより全日学校へ行く方がかえって気が楽だと電話があり、治療者も〈全く同意〉だと述べ、以後〈都合の悪い時のみ〉来院とし、後日も元気で通学しているという連絡が二、三回入ったので、一応治療は終結とした。

症例2 「視野の中に入りこんでくる他人」から遠のく工夫・努力を巡って

患者:H・Fさん、一六歳、男性。初診時の主訴としては、①物の見え方が人と違い、視野の周辺部が中心部と同じように見えすぎ、その結果、視野に遠近感がなく、ひどく広く平たく見えること(眼科的に異常なし)。②それゆえ、授業中にも横が見えすぎ、見まいとして下を向く癖が長く続き、その結果ひどい猫背となり、肩や腰が痛むこと。③それゆえか何につけても絶望的で病弱になること、であった。

家族歴、生育歴としては、元来甘えっ子(末っ子)で内向的、きちょうめん、規則正しいとのことで特に強迫的症状は認められないが、幼少時に喘息の既往歴が認められた。また、診断としては、強迫神経症の疑い、および視線(正視)恐怖症が与えられていた。

治療面接までの経過

昭和××年年末から約四ヵ月間、二、三種類の薬物が投与されていたが、さほどの効用が認められず、薬物を中止して筆者に紹介されてきた。

治療経過

♯1　H・Fさんの第一印象はひどく猫背で色黒で無口であり、ボソボソとした話し方をして、表情も暗く、話を聞いていてもどこか霧のようなもので被われているような一種のもどかしさを治療者に感じさせていた。しかし上眼使いにこちらを見る眼は確かに何かを訴えている眼であり、いわゆるヘルプ・ミーのサインをしっかり送れる人のようであり、かつ、その口元には、何とかしようという強い意志のようなものを感じた。

これまでの薬物による治療の感想めいた話を聞いた後、〈今何がどのように困っているか?〉を確認すると、視野の見え方自体より、視野の中の他人もこの見え方を知っているような気がすることであり、結局、自分の見え方とか自分以外の他人そのものへのこだわりより視野に入りこんだ他人を気にすることで困る、とのことであり、彼の主訴ないし問題は初受診時よりかなり整理されてきている様子であった。

そしてここでの治療は、〈見え方自体を変えるための治療でなく、その視野の中の他人の気になり方やその苦しさについてなら少しは協力できるかもしれない〉と説明し、彼もそれをその場で希望した。彼は、自分はあるクラブの選手を務め、がんばることだけは自信があると述べたのが印象的であり、〈こうした治療は一仕事であり、それはやり遂げるようなものであり、しっかりがんばって欲しい〉との、当方の気持ちを伝えておいた。

♯2・3　〈今最も気がかりな点〉を確認すると、やはり他人が視野に入りこんでくることであり、〈入らないような見え方が可能なら〉少しは楽であると述べた(**♯2**)。

このように彼の問題を一つ一つ確認し、整理をしていくうちに、視野に入りこんでくる他人への念慮は初診時を一〇〇とすると八〇くらいに低下したが、この他人の見え方の苦しさは、口で表現できない特有のものらしく、

〈その身体の感じ〉としては脚の骨を折り身動きが不自由で、縛られている感じであると述べ、〈何があれば少し楽か〉の問いかけに心・身の健康とその不安の低下という抽象的な表現をした。それゆえ〈何か具体的な何か？〉を確認すると、結局他人の眼への気になり方が激しいので、他人の眼がすべてサングラスで被われているとよいと述べた。それで治療者は〈他人の視線へこだわる時の嫌な感じを一応心のゴミバコに入れるような内省と、それを促進するために他人のサングラス的見方（内省のあり方）の実践〉を勧め、〈ゴミバコを自分で開かないこと、何故ならそこには嫌な物や、感じては危険な物がいっぱいゆえ、来院時に開けたければ開く約束〉を結び、彼も了承した。

また、患者は自分は分裂病ではないかと心配をするゆえ、診断名を聞きたいとの質問があり、〈他人の視線が気にならない心の工夫が上手にできない、病気をいえばそれが病気かもしれない〉との治療者の《見立て》を伝えておいた。

＃4　視線の中の他人へのこだわりは三五％くらい低下したと述べているので、そこに治療者は彼がいう〝がんばり屋〟を感じ、彼のさまざまな工夫と努力を思い確認すると、ゴミバコに入らない時、他人は目隠ししていると頭でいい聞かせる方が容易だという内省活動を述べ、〈今困っている問題〉は、①他人への気がかりと猫背で腰が痛むこと、②根暗、気の重さ、③他人へのこだわりから成績が低下し、最悪の時は教室での読書もできない時もあること、④身体が弱くなりすぐに病気にならないか不安になることを挙げ、患者は①の整理を希望した。〈①への身体の感じ〉は腰の骨がジンジンする感じであり、それは言葉より姿勢の方が表現容易らしく、それは立位で右に傾斜しつつ強い弓なりの形を示した。そして〈その姿勢での感じ〉を確認すると、かな縛りにあったようで、腰に悪いことは止めてくれといいたげであると涙ながらに述べ、他の姿勢として、座位で前傾したもので、それは英語のスペルのGの字に似ており、非常に窮屈で、普通になりたいと述べ、抑圧できる気の強さがあれば、正座できる姿勢になれると述べた。

治療者は当面の努力目標を〈眼に入る他人への嫌な感じをゴミバコに入れても、その感じを姿勢にしても容易な方を選び、後者なら嫌な感じの姿勢を取り、その姿勢の中に嫌な感じを入れて、そっと楽な姿勢を取る〉という作業（増井、一九八四）を提案し、彼はその作業をその場で二回行い、一時的になら成功しそうな気がすると述べるので、治療者は〈その一時が大切〉と説明し、入れた物をあれこれ考えない約束を〈前と同じ〉とした。

＃5　今は三五％くらい楽になった状態であると述べた。そして結局、自分はあるスポーツの選手ゆえ、その準備体操のように行っている。例えば、視野の中の他人への嫌な感じは思い切り下を向き、嫌な感じを「置き」(2)、じょじょに上を向く動作と内省を行い、その結果、身体は随分楽になり、これで七〇％くらいカバーできると述べた。

また後に残る三〇％は、この感じも、言葉にしにくいものであり、〈身体の感じ〉としては、脚が地について離れないような、前傾してスタートする時に脚が動かないような感じと姿勢を示し、その逆は、座位の脚組みの形を取った。この動きと内省を三回その場で行い、結局、姿勢の方が楽にやれるゆえ、その実践を勧めた。

＃6・7　気になる点は四五％くらい低下したと述べ、彼のその工夫は、姿勢で嫌な感じを置いた後、よしと言い聞かせ、気を強くもつことだと述べ、自分にとり必要なことは、眼に入る相手と自分の間にある壁のようなものであると述べ、治療者もこの気づきに同意し、〈要は、心が他人の眼により混乱しないでおれることと思う〉と述べると、彼は、要は自分の嫌な感じが漏れ出ないようにすることと思うと述べた〈＃**6**〉。

その後、彼は、壁は特に自分の嫌な感じに対し作ることが大切であり、実際、日曜日などは治療者にも内緒で、サングラスをかけたり、顔に包帯をしたりしたが、結局心の中の壁に気づくと七〇％こだわりは減ったと述べ、以後〈困った時に来院〉としその後の状態を再度確認すると、大学進学のため予備校に通い、猫背は目立たなく、他人へのこだわりはない様子（母談）であったので、一応治療は終結にした。

症例3　「触れないでおく」ことの治療場面の構造化を巡って

患者：M・Kさん、一五歳、男性。主訴および現病歴として母の語るところによれば、気に入らないと何も口をきかないようになってきた。また最近とくに外出を嫌い、家にとじこもりっきりである、とのことであった。

中学二年まで彼の成績はとても良かったのだが、きっかけとして母が思い当たるのは、昭和××年の一一月、ある国のハイジャック事件以来、押入れの天井裏に事故に関する記事を切り抜くために新聞紙をあげ、以後カバン、バックなどの学用品をすべてあげてしまい、じょじょに歯みがきやつめ切りをせず、生活が不規則になり、最近では外出を嫌がるようになったと述べ、また家族共有の風呂やタオルをひどく汚ながり、特に父をとても嫌うようであり、登校はむろんせず、テレビをダラダラ見る生活ぶりだと述べていた。

診断としては、強いツムジ曲り、不機嫌症、カンモク症、あるいは分裂病？とされていた。

治療面接までの経過

昭和××年の中頃の初診以後、スルピリド200mg（朝）を500mgまでじょじょに増量して投与されていたが、特に変化がなく、担当の精神科医の印象は、「少し元気とも思わんでもない」が、精神科医の何かの問いかけに「特に」「別に」のみ答えているようであり、母の神仏参りがこの時期から始まっていた。同年の七月時には、クロフェクトン25mg1T（夕）を3Tまで増量していたが、八月に至っても「特に」、「別に」の繰り返しが続き、母が聞いても、さあ……とか、別に……、としか答えない様子であった。また、父をやはり嫌い、避けている様子でもあった。

以上の経過の後、担当医より「これ以上の思いきった薬物療法は入院を前提にする必要もあるが、家族はそれを希望せず、一応薬物を中止して、精神療法的な接近による経過を確認したいゆえ」筆者のもとに紹介されてきた。

治療経過

M・Kさんとの初対面に受けた印象はまだ新鮮なイメージをともない筆者の中に残っている。顔色のやや青ざめたような白さが印象的であり、細身であった。表情は固いというより、多感さや反発めいた雰囲気で満たされており、顔色や表情のみを見ると、いわゆるプレコックス感がとても強いと表現するにふさわしく、彼からうけるその時のイメージは、どこかの精神科病棟の一室に彼を連れていってもすぐに一枚の絵となり、なじんでしまうようなものであった。しかし彼の表情のうちの反感の面はそうした一枚の絵には少しなじみにくく、担当のベテランの精神科医が強いツムジ曲り、を診断名の冒頭に挙げていた苦労もわかるような気がした。

彼はただ黙って座り、うでを組み、じっと細眼でこちらを眺めては部屋の様子を眺め、またこちらを眺める様は大人の風格さえ漂わせていた。しかし彼のかもす雰囲気は尖っていて、気がピンと張りきっており緩むことを知らないようであり、その雰囲気の中に治療者が溶け込むことは、潜水できる限界まで潜ったスキューバーの心境にも例えてみることができるようでもあった。

治療の目標は、彼のその状態をどうこうするということより、いかにさし障りで満たされている彼をそのままそっと置いておけるかということであり、後は、時間という最良の薬の効き具合をじっと眺めてみることであると考えた。

彼への最初の治療者の問いかけは、あまりさし障りのない事柄、すなわち、〈身体の調子はどうですか〉〈食欲はありますか〉〈眠れますか〉であり、それらに対し数十秒おいてから、別に……、特に……、さあ……、とわずかに述べ、非常に不自然なテンポが印象に残るだけであり、後は長い沈黙が続いた。また、〈来院は嫌ですか？〉には首でうなずき、〈母さんの義理で来たのでしょう？〉にも同様であった。

治療者は、彼の当面の仕事、ないし努力目標は、〈嫌でも来院すれば母さんが喜ぶだろうから、義理でもよいから来院すること〉〈世の中には嫌なことを少しすることは人に喜ばれ、かつそれが必要とされていること〉〈来院して一〇分か一五分ここに「いる」こと〉〈時に気がむいて私が話しかけたことについては首で答えてもよいこと〉であり、少し後になってから、〈箱庭に興味があり、かつそれを一人で作る方がよいならそうして、終わった時はどんな合図でもよいからすること〉であり、〈それで充分であること〉を彼に伝えた。

結果的には、約一年四ヵ月の間、彼は週一回の治療面接を一度も休まなかった。

次の面接からは、ほぼ決まりきった質問、すなわち、〈体調？　食欲？　睡眠？　母さんの様子？〉などの対話から、箱庭を一人で作り、作り終って合図（この大半は、彼は私の部屋のドアをノックした）して帰宅するという決まりきった経過をたどる面接がつみ重ねられた。これらの所要時間は、約一五〜三〇分くらいの間に納まっていた。

そうした面接を開始して約一ヵ月後、他の先生の印象談では、「表情がとても変わった」というが、治療者にはそれほどの変化が認められなかった。しかし、他の先生の眼は彼が一人で箱庭を作る時の表情に注がれており、それは確かに、何かに和やむような様子であり、かつ砂を長い間そっと撫でている手つきがとても優しそうであったことが印象的であった。

次年の昭和××年の約四ヵ月間、こうした定型的なやりとりを重ねたが、その間、彼に新たに教示した事柄は、〈箱庭をサラリと作ること〉であった。それは、一時期箱庭の部屋にいる時間がそれまでより長く、三〇分程度おり、またその作品は、それまでのサラリとしたもの、例えば砂のまん中を空けて池だとか湖といったものでなく、木や動物を持ち出して作っている姿を見かけた時の彼の表情がとても険しかったので、〈油絵か墨絵かどちらを好むか？〉と質問したところ、後者であるというので、後者のようにシンプルなものに作ってしまう方がよいようだとの感想を述べたくらいであった。

このような一見全く無意味に見える決まりきった面接を約六ヵ月重ねていった結果、今までの母同伴の通院から一人でバスにて通院が可能となり、表情はやや柔らいだかに見えた。面接では、〈体調？〉〈母さん？〉〈どうしてる?〉〈何食べた?〉などフッと治療者に浮かぶわかりきった質問[3]を崩さず、また彼の対応もさして変化はなかったが、別に（何も変わりません）、特に（何もありません）という（　）部の表現が少し丁寧になっていた。ちなみにこのような治療構造を作ると語尾の変化がみられるのが筆者の場合一般的である。

昭和××年三月、〈来院はやはり嫌かな?〉とふと問うたところ、それほどでもなくなりましたとの返答があり、その面接の終了時に治療者が春休みの説明をして、彼も春休みが必要かどうかを確認したところ、ああそれはあった方がよいですねとのことだったが、その直後初めて、治療者が問い、彼が答える形の面接が崩れた。彼が私に、最初に問いかけたことは「先生、ところで次の週、病院あるのですか?」との質問であった。この質問に治療者が何か脳細胞がゆすられるようないろいろな意味での面白さを感じ、大笑いをし、彼に〈二週間は休みにすること〉を告げた。

この春休みがあけて来院した時の彼の表情は一段と柔らいでいた。先に述べた決まりきった対応の後、〈薬をのんでみますか?〉と問うたところ、服用してもよいと答え、〈どうしてのむのでしょうか?〉と問うと、それはわかりません、と述べるので、彼が必要とし、それを希望する時をもって薬物療法を再開し、精神療法と併用することを伝えた。

この間、母はときどき様子を報告するため来院したが、昭和××年のその時点では、家ではだいぶ元気になり、親類の家に行っても、以前ほど人前に出るのを嫌がらず、親類の家の機械仕事の手伝いを進んで申し出て、数時間手伝ったりしたこと。生活ぶりに規則性が生じ、食事は以前は絶対一人でしかしないのが、家族と共にするようになったこと。あれほど嫌った父から買物を依頼されても行くようになり（この前後に父が交通事故による外傷を受けていた）、何よりも彼に冗談が言える雰囲気が気楽になったことなどを報告した。

昭和××年の三月後半、彼に対し宿題とか努力目標という表現で、以下の事柄を与えてみた。それは、①家の中で、自分がしても嫌な感じにならない話はどんな話か、想像だけして、実際はしないでよいし、それはしない方がよいかも知れないこと。②少しでも嫌な気にならない生活のあり方を考え、この方は気が向けば少しずつやること、であった。

彼は〈嫌な感じ〉はわかり、①はわからないが②はわかると述べ、治療者は〈それで充分なこと〉を伝えた。

四月になっても、冒頭に記した定型的な対応は崩さず、きちっと対応できた後は〈上出来!〉といえる明るさが、少し治療の場で出てきたことが変化であった。そして、上述の努力目標の〈①は?〉わからなく、〈②は?〉少しずつやっているとのことで、その内容を問わないゆえ、いまだに不明であるが、〈少しずつやること〉が肝要なことを伝えておいた。

その後、表情にやや青年らしい締まりのようなものが出て、きりっとした表情がうかがわれた。また、入室後、自発的に、こんにちはという挨拶が生まれたことが変化といえば変化であった。

また母の報告では、家での調子はとてもよく、家族旅行の写真はすべて笑顔で写り、大衆風呂でも家の風呂も抵抗なく入り、トイレのタオルも共同のものを使用していること。「新聞配達でもして助けようか」と嘘でもよいから母を思いやってくれることを述べていること。スーパーの買物などには母と共に外出し、その時の計算などとても速く、この子はとうてい頭の悪い子ではなかったと改めて考えたこと。家ではトランプや将棋に熱中し、必死で兄弟と戦っている姿は、これで病人か?と思うこと。「前はテレビばかり見ていたのに」と言うと、「先生に言われたのでやっている」(努力目標の②の件か?)と答えたことなど報告した。

九月に入り、彼は親類の紹介で工芸関係の仕事に興味をもち、住込みを始め、嫌になればすぐ帰省するとの治療者の提案なり条件のもとで住込み先より通院し、一〇月になり、母からまだ嬉しそうにその手伝いをしているとの報告があり、以後、本格的な住込みを始め、通院も困った時に通院することの治療者の提案に彼も同意し、以後、母のみ来院し元気でやっている報告を受けたので治療は一応の終結にした。

治療を終結した後、改めて思いなおすと、治療開始から彼の相貌なり雰囲気は、気むずかし気で無口な工芸師の風格と雰囲気をもっており、何故か治療者の中のどこかで何かの符丁がカチンと合ったような気がして、どこかつじつまがあう感じに一人で納得していた時期もあった。

6　問いかけと考察

二、三の問いかけ

このように患者が触れては混乱する感じを、そっと置いておいたり、触れないでおく努力やその援助を通じて生まれてきた幾つかの問いかけと考察を以下に述べる。

われわれは、常識として患者が思ったことを自由に話すことは大切だと思っている。また、かつて報告者は、患者にとってさし障りのあるものに直面し、それを言語化し、そしてそれを洞察することは、自我の強化に結びつく大切な作業であるとも考えていた。しかし面接では、心にさし障りをもつ多くの患者は通常、さし障りのない日常的な営みを続けようと努力をする。そして時には、この努力は努力としてでなく治療者のある理論的な枠組みから見た未達成の状態と理解される。例えば、抵抗とか防衛などである。そして時には患者のそのさし障っている世界への直面や言語化や意識化に向かって旅立とうとする。ところが、患者はなおさし障りのない話を続けようとするかもしれない。しかし、その患者のさし障りのない話をしようとする努力は、ある意味では Reality を持っている。何故なら、われわれの日常生活ではできるだけさし障りに直面せず、言語化せず、また意識化もしない作業で保たれている部分も少なからずあるからである。だから治療者のこの治療的意図は日常生活に持込むと不都合で、時には危険な内省であることを知ってか知らずか意図しており、そのかたくなな場合は空想的でさえある。たぶんその空想を支えているのは、さし障りに直面し、それを自由に話せることができれば、さし障りが低下するという考えであろう。しかし、徒らにこのさし障りを話さず、またさほど直面もせず、またこれらをそっと置いておけるような意識化ができれば、このさし障りは低下することもありうる。言ってみれば、横目の意識とか少しはすに構えた斜めの直面の治療的効用とでもいえよう。人はさし障りのあるものや危険なものを見たり触れたりする時、通常横目になり斜めに構えるものである。実はそれが自然であり、それゆえ安定した形なのではあるまいか。お化け屋敷に入って、スタスタ真正面を向いて歩く人の数は少なく、それは質的にはともかく、数量的に考えれば少しおかしいのであり、後向きに歩いても、横に歩いてもよくまた、そのお化け屋敷の看板だけ見て驚ける人は別に入らなくてもよいし、入らない方がよい。それだけ感受性が豊かであり、また安あがりですむからだ。それゆえ、ある患者には世の中は本当のことを話す努力より、上手にうわっつらを話す努力で保たれていることをそっと告げ、その練習をする方が治療的であることもある。われわれの仕事の世界では嘘から出た誠という諺は生きている。だから思っていることや本当らしいことを気楽に話すこととその工夫は、気楽にそれらを話さないこととその工夫と同じくらい大切なことではなかろうか。

またわれわれは、患者の話を熱心に共感的に聞くことが大切だと知っている。しかし、〈それはあなたにとり大変な不安ですね〉とある治療者は共感したつもりでこの類の共感を続けた。しかしその結果、患者がこれは誰でもある不安だと言いきかせてきた努力が崩れ、一時的であれ落ち込んだ。こんな話はいつもどこかの心理臨床の場で起こっていそうな気もする。また患者が心のさし障りに直面し意識化することの工夫は大切だ。しかし前述したように、それと同じくらい徒らに言葉にせず、直面もせず、意識化しないような意識化をする工夫を考えてみることも大切なのではなかろうか。内外の強制や強迫に一時期にまいってしまい、一見何かの現実の作業を休んでいるように見られがちだが、実はあまり休めていないし、休んでもいないし、実に休み下手な人を相手に、治療という名目の下で患者をとり巻く人びとと同じような作業を仮に課していたとするなら、誠に酷な話である。他人にも自分の心にも「そっとしておいて」と心中呟き、それを願っている患者さんたちは少なくない。報告者にはその願いは、自分も人も傷つけたくない、自分も人も少しでも平和でありたいというとても強い願いのように思えてならない。またこの願いは通常、誰でももっている自然な願いでもある。この方法が多少とも治療的に有効であり得たのは、その願いを治療過程の、たぶん多くは初対面の時、に聞いていたからなのであろう。その声を聞かずにこの方法を行うことは、患者をとり巻く人と同じ作業をしていることになりかねない。すべての治療的行為は患者にとり負荷実験的意味をもっている（中井、一九八二）事実についていろいろな場面を想定し、その中で細かく問い直してみることは重要なことである。

そしてまた、患者を苦しめているものや、その背後にあるものの病理を細かく理解しようとすることは大切だ。しかし時として、患者の言動が治療者の思うそれらしきものに見えかけた時、治療者にとり意味のある体験となるが、患者にとってはさし障りの序曲が始まり、非治療的体験の幕あけとなり、治療者にとり無意味と思われる体験が患者にとり治療的なものになることは往々にあるのではなかろうか。治療者のある理論に対する思いいれによる、微妙な鏡映描写的現象とでもいえまいか。

見えるものを見ようとする治療者の努力は、すでにあり、見えているものを見ないという犠牲を多少とも必要とする。そしてその犠牲は多くの場合、患者の少しでも良くなりたいという願いや努力により支払われていることを発見するのは割合容易である。この患者の努力や願いが眼に入らず、ただひたすら一本道を走っている治療者の姿を見る時、治療者の、自然な優しさのバランス感覚（神田橋、一九八四）のようなものは、どこから発生してくるのだろうかと首を傾げる。

考　察

(1)　この方法の準拠する立場について

本論の冒頭で述べたように、この方法は幾多の治療理論、理念をとにかく、カッコにくくり、患者ないしクライエントの症状の軽減に協力するとは一体どのような作業がふさわしいかについて問い直してみた結果生じたものである。しかしこの方法が方法として提出された以上、それが既成のいかなる立場の治療理論や方法に同意ないし反対し、この方法の準拠している立場とはどんなものかについて明確にする必要がある。この考察においても、本論の主旨に従って、何故この方法が生起したかという問いかけより、この方法を提案者は他の方法と比較し、どう考えているかに従って記述考察を加えたい。

この方法は、幾多の理論をカッコにくくり、援助する作業とは一体何なのだろうかと問いかけたその態度なり方法は、その根本において現象学的な方法や理念に最も近いと考えられるが、そうした方法理念により一貫して症例を取り扱おうとしていない点などにおいて、それとは異なる。また症状へのいわゆる不問的態度を日常生活の中で努力目標の形で患者にその実践を勧めるという点で、森田療法にも近いが、症状に対する感じやイメージを問題とし、それを何らかの方法で置いておくという努力において、その努力の対象や内容やその形態および症状発生に関する気質および機序論などやその他多くの点でそれとは異なる。また患者の心の問題の核を感じやイメージとして重視する点は、心的外傷は客観的事実でなくイメージであるという観点をもつ対象関係論的発想とごく一部は接近しているかもしれないが、その準拠するところは基本的に異なる。むしろ本論で示した方法の基本的な枠組みは、いわゆる「分析的」観点に基づく治療において患者に発生するさまざまな、副作用に着眼することにより形成されていると述べても過言ではない。

また患者の苦慮する問題を中心にこの方法が展開され、またその苦慮を人としての努力や営みとして見つめる点は来談者中心ないし人間中心的な、また時には実存ないし存在論を背景にもった人間観ないしその方法と類似しているかもしれない。しかし提示した症状でも明らかなように、患者の言動が自己の症状への努力への自覚やその方向に向かって自然に誘導されている。この点はこの方法を支える基本的な技術でさえあるが、その点などにおいて、上述した理論や方法と異なっている。また割り切ろう（split）、忘れてしまおう（suppress）とする患者の努力、すなわち、患者の防衛しようとする主体の能動的活動ないし自我の健康部分を重視しそれに置いておくという治療的な形を与え、援助する点は自我支持療法の志す方向と類似しているが、その準拠する理論とは全く異なる。また患者にとり負のフィードバックがかかる体験を低下し、正のそれを重視するところは行動療法理論に基づく認知療法と類似しているかもしれないが、その理論的背景は異なる。

また、この点は後にやや細かく考察するが、患者の心の問題の核を感じやイメージないし体の感じとして重視し、それをそっと置いておくことは、体験過程療法におけるフォーカシングにおける発想と類似しているが、問題に関する身体感覚の見方やその扱い方などの点において異なっている。

また上述したいくばくかの既成の方法の持つ要素を統合した結果であるようにも考えられるが、バラバラな要素がある形態をもった水準で認知されうるのはそれなりに要素が形態化され、それを見る人間の多少の思い入れが必要である点などにより異なる。

これらを要約すれば、この方法は既成の方法とある部分は類似しているがそれ以外は全くそうではない、ということである。日常的な体験でこの要約を述べれば、ある方法・理論に基づいて臨床の場で生きた人間を相手にする時、多くの臨床家が多少とも経験することでもある。すなわち、ある理論や方法で、どこか納得できない類のものである。こんな時、説明、納得がゆく部分と何かそうでない部分と、どちらの方が事実めいた事柄や当人にとり本当めいた事柄に希求の心を寄せているかを考える時、明らかに後者であると筆者は考える。すなわち、説明し得ない部分の方がその人なりによりじっと事実を見据えている大切な眼であり、それは臨床家として人間として、identity のより深い部分を構成してくれている重要な部分であるかもしれないからである。

本論は明らかに報告者自身の既成の理論・方法により被いきれない多様な部分に準拠しており、その準拠をあえて概念化するなら、それは「人」として、ないし「人」と「人」の間において自然な形で現れている思いやりの自然学的な視点や観点であるとでもいえる。また、それは、ごく自然に自己のないしは他人のさし障りのある何かの事情に思い至った時、時には語るのを止め、ふと口をつむぎ、時には注意を別のものに逸らし、時にはそっと席を外したりする姿にすでにその原形が認められる類のものである。この類の思いやりは、「何かお困りなのですか?」と聞く思いやりと同様に、ないし時にはそれ以上に、何らかの治療的意味を持っている。本論では前者の思いやりにどう形を与え、方法化するかが基本的な課題であったことを明記しておく。

個人にとり、さし障りに触れないことは明らかに触れることの一形態である。それに触れないことは何もしないことであるとの発想は、その大半は臨床の場では事実誤認であろう。その発想の水準は、語らない、語れないことは何もないと考える以下のものであるかもしれない。

心理臨床学においては患者ないしクライエントへの治療者の思いやりを、どう伝えることが治療的であるかという点において、その方法が考察される必要がある。しかし、この思いやりは、それに形を与え方法として記述し考察する努力に比例して弱体化する。治療的情熱とその技法的洗練は心理治療の場合は多少とも二律背反的に働いていること(藤縄、一九七七)は本論と報告者との間では事実のようであったが、この方法の基本的姿勢は、本論の冒頭に示した如く、援助するとは一体どのような作業なのか?という治療者が常に自然に問うている思いやり(care)とその示し方の点検であると考える。

(2) この方法における適応症やその効用及び限界などについて

患者にとりさし障りのある、症状にまつわる感じなどをそっと置いておく努力を援助するこの方法は、その方法理念においては、神経症から分裂病に至るまで適用範囲の広いものであろう。それは、患者がさし障りのある問題に触れないでおけたり、ある程度それらに惑わされずに生活できるということは、多くの心理治療の当面の、ないしは具体的で実践的な一つの治療目標に合致しているためでもあろう。

また、さまざまな治療方法において、患者にとり、さし障りに触れる形態は多様であっても、患者の何らかの問題を「置いておく」ことの治療的効用は、そこでの治療者の意図を問わず認められる共通した治療的要因であるかもしれない。例えば、箱庭療法においては、箱庭を作ることをめぐるさまざまな治療的要因のなかで、患者の側からすれば、その箱庭に多少とも自分の問題なり混乱を「置いていた」り、「置いておけた」と感じることから発生する治療要因は多少とも存在しうるかもしれないし、それが絵画であっても、プレイセラピーにしても同様である。また、対話を通じた治療や治療関係を重視した治療であっても、話すことや治療者との関係で、患者がさまざまな問題や苦慮を治療者にそっとあずけたり、治療者がそれをあずかったり、受け取ったりする中で、患者自身の問題が「置いておける」ようになるような治療的要因も推定されうる。また、洞察を重視した方法においても、それが患者が自らの問題を置いておけるようになる最も妥当な方法だと治療者が想定している部分も少なからずあろう。この「置いておく」という概念も多くの治療に共通して、その治療的意義の一部さえも規定している概念として考察することもできる。また、何らかの問題を置いておけるという体験は、患者にとり多少の安堵感をもたらす体験であることは確かな事実でもある。

いずれにせよ筆者は、本論で提示された方法をいわゆる健康な人のカウンセリングから分裂病に至るまで広い範囲で実践している。境界例や分裂病の心理治療は、現行のあらゆる治療方法においてもその治療の困難さは不変のものであろう。ただ神経症水準までの治療において、患者が生活上困らなくなったと述べ、その治療を終結する時期、すなわち治療所要期間は、他の方法における多くの症例と大まかに比較すると、確かに短いようである。短期間の治療はそれだけのことしかしていないかもしれないし、その治療を強迫的に急ぐ必要性など有害無益である。ただ人の心の福祉のような仕事に携わっているわれわれの仕事の部分に、治療者の趣味のような方法で徒らに治療を長びかせているよりは、まだ良しと筆者は単純に判断しているにすぎない。また、適応症の問題でなくむしろ方法の問題となるが、正確に述べれば、患者の一人一人により触れないでそっと置いておいて欲しいという希求心に個性があり、それぞれそっと置いておく形態と質が微妙に異なる。それを感じ分けるスキャニング作業、すなわち治療者と治療者の工夫により適応症は変動するが、このような水準においては、本論で示した図1［二三三頁図1参照］の方法は比喩の意味さえもたず、無視されるべきことを改めて示さねばならないし、これらの指摘は別の形で示される必要がある。

また、この方法の限界は多々ある。大別してそれは治療者側と患者側の問題に区別できる。後者に限って述べれば、患者により、こうした方法に対してある程度の抵抗を示す人や時がある。その軽いものは、「そんなことをしてそれでよいのですか？　それは逃避ではないのですか？」と驚くものと、生理的にこうした方法を嫌い、またこの方法に誘われること自体に嫌悪感を示すものまでである。前者の場合、〈現在よりましな逃避かも知れず、またそれで充分であること〉を告げるのみであるが、後者の場合、多少ともその患者の世界観にかかわる問題が関係している。筆者の場合二症例あり、すべて境界例であった。そこに共通するのは、「何故私がこうなるのか完全に判明しない限り許されない」という世界観に近い。そんな時、〈そのような内省は当人にとり非常に困難なものであり、得るところが少ないかもしれない〉と述べる治療者の方法なり方法に含まれた世界観との対立にもなる。正確にはこれがこの方法の限界か否か、進行中の症例であるゆえ、現時点では言及できない。また、「そのようにそっと置いておけば仕事が進まない」と訴えている症例もある。この時、多くの場合、仕事を静かに進めるために「そっと置く」ことの体験的事実が欠損している。その他多くの限界として記述すべきかもしれない事項があるが、現時点ではそれを限界として記述するに足る素材が少ない。以後の課題とすべきであると考える。

(3)　体験過程療法におけるフォーカシングとの関係について

本論における症状の核としての感じや、症状にまつわる身体感覚（症例1、2）を重視し、それをどこかに置いておくという発想の多くは、体験過程療法におけるフォーカシングから示唆を受けているが、本症例の1、2はフォーカシングそのものではない。この点の弁別は心理療法における研究上重要な要件と考えるのでその概要を考察したい。

フォーカシングでは、個人を悩ましている問題（治療事態ではその時点の患者の訴え）や状況に対して、その問題全体を含むような身体感覚をフェルトセンスと呼び、これがフォーカシングの重要なキーワードとなっている。このフェルトセンスは、時には感じられた意味とか、問題全部についての感覚とか、意味についての身体感覚(村山他、一九八二)とか表現されている。フォーカシングにおいては、このフェルトセンスに照合しながらそこに含まれる暗黙の意味を定かにしていくこと(村瀬、一九八二)が基本的な骨子となり、その過程なり段階を六段階設定している。この方法は、自覚と自己理解のためにきわめて有用な方法であると筆者は体験的に示し得るが、間を作ること(clearing space)はその第一段階目に当っている。ここでまず明記したいのは、フォーカシングにおいて重要なフェルトセンスに近い体験を多くの患者はすでに何度も体験しており、しかしそれは患者特有の問題に対する非全体的な、尖角的できわめて明示性の強い、それゆえフェルトセンスもどき体験といえるものであり、またその体験自体が患者を悩ましている種である場合が多かった点から記述する。これは入院加療中の患者への適用結果であり、その病種の水準とも関係していようが、それらは感じられた意味というより、感じられてしまった意味という、多少の後悔やとり返しのつかなさに色づけられており、また、意味ある感じというより意味ありすぎる感じとか、感じられた意味というより感じてはいけない、ないし感じては危険な意味と表現する方がより適切である場合が多く、またそれから何とか遠ざかろうとする努力はすでに本論で示した。このもどき体験は、患者にとりきわめて意味的な明示性と何かを示す直観性が強く伴う体験のようであり、とりあえず患者はその明示された特異な意味への対応にきわめて多忙な生活を送っている実態が筆者なりに納得できた。その類の多忙さは、ほぼ神経症から分裂病の順に高まっているようであるが、時により、その身体感覚は比喩とか身体の感じとしてでなく、文字通り身体がバラバラになる悪い感じであったり、事実脚の力がスッと抜けてしまう感じであったり、胸のあたりがへこんでしまう生々しい特有の体験であったり、また、えもいえない類のものであり、その感じはあらゆる他の身体感覚、例えばその問題全体を含むような身体の感じへの互換性が、その時点においては全くきかない類のものであった。筆者はある時期からそうした特有のフェルトセンスもどき患者の世界を頭には入れておくが、特別な条件の下以外は言語でそれを定義するような類の作業、すなわち聞くようなことはしない方がよいと判断した。またそのもどき体験から何かの意味を明確にする、すなわちフォーカシングの基本ないし理論的に設定している過程を歩まないような過程、体験過程療法の概念には多分無い、implicating process なる過程を設定し、定かにする過程との何らかの関係において、定かにしない過程を考察する必要性を感じ、現在に至っており、なおその途上にある。これは、心理療法における一つの課題でもあるとも考えている。

また、フォーカシングにおける間を置く作業とは、自分を困らせていることから自分の身を離し、問題の中に入らず、少し後にさがり、それが遠すぎもしない問題との関係（村山他、一九八二）であるとすれば、多くの患者はそれ自体非常に困難であり、心の問題とはそのような距離がとれないところに心の問題の問題たるゆえんがあり、それ自体治療のある目標でさえあるといえる（村山他、一九八四）。

以上を要約すれば、いわゆる体験過程を促進しない体験過程療法なるものは、理論的に存在しえず、その臨床的適用に関してそれが必要なら慎重に概念化すべき課題であると考える。

本論で考察すべき課題は誠に多岐にわたっている。以上の考察は考察の概要でしかあり得ていない。また、この方法で重要な機能を果たしているイメージや How を中心とする問いかけの意義や論拠、症例2の身体運動感覚ないしそのイメージと個人により自覚された心との関係などについては以後の課題としたい。

【付記】
本論の三症例の患者さんに御礼を述べたい。
本論の概要は日本心理臨床学会第5回大会（昭和六一年八月）で報告したものである。

注

（1）本論での三症例における精神医学的診断名は、原則として筆者に紹介した精神科医のものを記入した。

（2）このような「置いておく」ことについて、本論での視点、すなわち多くの理論をカッコにくくるもとでのものとやや異なるが、精神分析学に準拠して、北山修氏がすでに述べている。北山修（一九八六）「話を置いておくということ――非言語化の試み――」『精神分析研究』三〇（二）、九三-一〇〇頁。そこでの症例においても、患者の側からすれば、本論で意図した作業、例えば何かの身振りなどで当面のある問題をどこかに置いておくことに類似した体験が起こっているように思える。北山氏の論により多くの示唆を受けることができたのでここに示させて頂く。

（3）このような治療者のあり方は松尾正氏のいう「意識の能動次元において治療者の意識が病者という対象から離れることのできない沈黙」に近いと思う。松尾正（一九八六）「分裂病者との間で治療者自体が〝沈黙するとき〟そこにもたらされるもの」『精神神経学雑誌』八八（八）、五〇九-五三八頁。氏の論により自分の臨床感覚を細かく点検することができたのでここに示させてもらう。

文献

藤縄昭「情熱と技法、教育と治療」『臨床心理ケース研究』一巻、一九七七、一六五-一六八頁

神田橋條治、荒木富二夫「「自閉」の利用」『精神神経学雑誌』七八巻、一九七六、四三-五七頁

神田橋條治『精神科診断面接のコツ』岩崎学術出版社、一九八四

増井武士「催眠分析とイメージ――身・心イメージによる心の「整理」と「置いておくこと」について――」『催眠学研究』二六巻、一九八二、一七-一九頁

増井武士「私の空想と大学病院という現実・その狭間で生まれた一つの治療法」翔門会編『現代心理学への提言　成瀬悟策教授還暦記念論叢』九州大学出版会、一九八四、一一二-一二三頁

増井武士「Self help とその内省をめぐる新しい精神療法の試み」（第25回日本心身医学会九州地方会特別講演発表資料）、一九八五

増井武士「危険なイメージを「包みこむ」技法」前田重治編『カウンセリング入門――カウンセラーへの道――』有斐閣、一九八六、一九八-二一九頁

村瀬孝雄『体験過程と心理療法』ナツメ社、一九八一、xxi
村山正治、都留春夫、村瀬孝雄『フォーカシング』福村出版、一九八二、二九-一一七頁
村山正治、増井武士、池見陽他『フォーカシングの理論と実際』福村出版、一九八四、一九五頁
中井久夫『精神科治療の覚書』日本評論社、一九八二、三一一頁

編集委員会付記

本原著論文は、日本心理臨床学会第5回大会（一九八六）で発表された報告論文中より、とくに編集委員会より指名して寄稿を求め、採択したものである。

（初出：『心理臨床学研究』四巻二号、一九八七）

追想

この論文についての追想は切りがありません。投稿時に村瀬孝雄先生が随分本論文の掲載について支援して頂いたことを後に知りました。もう時効になったとはいえ、ここでその経緯について書けない事情があるということだけは書いても良いと思います。また村瀬先生いわく「この論はあくまでマイナーであり、決してメジャーとなっては大変なことになりますよ」と言われたフレーズが何故か頭に残っています。

この論文に至るまでの経緯については、この選集に多く掲載していますが、精神分析から入った私の臨床論や方法論の出口が、考えられない程、非分析的、反分析的な物になりました。この患者さんの「努力」というのはすでに患者さんが持っている「工夫能力」と同義であり、そのようなことを神田橋先生に話すと「正しい伝統とは、形を継ぐのではなく、形についての関係のあり方を継ぐのですよ」と言われました。

当時、北山修先生も偶然にも「置いておくこと」について学会で報告して、それにはイラストまでつけていました。また「それはカバーリングだの、アンカバーリングだの言うけど、どちらでもなく違うのよね」との話を聞き、妙に深く「その通りよね」と思いながら話してました。

その後、学会の編集委員となり、時々この方法を「増井法」と定義づけた論文などに出会うと、ひどく恥

ずかしいというか身の置きどころのない気になって会議から消えてしまいたくもなりました。しかし、確かその当時北海道の大学に居た徳田完二先生がこの方法の細かいフォローをされ、学会賞を与えられた時、本人より私の方がひどく喜んだ記憶があります。

苦しみと「身振り動作」の心的適合性

——患者の苦感の非言語性の活用——

患者が困っていること、気がかりなこと、どうしようもないことをここでは患者の苦慮と示す。先に筆者は患者のこの苦慮を、例えば防衛の失敗とか、ある理論的枠組みから想定された失敗ないし未達成の状態としてでなく、患者により、既に、またときには非常な努力を伴いながら営み続けられてきた「心の営み」として、ないしその現れとしての「あがき」として理解しなおしてみる必要性を述べた（増井、一九八六、一九八七）。またその治療において、患者が現に支払っているその努力に着目すべきこと、また患者の苦慮に対する適切な努力のあり方として、苦慮の苦慮たるゆえんは苦慮感にあるとし、かつ、その苦慮感の身体感覚的側面にふれ、それを患者の心の中に描いた容器のようなものにそっと納めておくことやそれに触れないでそっと置いておくことなどの方法を図［二三三頁図1参照］のごとくに示した。これらは患者の症状の適切な努力はいったいどのようなものかという問いかけから発生した方法であり、本論もその延長線上にある。本論では患者が自らの苦慮感を姿勢にして示す一連の作業を身振り動作（後述）とし、患者の苦慮感の原発的様相を原苦慮とし、その特徴を明確にし、次に身振り動作の治療的意義を原苦慮との関係で述べ、ついで身体症状を伴う症例の治療過程を報告する。

1　患者の苦慮と姿勢、身振り動作について

以下の症例においては、治療のある時期、患者にとり、どうしようもないこと、ないしその感じを言語化せず、それをある姿勢に示し、また別の姿勢に示しなおすという作業が入っている。そこでは、患者の苦慮ないし苦慮感を姿勢に示そうとすること、そして示された姿勢と苦慮感の間での、患者自身の照合により次の姿勢に移ること、そしてある姿勢が患者にとり納得のできるものなら、その姿勢全体の感じをそこに置き、置かれた感じを眺めながら別の姿勢に移ることの一連の作業ないし努力が含まれている。この作業を本論では単に身振り動作と呼び、それを患者にはパントマイムのようだとわかりやすく説明する。ここで重要な点は、その身振り動作は苦慮の表象であると治療者が一義的に考え、また患者にもそう受けとられないことにある。

むしろ本論の述べようとする身振り動作は、苦慮感自体を表現しないような表現であり、苦慮感とともにあることのできるような表現であり、その動作のある時間帯、患者がその苦慮感自体を確実に自己のうちにあるものとして保存し、保管できるような表現であるとでも言える。少々複雑な説明であるが、患者には、その苦しい感じをそっと示せるような姿勢とか、なかんずく、姿勢全体の感じを眺めながらという説明において、この身振り動作の意図は比較的わかりやすいものになる。単に表現と考えない根拠は、「表現」的発想の基本にある表現するもの⇔されるもの、あらわにするもの⇔されるもの、という関係に患者の苦慮性自体の基本的性格がなじみがたく、必然的に治療的作業として患者に根づかないものになるかもしれないからである。

2　患者の原苦慮とそれを示し示されるメディアとしての身振り動作の意義

今ここで、患者にとりどうしようもないことを苦慮とし、その苦慮を苦慮たらしめている基本的な性格を苦慮

性とする。患者の苦慮には語られた苦慮と語りえない苦慮がある。後者は、いくばくかの「どうしようもない感じ」であり、苦慮感とでも言える。そしてこの苦慮感も、××のようなという、「かのごとき」表現により語りうることもあれば語りえないものもある。このようにして残余してくる苦慮感を、ここでは患者にとっての原苦慮とする。

しかしこのようなまわりくどい説明はそれを示すにはふさわしくないかもしれない。苦慮たらしめている苦慮性は、その基本において患者にとってあまりにもあらわな形で既に感じられてしまっているものであると述べる方が適切であるかもしれない。この原苦慮は、いわば痛みそのものである。われわれは患者の語る言葉により通常それを想定する。しかし語られた痛み、ないし苦慮は仮のないし偽りの痛みであると想定してみることは、本論で示そうとする方法において、極めて重要である。また患者にとり、治療者が痛いところに手が届いていると感知されるか否かの要件もこの点に深く関係していよう。患者にとっての原苦慮、それは患者に浮かぶあらゆる言語を超え、ただ妙に患者の心に妙な息吹を与え続けている極めて単純でかつ極端な感覚的事実の凝固体のようなものである。またそれは言語化（絶対）不能感を伴う苦慮感覚の実在的体験とでも言える。またそれは、非言語、前言語的とも示せない、いわば超言語的で絶対感覚的なものであり、そこでは患者が、ある事象に意味を与えるという通常の構造ではなく、その感覚自体が強力な意味を患者に強制し、ときには明らかに何かの意味をねじこんでくるという形で通常の意味付与関係が逆転しているたぐいのものである。またそれは感じられすぎた意味でもあり、その感覚自体が既に強力な意味であり、そこでは感覚の絶対意味化現象とでも記述できる現象が生じている体験のことである。

以上の記述のごとく、文字や言語ではそれ自体の性格において定着しがたい基本傾向をもつこの原苦慮は、文字どおり、不安感でも焦燥感でもなく、たぶん、患者にとり何となく、ないしときどきであるが自分の内に確かに起こっているが言語で語りえない、極めて感覚的なものなのであろう。この原苦慮は身をこがすような焦燥感のただなかにあって、おもりを失ったテンビンのように鋭角的にせわしなく上下する心のざわめきを覚えたことのある通常人なら自明性のある事象としてある程度は理解されうる。また、正常人でも、ある事態では一日数十秒は分裂病様体験が生じているかもしれないとも表現されえよう。

この原苦慮はそれ自体露呈的であり、明示的であり、絶対的とも言える感覚性を所持し、かつ、言語性を剥奪されているがゆえにそれをあらわにする諸々の作業ないし言語になじみにくい。それは示しえても、語りえない特徴をもち、あらわにする⇕される、表現するもの⇕されるものという関係においてかえってその姿を消し、単に、示すもの⇕示す人⇕示されるものという関係において姿を現す。またそれは言語で語ろうとするとき消失し、沈黙するとき明確になってくる事象とでも言える。

それゆえ、この原苦慮を指し示す患者ないし治療者における適切なメディアとしては、両者の中に浮かぶ、それについての絵画的情景を伴う何らかのイメージであったり、一枚の何らかの形の絵画ないし絵画様図示であったり、それを示す身振り動作や姿勢であったり、一片の詩やたとえ話、比喩や散文やそれを示す音ないし音声、箱庭などが列挙しうる。ここに示す症例を含め筆者が試みようとしている治療は、患者の苦慮感ないし原苦慮ないしそれもどき体験の消失が目的でない。本治療の意図は、ただ患者が自らの苦慮を示し、苦慮から示されやすい関係を治療の場に提示し、患者が自らの苦慮を点検し、自らの手でそれをなぞり、患者がしばらくの間でもそれとともにあることができることへの協力であると言える。

以下の症例における身振り動作もその方便の一つであると考える。

症例

患者：M・Sさん、五八歳、女性。主訴としては、①夜、胸部に妙な痛みが走り息苦しくなる（患者はこれを狭心痛と表現）、②脈拍が増加（145/m）、死ぬのではと心配で外出できないことがあった。

既往歴その他としては、昭和××～○○年の四年間に三度、狭心症の診断のもとに入院、いずれも全快せず、昭和○○年、筆者が関係する大学病院に夜中、患者が緊急電話をかけ、着院すると苦しさが低下し何ともなくなることを繰り返し、宿直医に嫌な顔をされたりしていたが、同年一二月検査入院後、内科診断が狭心症から心臓神経症が疑われたため筆者のもとに紹介された。EKGは患者の心配する命に関するほどの所見なしとの内科医の助言があった。また、CMIはⅣゾーンであった。

L・Hその他としては、随分前に夫と死別。三人の子どもはすべて結婚。現在、自宅で一人で生活している。性格はまじめ、几帳面、嫌とは言えない方で内気である。編物が趣味であると述べていた。

治療過程

#1　よく聞くと痛みは、①悪夢の後（巨大なピストルが現れるもの）、EEG：OB、に現れるか、②夜に脈が気になり、脈をとる。一時として脈拍数↑。➡そのうち痛み↑。➡呼吸が苦しくなる。➡手足冷感↑。以上の二型であった。性格は嫌と言えず引き受ける、その結果必ず努力が人に認められないタチで、患者はこれを「裏目の人生」と表現した。白髪が美しく、知的・穏和・上品な夫人という印象を受けた。治療はEKGの波形の変化を目的としたものでなく心臓の痛みやその不安の整理のためになると説明し、患者はそれを希望した。

#2・3　初発作は、ある事件に関するショックと関係しているとある医者に説明されたが、その気もするがピンとこないと述べる。とりあえず今の問題を確認すると、①発作が起きないか不安、②人から何かされそうな不安、③何か人に話すとすぐ悔やむ、憎まれないかなど気にかかることであり「その時の身体の感じ」として、①胃や背骨がグラリと動く感じ、②胸のドキドキ、③は②に類似したものであった。この確認後患者は身体に関する感じをいろいろ述べ、結局、気のせいと思ってもいるが何だかそんな気もする。なぜこんな痛みになるのか、と質問した。治療者はなぜかは不明であり、ただ〈どんなふうに痛みとつき合うか〉との発想を勧めておき、〈仮にこの身体の感じを何か箱のようなものに包みこみ横に置けるとどうか、少しは楽になるかも〉と説明する

と、それならやってみますと述べ、次の来院まであれこれ箱の中味のことを考えないことを約束した。

＃4　発作は確実に低下した。しかし脈拍を数えると脈拍数が増加し、例の（**＃3**）胃と背骨が動くような痛みへの不安がつのる。〈包みこむこと？〉は発作の不安や他人から憎まれないかという不安をゴミ入れに入れている。ゴミ箱はかなり大きいものだなど述べた。また、夜はいろいろ考える。例えば話したことの反省や後悔やある人の顔つきなどこまごまと嫌なことばかり、など述べ、治療者が〈気が向けばその嫌な感じを身体の姿勢にして、これかあれか、感じとれたらその感じのとおりに動いてみては？〉と提案し、〈例えば他人に話したことの後悔を姿勢や身振りをするとどうなるか、その場で行って〉みた。彼女は、ややためらいながら机の上に肘を立て、あたかも考える人に類似した姿勢をとった。ついで、〈その時のその姿勢に嫌な感じを置いて、または封じこめて、普通の姿勢に戻り、次にまた気になることが起こると同じことを繰り返すこと、それはパントマイムのようになるかもしれない〉と説明し、〈慣れてしまうと感じと身体が一緒に動けるようになること〉、〈気が向いたらすることが大切であること〉をつけ加えておいた。

＃5　この身振り動作を彼女は体操と名づけ、それをしなければと思いやった。眠れないとき「こんなことでは！」と思い、気を強くしてやると、とてもよい。例えば「何か起こるのでは？」と思うときには身体を丸め箱に入れたりして楽にする。また「何かあの人にされそうだ」と思う。「私は何をしたの！」と思う。⬇両手を上げ、気がすめば楽にする。また何かうつ伏せになる、などしていると疲れて眠れる時もある。箱は一〇個くらいできたと述べるので、〈無理にしないこと〉を告げた。また、悪夢が減った。一度妙なもの（髪がすべて抜ける夢）を見た、退院できそうなどと述べこの週に退院した。

＃6（退院後）〈問題〉を確認すると、深く眠ることへのおそれがあり、（その感じ）は例の体操中、コトンと身体が落ちそうで心臓が停止する不安が出て背中がゾクッとする強い感じが起こり、身体がかじかみ、恐ろしいので体操は病院でしようと思った、と述べた。しかしそれは〈パニック〉ではなく、寝入りばなにときどき以前からあり、〈それを包みこむ容器の想像〉としては父さんしかいないと述べ、他のものではダメ、あきらめるしか、あきらめたつもりだけと、泣くのでみっともない。泣けるとき泣けばいいですかと聞くので〈それが自然だと思う〉と述べておいた。

#7 痛みなし。不安も減った。半分以下。しかし最近淋しさが強い。兄の危篤でK市まで旅行を三日したが意外と何もなかった。汽車でふっと胸が痛くなり箱に入れると楽になったと述べ、〈今困ること〉は、やはり一〇〇パーセント人に非難されないで生きようとすることで、その〈窮屈さかげん〉は頭と心身が別々で胸と頭の間にしきりがある感じに近いと述べた。また、〈何があれば少し楽〉と確認すると、おおらかさですか、七〇％で生きる努力ですか、当面の努力目標は脈数えの癖をやめにしますと述べ、〈ゾクッとくるときの心の整理が必要か〉と問うと結局それは夜に一人で感じるもの、何とも知れないもの、の二通りであり、〈強くゾクッとするとき、体操をやめてもよいが、嫌な感じを現すのではなく、大切なことは姿勢や身振りにそっと置きかえてみること〉と説明したが患者は夫のことを考えることにすると述べた。

#8・9 今の自分の夢は里のK市に帰りいろいろ見たいことである。夜に人を起こすことと痛みの発作は減った。一人の淋しさや死の不安有り。悪夢→蛇がウヨウヨいるのを一度見た。考えず箱に入れ、そっとしていると述べ〈今の問題〉は、①死ぬこと、けど箱に入れ一度は死ぬと言いきかせる、死ぬことが恐いというより自分は臆病だと思うようになった。②外出することの不安⬇箱に入れて一度K町に出たい、人がいないと淋しい、いるとわずらわしい、妙ですなど述べた。患者の目標はK町に出るため不安を箱に入れることであり、治療者は〈誰かと一緒に行ってみたら？〉と提案した。

#10・11・12 K町行き。夢のK市は五月に行く予定である。〈問題〉は今のところあまりなく、昔のお化けの話。人の助けになるお化けも有る昔の話などした（#**10**）。K県行き終了（一〇泊）。自分に自信がついた。心臓の心配は病院で考えると自分に約束して行った。次はK町に一人で出たいなど述べた（#**11**）。また#**12**では、

二時間位外出した。疲れが出て夜不安、動揺はするけど取り乱さなくなった。箱はある方がやはりよい、など述べた。

#13・14・15〈今の問題〉は、夜の寝入りのゾクッ。⬇そっと置き換えるつもりで体操。⬇箱に入れ眠る。死ぬのは恐ろしい。臆病だと思う。けれどそれはあきらめた、など述べた。また、〈外来で来院の間隔〉は一ヵ月に一度くらいでよいと述べ、**#14、15**では、K市やK町に行き来している。〈他人や病気への不安〉は、あることはあるがつき合い方が少しわかったと話すので〈つき合い方がわからぬとき来院するように〉と提案し治療は一応の終結となった。

注

本論における原苦慮の考察は、中井久夫（一九八四、分裂病、岩崎学術出版）からさまざまな示唆を受けたのでここに示させて頂く。

文献

増井武士「危険なイメージを「包みこむ」技法」前田重治編『カウンセリング入門――カウンセラーへの道――』有斐閣、一九八六、一九八-二一九頁
増井武士「症状に対する患者の適切な努力――心理臨床の常識に対する二、三の問いかけ――」『心理臨床学研究』四巻二号、一九八七、一八-三四頁

（初出：「患者の苦慮と苦慮感・そして身振り動作――症状への努力の観点より――」翔門会編『動作とこころ』九州大学出版会、一九八九）

追想

生体としての人の心の有り様を示すのは言葉でなく姿勢とか声色とか、表情など非言語的なものが主体であることはもはや常識とも思われます。これを少し進めると動作により苦しみを示して、楽な動作に移るという繰り返しが非言語精神療法として成立するのは当然とも言えます。これは特に言葉になりにくい心身症の方などには有効な方法で、神田橋先生に言うと「それは当たり前やわな、けど、当たり前の事をあえてやってみる人が割合少ないのはおかしなことですね」ということでした。そして神田橋先生が最近「気」とか野口体操に凝っているように、私もストレッチとかツボとか評判のよい整体師の所とかを患者さんによく教えています。妙に似てくるのはどうしたことかとも思いますが、自然の流れとしてそうなっていくのは仕方がありません。この頃から成瀬先生の動作法を改めて見直したり、ダンシングセラピーやらの見直しとなりました。

考えてみると体の方がユニバーサルで世界中どこに行っても通用しますが、言語はその国でしか通用しないので、世界で「つぶし」が効くのは身体からの療法ということになります。事実、過去三人外国人の方から治療面接の依頼がありましたが、あまり英語が得意ではない私でもこの方法は全脱毛の方や心臓神経症の外国の方には非常に効果的でした。

「心の整理」としての面接——〝ありのままの自分〟とその治療的意義——

要約

本研究は精神療法、ないしそこで起こる患者の内的行為を「心の整理」という観点から再構成したものである。ここでは、「心は生き物であり、常に行き場を求める志向性をもっている」という常識ともいえる発想にのっとり、精神療法という仕事を、患者の心の問題一つ一つが納まりやすい場所を見つけ、より納得できる心の整理を促進する仕事と位置づけた。また臨床的事実として、患者が自らの問題にその行き場を尋ねる態度を十分形成するなら、その問題は以前よりは納まりやすいところに自由に移動していき、いろいろな問題は「ここ、そこ」と患者自身が指差せるようになる。そして、多少とも心の安静が深まり、それが患者の心の再編成を促す「誘い水」となりえる。本研究ではそうした治療経過を三症例で示した。この方法の技法的原則は、①一つ一つの問題について丁寧に行き場を尋ねること、②一つ一つの問題をあれこれ考えず、問題すべてが自分であることを「ありのまま」に認めるようにすること、であった。また、この方法のもつ特色やこの方法の適応症を患者の症状体験様式に照準を当てて考察した。そして、この方法が立脚する患者ないし症状理解を「体験的パラダイム」とし、従来の「論理的（因果論的）パラダイム」と対比して考察し、「体験パラダイム」のもつ治療方法論、ないし理論的意義についても考察した。

キー・ワード：問題の納まり場所、ありのままの自分、「論理的パラダイム」と「体験的パラダイム」

1　はじめに

「心は生き物であり、それらは常に行き場を求める志向性をもっている」という心についての基礎的な定義はもはや常識かもしれない。そして仮にそうなら、精神療法という仕事は、患者の心の問題の行き場やり場を見つけることを援助する仕事とも言えよう。また臨床的事実としても、患者が自らの問題に「行き場」を尋ねる態度を十分形成するなら、その問題は以前よりは納まりやすいところに自由に移動していき、それらはじょじょに「ここ、そこ」と納まり場所が明確になるとともに患者の精神的安静が深まるようである。

そうした作業は、われわれが身辺の整理をするとき、ごちゃごちゃしたものを一まとめにしたり、類似したものを収納したり、容れ物にいれたりして、いろいろなものが納まりやすいように整理することと類似している。

ここでは報告者が今、臨床の場で確かな手ごたえを感じながら行っているある方法について述べる。この方法はきわめて実践的で実効性があり副作用がなく、また健常者から分裂病の患者まで幅広い患者を対象にできる。そしてなお、きわめて堅実な治療的効果が認められる方法のようである。それらは概ね「心の整理学」とでも言える。

2　方法の目的と概要

「心の整理」と「ありのままの自分」

(1)　方法の概要と基本論理

この方法の骨子はとりあえず、患者が気になること、気がかりなことを一つ一つ点検し、それぞれの問題をより納まりのよいところ（後述）に置いて、できるだけ自分の問題をありのままに見つめることができるための援助だと言える。そのような状況を作っているだけで治療過程のなかで患者にいろいろなことが自発的に起こってくることがわかる。

この方法では、まず患者に困っていることや気持ちの整理をしようと提案する。この提案ないし説明は、概ね、患者の苦慮の共感に対する共感的理解として伝えることが以後の治療的達成と関係しているようである。例えば〈人は不安や心配事などいっぱい心の荷物をもっています。それで、あまりにもそれが重すぎると歩けなくなります。荷物をみるだけでも、ぞっとしたりもします。けれどそのなかには余分な荷物もあるかもしれないので、とにかく整理することが大切です〉といったふうにである。そして患者が今困っていること、気がかりなこと、気になること、どんなことでもよいから〈一つ一つ、目の前の机の上に並べるようなつもり〉で話すように求める。この根拠はできるだけ心から問題を外した「つもり」になって心の空間を広げ、整理しやすくするためである。

むろん最初からこのような話し方を求めるのが不自然なときは、患者の話を一つ一つ治療者が整理して〈あなたの困っていることの一つは×××ということですね〉という形で患者に確認することもできる。またときによっては、患者の訴える事柄を治療者が一つ一つ〈この問題はここに置いときますね〉〈そして、これはここら辺りでいいですか?〉など、置き場を聞きながら話を聞くこともできる。反応が早い患者は、すでにその時点で「いや、そこではなくここら辺り」と指差してくる。そのとき、患者がそこに置けたか置けないかは、当初はまったく問題ではない。肝心なことは、患者が問題をどこかに置いて整理しようとする気持ちや置き場所をわかりやすく探しやすくするための刺激になるように話を聞くことである。

そのときの原則は、「要素へ還元すること」ないし「要素に凍結すること」である。つまり、患者は一回のセッションで多くの問題を述べる。この方法ではそれらを聞き流したり単に共感したりするのみならず、患者の述べた問題のテーマなり感じなりを「事柄」として一度還元し、事柄として閉じ込めてしまい、一応それで完結しようとするのである。

例えば〈あなたの困っていることは一つは×××ですね〉〈そしてもう一つは×××ですね〉〈そしてもう一つは×××で〉〈その他に思いつくことありませんか?〉といった具合に患者が述べた問題を「事柄」にして単に述べた順、あるいは述べたことの要約として列挙するだけである。例えば、患者が「朝起きると気分が重く、ご飯を食べている間中、学校のことを考えるとご飯も喉に通らず、頭が痛くならないかと思うとすぐ頭が痛くなってくるのです」と述べたとする。このとき、患者の困っている事柄ないし要素は、①朝起きると気分が悪いこと、②ご飯を食べる間も考えてしまい、とてもまずくなること、③また頭が痛くならないかと考えると痛くなってとてもいやなこと、の三つであろう。

このとき、どれほど細かく要素に分解するかは患者がどれほど話をしたがっているかにより異なる。多くのことを語りたがっているときは、その問題の「整理」は大まかにならざるを得ないし、そのほうが患者の要求に添った整理となる。逆にそれが少ないときは細かい要素に分解して整理する。一般的には治療の初期は問題が分散し、問題は多岐に渡っているが、整理が進むといくつかの問題に要約されてくる。

いずれにせよ、患者の困っていることは「こういうこと」「ああいうこと」「こんなこと」「そんなこと」というふうに事柄に分解し、それ以上思いつくことがないかを点検する。そして〈それは全部があなたなのですね〉という形のフィードバックを必要に応じて行う。このとき、列挙された問題ないしそれ以上の問題を含めたすべてが患者であり、「とどのつまりあなたはどうか」とか「つまり患者の構造はどうか」という割り切り的理解をできるだけしない。というのは、その割り切りで除外された問題が出ると、患者が一つ一つの問題に対しありのままに眺めにくくなることも多々あるからである。

またある程度面接が進むと、治療者は患者の困ったことを確認しながら、〈あなたのその問題は仮に外に置くならどこに置きますか?〉〈この問題はどこですか?〉と問題の置き場所を促進ないし刺激し、問題の納まり場所をより明確にすることができる。そして患者が、「ここら辺りです」と答えたとき、〈それはここですね、いいですか、一応ここに置きますよ。そのつもりになれましたか〉というように確認して整理を進める。また患者によっては心の問題や荷物を机の上でなく〈自分の右上の辺り〉とか〈もっと左のほう〉とか、心理的空間に自由に置き場所を選ぶこともある。こんなとき患者は、自分の位置を紙の上に示し、それぞれの問題をどこに置いたかについて簡単に図で示すこともできる。報告者はこれを「整理図」と呼んでいる。例えば図1のようにである。

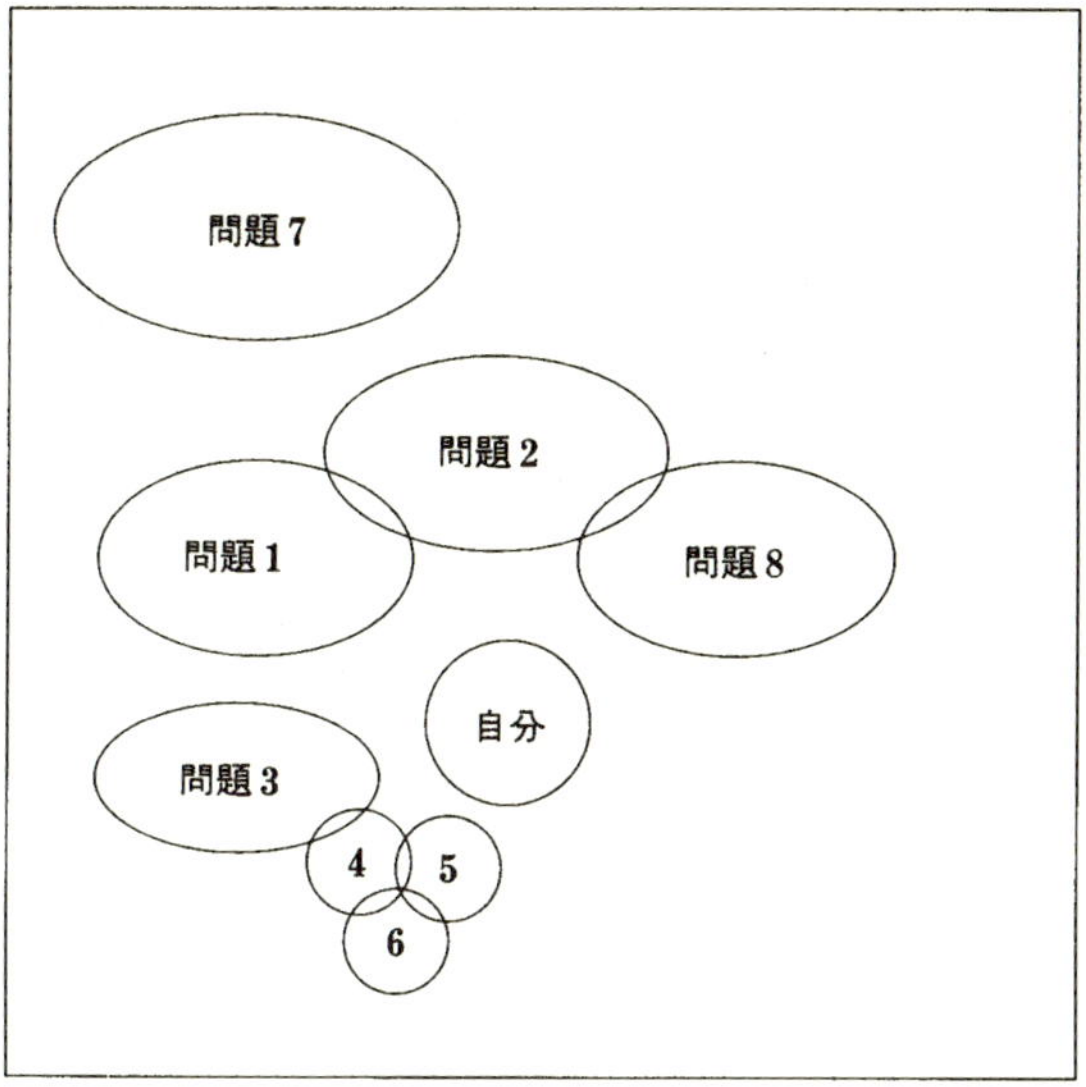

図1　整理図

この整理について肝要なことは、個人が抱える問題や荷物はあるエネルギーをもっている「生き物」であり、それぞれが納まりやすい適切な場所を求める「志向性」を必ずもっているということを治療者が知ること。そして、その問題の「行き場所感覚」といったものを患者が自らの問題に尋ね、感じることができるようになること自体、この方法のもつ治療的効用の一つである、ということを治療者がよく観察し理解することである。またときには、心の問題について論理的に整合性をもって理解しようとすることは「問題」という生き物に対する一つの支配であり、束縛であるかもしれないと考えてみるのもよい。その概念的支配を一時でも中止し、問題を自由に解放し、行きたいところに行かせるという関係を作ることは、問題とそれを抱える個人との関係がそれまでよりは自由になるとも考えられるからである。一般的に心の問題は、健常者であるほど、常にあっちこっちと動き回り続けているからでもある。

このようにしてある程度問題の置き場、やり場、納まり場探しが患者にわかると、自宅で心の整理をすることを勧めておく。

この方法の目的は、このように問題に適切な行き場を与え、整理を進めると、患者の安静や沈静が深まり、それにより人間が本来もっている自然治癒力が発動する「誘い水」となり、またその発動を促進することにある。その原理は、われわれが指を傷つけたとき消毒して包帯を巻くほうが治りが早いとか、風邪のとき、薬を飲み栄養をとって十分休むほうがよいという考えと同一であると考えられる。このとき、消毒や包帯や薬は自然治癒力が発動しやすくなる条件作りであり、その発動の誘い水的役割を担う。

(2)　二、三の方法の原則

この問題の整理を進めるときのモットーないし原則は、多くの精神療法のそれのように、ありのままの自分を自分が見つめ、それをそっと認めていくことである。その近道の一つとして、自分が抱えている問題を契機にして、自分がどんな問題にどう悩んでいるかをできるだけありのままに眺められるように援助していく。そのためには、悩んでいる問題について、「これはこうだ」「あれはこうだ」とか問題について考えたり裁いたり価値づけたりすることを一時差し控える必要がある。また悩んでいる自分について「だからどうだ」とか「だからこうだ」という考えも同様である。ここで言う「ありのまま」とは、こんな問題で悩んでいる「自分」がいる、あんな問題で苦しんでいる「自分」もいるというふうに、悩みや荷物を抱えている自分を自分でできるだけ一つ一つ率直に認めようとする姿勢とその援助である。また「だからどうだ」というふうに結論を急いだり、結論を得ることでなく、「こんな自分、あんな自分、全部含めて自分」というふうに、できるだけ全体の自分を自分で眺め、問題は問題として認めていこうとする姿勢であるとも言える。このことは折にふれ、患者にくどくない程度に説明することは重要である。

「何にどう困っているか」という事実から整理を始めることは当然であろう。その事実自体を「いけない」と裁くと、その時点から、実際に存在する問題が否定され、その問題自体が行き場を失い、整理どころの話ではなくなるのである。そして否定された問題はやはり個人の内にあって「問題」としてどこかで生き続けるからである。

またこの方法の導入で常に問題となるのは、「今、ここにいる私が困っていること」である。今ここで困っていることの整理を一度終えて次に問題の整理をするときも「今ここで思いつくこと」であり、前の問題はすべて無視して行う。それゆえ、患者についての紹介状で記述されている問題と患者が語る「今ここで感じる問題」とは一見無関係のときもある。その簡単なものは、「たぶん患者の生育歴に問題があります」とか「母親が key person と思われます」とかである。無論、この方法で重視するのは、患者が今ここで感じている問題である。

困っている「自分」を少し横から眺めてみること

この方法では、悩んでいる自分を自分が少し距離をおいて眺めてみることが大切な原則の一つとなっている。それゆえ、いろいろな問題を問題が行きたがっているところに整理した後、そんな問題を抱えている自分を自分（主体）が横から眺めてみるという方法をとることが多い。そのとき、問題を抱えている自分は「彼」ないし「彼女」という第三者となり、自分が彼を見たときの簡単な感想を聞く。例えば〈いろいろな問題を抱えている自分を今座っているところに置いといて、その自分を少し横のほうから身体の位置をずらして眺めて下さい〉というふうにである。このとき、患者によっては、頭のなかで困っている自分を客観的に眺めようとする人もいる。そのとき、頭のなかで静かに眺めることはとても困難であるので、実際、身体の位置を変えて眺めるほうが簡単にそれができることを筆者は必ず患者に告げるようにしている。

空想の利用

またこの方法では、問題や荷物が納まりにくいときや置き場所がよくわからない場合、ときには「その問題はどこに納めるのがふさわしいか」について積極的に空想を進める。そのとき、問題自体に行き場を「尋ねる」ないし「聞こうとする」ような態度なり内省は問題の置き場探しには非常に有効である。そのとき、〈ある人は家の庭の木の下に埋めるとか、北極の海の氷の下深くとかいろいろあります〉という喩えを入れた説明が必要である。そのとき、どんな荒唐無稽なところでもそれにふさわしいピッタリした場所を探すことが大切だと伝え、起こってきた置き場所についてのイメージができるだけ視覚的にありありと明確になるための協力が必要で有用である。例えば〈家の庭のどんな木の下にどのように埋めるか〉について確認し、患者の空想を細かくすることなどである。というのは、この納まり場所のイメージが細かく、より視覚的に明確になればなるほど、「納まり」感覚も深化するからである。正確に述べると、納まり場がより具体的に明確になるということは、それがきちっと納まることと患者の体験ではパラレルな作業となっているのが事実だからである。そして、そこにきちっと納まったかどうか確認する。

また空想の途中、笑い出す患者もいる。それは正解で、ありもしないことを真面目に行うこと自体滑稽なことであり、遊び感覚でこれらを行えばそれにこしたことはない。そのとき、「人の心配や不安の大半は空想による産物だから空想には空想をもって対処することがふさわしいのです」という説明も筆者はよくしている。

3　症例報告

症例1　数回の整理で「技外し感覚」をマスターし、回復に至った男性

患者は三二歳、男性であった。初診より約二ヵ月前、武道の練習で鞭打ちとなり入院していた。そしてその前後より朝に、気分がひどくめいり、無理して通勤しても横の人が悪口を言っているようでひどく気になり、ときにはその悪口がガンガン響くような耳鳴りとなり、耳をふさいでしまうこともあった。また他人がじろじろ凝視しているようで、汗が出るほど緊張したり疲れが出て、人を殴りつけたくなることもあった。またそれを紛らわせるため、夜に酒を五合〜一升も飲んでしまうことも多かったので、筆者が関係する精神科に受診していた。

当初担当医は薬物による治療を試みたが著効なく、かえって声がじょじょにヒソヒソ話のようになり、一時は分裂病を疑っている様子でもあり、薬物は最少量として精神療法を紹介してきていた。診断は神経質症ならびに分裂病の疑い（suspected）とされていた。

患者の初対面の印象は、仁王様のように赤ら顔・大柄で、明らかに患者の言う「脳圧」（大半は緊張の意味）が高く、ひどく緊張してずいぶん力が入っている表情・姿勢であった。初回時、〈とりあえず問題の整理をするから気になることを一つ一つ机の上に置くようなつもりで話すこと〉を求めると、彼は、①朝気分の変化が激しくて、ときには何もしたくなくなること、②車で停車していると横のドライバーに何か悪口を言われているようで、車を止めて尋問したくなること、③制服姿でいると人にじろじろ見られているようで、とても緊張すること、④身体を鍛えて発散しようとするが今は身体を動かせないこと、⑤カッとなり、それを押さえ込もうとして深呼吸などするが、ときには立ちくらみさえ起こること、などであり、治療者が〈その問題はどこに置きますか〉という質問に「ここ」とか「そこ」とかと答えながら話を進めていた。

そしてこの面接は、心の〈いらいらを低下させるかもしれないが、むしろ低下させることでなく、それを整理することで、それらに振り回されることが少なくなるかもしれない〉ことを彼に告げ、〈今したように一つ一つ気になることを前に並べることを家でやってみること〉を勧めておいた。

また今までは、怒りを押さえる「手」として、深呼吸や武道など身体を動かすことで徹底的に疲れるという方法はわずかな助けとなっていた様子だった。また、〈今の状態は、オートマ車でブレーキを踏みながらアクセルも踏む状態?〉という治療者の確認に同意している様子が患者の心労の一端を如実に物語っている様子であった。また、〈問題の関係を考えず、一つ一つ、自分はこんな問題がある、こんな問題もある、それら全部含めて自分というふうにありのまま眺めるつもりでやる〉ことも納得した様子であった。

二回目の来院(以下**#2**と略記)ではやや表情が明るく、「少しはましです」と答え、「前に並べているうちに、いらいらや不安を考えても仕方がない、というふうに少しずつ切り捨てられるようになった」と述べ、今気がかりなことは、①初対面の人に会うときのいらいら、②そのとき汗が出たり顔がひきつること、③相手の表情でバカにされているように思い、ときには頭にこびりつくこと、④汽車のなかで周りが気になり、いらいらして最後にがんをつけるようになってしまうこと、などを納まりやすいところに並べた後〈その困っている自分を、自分が体をずらせ、横のほうから眺めてみる〉ことを行い、一人のときでも困ったときでも、このような整理と横から眺めることを少しやってみることを勧めておいた。

#3では表情が一段と和らぎ、「問題の整理をやっているとじょじょに気持ちが軽くなり、また困っている自分を横から眺めることが楽にできるようになった」と述べ、「実際、車でいらいらしたときなど軽く身体をひねったり横にずらしたりしていると、気になることが自分の外にはずれていき、要は武道のとき相手がしかけてきた技を外す要領と同じである」と述べ、治療者を驚かせ、かつ大いに同意もした。彼が言うには「問題の納まり場所を見つけていくうちに問題が動き出し、問題が起こってくるのかやってくるのかわからないが、そのとき、

体でうけとめないでさっと相手の技を外す要領でやると問題は流れていって、ずいぶんましになる」というのである。そして、「ときには困っている自分を静かに眺め、それに向かって相手は悪口は言いよらんよ、自分が気にしているだけだから落ち着きなさいと何度も話しかけているとずいぶん気が楽になる」と答えていた。

＃4では〈最悪時を一〇〇とすると今は？〉「一〇ぐらい」になったと述べ、「今はときどきいらいらするが、職場の変わり目で仕方がない程度であり、仕事がないときや何をしてよいかわからないときいらいらし、仕事がはっきりしているときはそれが低くなるから、上司に常に仕事のことを相談するようにしている」と問題の対応の仕方がずいぶん現実的になってきていた。また「焦りが基本にあるようなので、焦るなゆっくりと、をモットーにしている」という気づきも出現していた。

以後患者の仕事の都合で「困ったときの来院」となったが、彼を紹介した主治医の報告では、「精神療法はずいぶん役に立ち、患者は喜んでいた」とのことで、約一年後も経過は順調との報告があったので、終了事例とした。

症例２　整理のため風船の利用を思いついた女性

患者は三四歳女性である。彼女はいらいらしたとき、ついビールに手が行き止められず、ときには酩酊状態となり家事など手がつかないこともあり、入院し、その間薬物療法を受けていた。そして退院後、主治医が「依存的人格で未熟なところがあり、治療を全うするためには精神療法の必要がある」とのことで紹介されてきた。

初対面の印象は、蚊の鳴くような細いモノトーンな声で、顔だけいつも取ってつけたようにニコニコ笑っているようで、表情から気持ちのよみ取りは難しい人のようであった。

面接当初、患者は気持ちの整理が必要なことは十分理解し、おもにビールが欲しくなるときの気持ちについて「このような気持ちもある、あのような気持ちもある」といったふうに細かく点検し、それぞれの気持ちをその気持ちが納まりやすい心理空間に納め、問題の整理を進めていった（♯**1**、**2**、**3**）。そのような整理を続け、また困っている自分を自分が身体をずらして眺めているうちに、困っている自分に自分がひどく腹が立ってきて、その腹立ちの気持ちも一つ一つ「こんな気持ち、あんな気持ち」と点検し、丁寧に置き場所を見つけ整理を続けていった。

彼女は家でもこの整理を行っていたが、そわそわして落ち着かない気持ちや焦っている気持ちはじょじょに低下したものの、どこかに納めておこうとすることがじょじょに難しくなった。そして〈どんなふうにすればどこかに整理されると思いますか？〉との問いかけに、空想で風船をふくらませ、そのなかに問題を一つ一つ吹き入れ、それを大空に飛ばして整理することを思いつき、気になること一つ一つを風船にして、「これはこういうこと」とマジックで書きながら大空に飛ばす空想を熱心にするようになった（♯**5**、**6**）。

その結果、落ち着きや冷静さが高まり、生活ぶりも規則性が高まり、一人でじっとしていられないそわそわした状態から、じょじょに一人でいられるようにもなってきた。折から、他の病気の検査のため入院が必要となり、そのことも彼女の落ち着きを高めることに役立っていたので、終了事例とした。

症例3　妄想の隠し場について空想を展開した男性

患者は二八歳、男性である。彼は筆者の下に紹介される三年くらい前から二度入院していた。その細部は割愛するが、入院の動機はいずれも「現実と非現実がわからなくなり、ＳＦ小説のストーリーがどうも現実を支配しているように思えてならない」ということであった。またこの混乱の誘因と推定されるのは、いずれも友人関係の多忙さや恋人との相性の問題や家族の反対といった対人関係での圧迫が認められ、〈そんなことであなたの心はかき混ぜられてたり吸い取られて少々混乱したんですかね？〉と言う治療者の確認に、大いに頷いてもいた。また両親は、「この子は人がよく、誰の言うことでもいやと言えない子どもです」と笑いながら話していた。また紹介してきた精神科医は「三回目の入院中の患者でよく話すし、コンタクトはつきやすいが妄想様思考が意外と強く、本人も精神療法を希望している」とのことであり、診断は非定型精神病とされていた。

患者の第一印象は、精神科医の言うように、人なつっこい笑い顔を浮かべよく話もし、その雰囲気は筆者はとても好ましく思ったが、目元に黒い隈がくっきり現れ、また視線がときどき何かに脅えるようであり、彼の苦慮のほどがうかがわれた。初回面接で〈とにかくあなたが困っていることの整理をしたいので、よければそれを一つ一つ教えてほしい〉と述べると、彼は堰を切ったように、ほとんど外出せず哲学書にこっていた友人からある新しいSF作家の話をしきりに聞いたこと。その話がとても筋が通っているように思えたこと。またある日突然、その友人が「天使がおりてきた」と言った後、消息を断ったことなど話し出した。その話はずいぶん心がバラバラな様子で、きわめて空想的なものであったが、筆者にはとても刺激的で興味引かれるものであった。また、「医者にはSFの本を読むことを止められているのでこんな話をしてよいか」と聞くので〈この面接の時間に限ってはSFの話は自由にしないと治療が成立しにくい〉旨伝えておいた。

続く四、五回は〈今困っていること〉として精神科医の言う「妄想」めいた話が続いた。例えば、「どうやら新しい世代の自由な倫理観をもった特殊な子どものグループがいて、彼らが定期的に会合をもち、グノーシス主義的な特殊能力者たちにも縛られない集団がコンピュータ文化を総動員しながら悪と戦っていて、そこには若い者と年老いた者の相克がいつもあるような気がする」と言ったのであった。彼の話の内容はこのように空想的であったが、〈それをどう困っているか〉との問いかけには「どうもそのような考えのとりこになっているようで、それに支配されるようで堅苦しい」など、苦しみ方も比較的明確に述べることができていた。

このように彼の妄想をつぶさに聞き、彼の困り方を中心にその整理を進めるうち、それらは三つのカテゴリーに分けられるようであった。一つは「それにより他人の悪寒を感じて、身動きがとれなくなるようなもの」であり、一つは、「それほどでもないが、何かその考えに支配されている気になるもの」であり、他は「自分が大きく感じられ、どちらかというと苦しいのでなく、ときには面白く感じられるもの」であった。最初のものは例えば、「グリットという暗号解読機関にずっと監視され、カタストロフィックな状況に置かれ、宇宙の超越者から審判が下されている」ようなものであった。このような「妄想」の整理が進むうちに、じょじょに現実と非現実の区別がつきかけ（**#5〜6**）、ずいぶんしまりのある表情になっていった。

彼の多弁も一息ついた様子なので、〈ところで君が困っている妄想とやらの隠し場所や納まり場所があることを知ってる？〉と提案してみたところ、「えっ、そんなもんあるんですか？　けど、あれば本当によいですね」と驚いた様子でもあった。そこで、〈妄想には妄想とか空想で対処するのが一番と思う〉ことを告げ、彼がいやがっている「誰かに監視されている妄想」をきちっと納められる場所を空想で探すことを勧めてみた。彼はこの提案の意味をすぐ理解した様子で、まず「裸電球がついた地下壕のようなところ」を浮かべ、周りの様子を細かく聞くと、「ニューエッジのような子どもが五、六人コンピュータを操作しながら、悪の弱点を集団で探しており、自分はそのなかに入ることを許されて片隅でそれを眺めている」といったイメージ風の説明が続いた。そこで治療者は、〈妄想のときのいやな気分の納まり場所としてもっと適当なところがあると思うけど……〉と告げると、彼は、「その地下壕からまた下のほうに進む道を進むと三つほど部屋がある」こと。そしてその道はどのような幅でどんな色で周りの様子はどんな様子で一つ一つの部屋の大きさや色彩や調度品はどんな様子であるか、それを聞いている者がありありと想像できるほど細かく説明した。その細かさは、メモを取れないほどであった。結局、その時点で最も妄想の隠し場としてふさわしいのはその最初の部屋であり、そこで彼はしばしゆっくりした後、妄想をもつ自分をその部屋に納めて自分の分身だけがもとの道を辿って帰るという空想を行った。この面接の後の彼の表情はひどくすっきりした様子であった。

また彼には、①妄想について考えるより、妄想の納まり場所を空想したほうがましかもしれないので、一人で少し空想してみること、②何もかも解決するベストな方法などあまりないと思うので、少しましならそれで十分と考えるようにすること、の二件を伝えておいた（#7、8）。

続く面接では〈例の隠し場所は？〉という切り出しから始まったが、彼は「例の部屋にときどきワープしてますが、部屋の色とか大きさとかイメージがだんだん変わってくるのですけれど、それでもいいのですか」と聞くので、〈それにふさわしく納まるところならどんなところでもよいし、たぶん、その場所は一刻一刻変わっているものと思う〉と伝えた。

その後、この隠し場所の件についてまず聞いたが、彼の答えは〈ああしっかりありますよ〉くらいにしか述べなくなり、治療者もそれほど確認をしていないが、面接ではSF作家の動向や超オタクの友人やレゲエ音楽の話など、いわばとりとめもない雑談めいた話が目立って増加した（#10〜13）。また状態もずいぶん安定し、彼の言う「現実的な考え方」が回復してきた様子でもあるので面接は非定期となった。この頃、彼はあるテーマについての自作のSF短編小説を持参して筆者も一読した。

その後家の仕事を手伝い、彼の言うオタッキー（オタク的）な趣味も楽しんでいたが、ときどき「現実的な考えができるのもいいけど、妄想があったときの、あの感覚が鋭くなり言葉が冴えていたのがじょじょに薄れてくるのは少々味気ない」とつぶやいていたのが何となく笑いをさそった。

それから、現時点まで約一・五年経過するが、経過は良好で、彼は「心の点検」と称して時々来院し、いろいろ面白い話を話してくれている。

4 考察

この方法の全般的な特色

この方法の技法的特色を述べる前に、この方法が発展した治療的状況についてまず示す。

質のよい治療サービスを患者に提供するためにわれわれにまず可能なことは、十分な時間をとることであろう。しかし、他に多くの患者が待っているという状況もある。限られた時間内に可能な限り良質の治療的サービスを行うというわれわれの状況は、時代的な要請とともに深まってこよう。筆者の場合、限られた時間とは三〇分の予約制度である。この三〇分とは現時点での筆者にとり、長すぎでも短すぎでもない精一杯の妥協線でもある。また、上質な治療的サービスとしてこの方法が志向している点は、基本的には、①患者がその面接前に比較し心の整理がついて少しでも心の安静が深まること。②副作用が少ないこと。③ある事情で患者が面接を中断しても、その時点で考えられるだけの治療的対処がなされていること。以上の三点である。このような状況を何とかクリアーしたいという治療者の葛藤が、まずこの方法が発生する状況的な基盤にある。それゆえ、たっぷり時間をかけられる治療者にはこの方法にある種の物足りなさを感じさせ、短時間しか取れない人にとっては煩わしさを感じさせよう。ある治療者が置かれている治療的状況とその治療者の方法は相互的なものであろう。

またこの方法は、初回時から本症例報告のように「問題の整理」を目的とした面接をつみ重ねることもできるが、さまざまな立場での面接の途中でも行える。そのとき、この方法は患者の気持ちや問題の整理と同時に、患者―治療者間の整理と治療者の心の整理にも役立つだろう。

またこの方法のもう一つの大きな特徴は、患者が問題の内容を言葉にせずに行えることである。患者が問題の内容を語りたくないなら、「この問題、あの問題」と話すことで十分であり、また「この問題はどこ、あの問題はどこ」といった具合に問題の整理を行うことが可能な点である。そしてさらに集団でも十分実施できる。むしろ、集団の場合のほうが問題を言葉にしないでよいというこの方法の特色が生かされよう。本論ではこの方法の技法的、治療的意義についての論述が中心で、方法の歴史については別稿にゆずりたいが、この方法は歴史的にはその遠い源はフォーカシングの集団法（村山他、一九八四）とも関係しているからである。

またこの方法の他の特徴は、患者にとり、その体験的習得が比較的容易な点であり、また一人で自宅などで気が向けば何度でもこれを行える点である。むろん、その実践により内的整理は促進するが混乱が増幅するという副作用も低い。この点がこの方法の臨床的達成を支えている一つの要件であるとも考えられる。

患者の症状体験様式に対応した適応症

以下にこの方法の適応症を考察する。しかし本論では、従来のように精神医学疾病分類を箇条書きにすることでなく、この方法を適用する治療者にとり、この方法の適用感覚なり臨床感覚がより明確になるような考察を試みたい。すなわち患者が症状体験をどのようになっている場合がこの方法の適応症であるかという、患者の症状体験の様式に対応した考察である。

ちなみに従来の疾病分類で示せば、強迫神経症を除く神経症全般、特に不安神経症や各種の恐怖症にはとりわけ効果的であった。また、境界例全般は、元来それほど効力のある方法がないのが全体的な趨勢であり、かつ境界例自体の基本的な特徴として「ある方法」になじみにくいので、この方法もその例外ではない。また何らかの妄想や自閉、相互性不在を示す分裂病には有効である。しかし病的不安が高揚しているときや、症状の活性期には適さない。従来の疾病用語で記述すれば以上のようである。

しかしこのような記述でこの方法の適応症をもっと正確に記述しようとすると、きわめて長い箇条書きが必要であり、仮にそう記述しても正確な記述とは異なる。なぜなら、従来の用語、例えば自閉にしても緘黙にしても、それらはおもに他人ないし外側からみえる患者の精神・身体反応の特徴をもとに分類されたものである（増井、一九九四）からであろう。どのようなときにある方法が適応症であるかを記述するとき、その基本となる「どのような」が他者からの概念で要約されているので、それを聞く者にしっくりとした説得性がないのも当然とも言える。患者の体験用語で示すなら、自閉とは概ね心の極度な騒がしさで苦しんでいるときであり、緘黙はその心のざわめきを押さえる一つの手であり、妄想はおそらく心の整理を進める考えとでも表現できよう。ここで必要な作業は、患者の体験する側から「どのようなとき」に適応症なのかについての考察であろう。これは従来の精神医学的な適応症の考察でなく、臨床心理学的な適応症の考察とでも言える。

ここで仮に、患者の症状の体験の様式ないしその特徴を溶解―凍結、混沌・混乱―整理・整頓、拡散―要約という軸を当ててみると、この方法の適応症がより明確になる。すると、先に述べた症状体験で苦しむ患者すべてが適応症になる。むろん、沈黙がちで一見その体験が凍結しているように見える分裂病の症状体験を、溶解と見立てるか凍結とみるかは大きな問題であろう。仮にそれを凍結とみるなら、それは「他人に見える」症状ないし外に現れた彼らの行動特徴をみているので、患者の症状体験から理解しているとは言い難い。彼らが沈黙するのは多くの場合、内界が騒がしく、多忙すぎるのでその騒音をひたすら静める一つの手として沈黙し、人間関係を不在にしようとしていることは彼らの苦しさの実態を観察すれば比較的容易に判明する。それゆえ、不安や恐れ、心の騒音、忙しさ、多感、未整理、が彼らの症状体験の中核であり、それゆえこの方法の適応症になる。より一般的な表現をすれば、この「心の整理」は人の体験過程を一時静め、冷静にし沈静化させ安静化させる作用がある。

また不適応症としては、心の整理や凍結が進行しすぎた強迫神経症や強度な強迫的傾向をもつ境界例が挙げられる。この人たちはどちらかというと、心の凍結ではなく溶解が必要だからであろう。強迫傾向が極度に強い人のなかには〈問題は納まり場所に動こうとしている〉とか〈どこら辺りに行こうとしているか〉という問いかけの体験的理解がまったくできず、ただ「何ですかそれ」というまったく手がかりがない反応を示すこともある。筆者の場合も二例あった。漠とした不安を常に観念の整理により処理をしようと苦悩している人にとり、まったく別の論理的でない感覚的な整理の仕方が、きわめて異次元の世界に属することは想像に難くない。そのようなとき、患者に少しなじみやすい「未整理という整理」というカテゴリーが生まれやすいような技法とその工夫が必要であるが、これは別論にしなければならない大きなテーマでもある。

「論理パラダイム」と「体験パラダイム」

われわれの世界に「万能の方法」という文字はよほどの思いこみがない限りない。しかし患者が内省可能な問題の一つ一つに対し、虚心にどこに行きたいのかを尋ね、その時点時点で納まり場所を発見していくうちに、患者がずいぶん落ち着いてくることは事実である。その一つは、患者の問題に対する距離感覚が活性化し、元来患者自体が求めていた問題との適当な心的距離に向かって、心が自動的に動きやすくなることがこの方法の治療的要因の一つであろう。そしてそのときの患者の問題に関する理解は、問題の距離感覚の体験的理解であって、論理的理解ではない。一見論理的にみえる場合もその多くは、「今までいろいろ考えたけど、それでかえって苦しんでいたかもしれない」という距離感覚の発生から出たものである。

このような、いわゆる非論理的な問題との距離感覚という世界に身を沈め、その臨床的有用性を確認していると、従来のわれわれの世界が構築してきた理論は一体何であったかという疑問が深まる。そしてそれが肥大してゆくと、われわれの治療論や概念的な論理はあくまで人工的な概念であり、それで心を理解しようとすることは、今ここで常に動いている心という自然に対する支配ではなかったろうかという疑問が発生する。論理で支配しようとするものは、支配できなくなる事象から逆に支配される。また論理で束縛しようとするものは、その対象に束縛されることは当然の成り行きでもある。心の問題を論理的に整理をつけようとするほど、この関係は高まる。患者に心の問題を論理で解決することを一時中止させ、虚心に問題に行き場を尋ね、心の問題を自由に解き放し、行きたいところに行かせることを勧める。それは、とりもなおさず、心の問題とそれを抱える主体との関係を自由にすることでもある。両者の関係が自由に動き出すほど個人と問題との間には以前より適切な関係が定着し、心の安静は高まる。このような臨床的事実を目の前にしていると、その事実がわれわれ精神療法家の実態とオーバーラップしてくる。われわれに必要なのは、心という自然生物体に備わった感覚が十分に発動するための論理であり、その論理により心の窮屈さと不毛性を増幅するようなものではないはずである。心を概念的に、しかも完全に理解しようとすることは、自然に対する束縛であり、支配的試みであり、心の動きを不自由にさせる可能性があると考えることは、われわれの世界において決して無駄ではないだろう。

自然なものはそれに沿った論理が必要であり、それは非論理の論理的パラダイムと言えるものである。そのような視点をここでは治療論における「体験的パラダイム」とする。そして従来の「論理パラダイム」と対比すれば、そこでは治療論や患者理解における論理とその整合性でなく、感覚や感じや心の実感とその動きが問題となり、概念的理解より感覚的理解が重要となり、患者体験の説明より体験それ自体が課題となり、「なぜ」より「いかに」が主要な課題となってこよう。特にこの方法を支える基本的な問いかけは、心の問題について〈なぜ問題なのか〉より〈いかに問題なのか〉であり、〈なぜ困るのか〉より〈いかに困っているか〉という問題についての体験的理解が中軸となり、その体験の仕方（How）を細かく点検する。「この問題を私はどのように苦しみ、この問題はどこに納まりたがっているか」などである。これは従来の治療理論のもつ、Whyモデルから Howモデルへの転換であり、換言するなら「因果モデル」を中心とした理解でなく、患者体験を中心とした「体験モデル」を軸とした理解である。このとき、いわゆる患者の病理論も患者の病態水準という観念も、極論するなら不要というより、ときには有害なものともなる。なぜならそれらは、本論の〈あれもあり、これもあり、全部含めて私〉という全体的な生きた、ありのままの姿の理解やその問題の納まり場所の発見という心の動きやその感覚を形骸化し、別の抽象的な説明概念で割り切り説明を加えようとする作業だからである。病態水準を示すさまざまな概念は、患者の体験的事実とその苦しみの共感を高めるものとして利用されないと、治療者の勝手な空想で患者の病気を作り上げているだけのものになりかねない。

筆者は患者の理解に「体験パラダイム」を活用することで、患者理解なり治療的面接がより発展すると考えている。この「体験モデル」という概念は、「因果モデル」をより治療的に活用できる活性剤になるとも考えられる。

【付記】

本研究では、筆者の臨床の場が病院が中心なので、文中の用語や表現も置かれている状況に適合させて使用したほうがよいと判断し、クライエントでなく患者、事例でなく症例、面接でなく治療、心理療法でなく精神療法という表現を用いた。なお本研究の概要は症例3を除き日本心理臨床学会第13回大会で報告したものである。

文献

村山正治他『フォーカシングの理論と実際』福村出版、一九八四

増井武士『治療関係における「間」の活用――患者の体験に視座を据えた治療論――』星和書店、一九九四

（初出：『心理臨床学研究』一四巻一号、一九九六）

追想

この論文のもとになった学会発表の時、司会の方（顔ははっきりしているのですが）が、「大変な発表の司会になったよ。これは全くドラマティックな問題提起ですよね」と言われ、「ああ、この方はわかって下さっている」と思い「ＯＫですよ。成り行きで時間がたてば終わりですから」とかいった記憶があります。

フロアーの方も多くて、とてもエキサイティングな感じで、とても面白かった反面、心のバッテリーがドンと低下した疲れが出た記憶は明確です。

対人恐怖症の治療面接

——イメージ障害としての理解の有用性——

1　対人恐怖（症）理解のための基本的要件

精神医学的診断と心理療法的診断

ある患者なりクライエントの主な苦しさについて、呼び名をつけることを診断という仕事とする。そうすると、その呼び名がそれを聞く患者や家族の者に患者の苦しさがより早く正確に伝わるものにする努力が大切な問題となってくる。なぜなら、患者ないし周りの者は、その呼び名により患者を理解しようとし、またその呼び名により患者の扱い方を決めようとするからである。この患者の扱い方とは、患者にとり、治療的環境を形成し、患者の治療にとり大きな要因を形成していることは言うまでもない。

それゆえ、この症状の呼び名なり診断が、患者の症状体験なり苦しみを聞く者に正確に連想させるものであるほど、患者にとり、その呼び名により自己理解が深まり、周りの者は患者の苦慮への共感は正確なものとなり、その扱いも適切になってくる。それゆえ、ある患者の苦しさについて、どのような呼び名なり診断名をつけるかということは、その患者の治療にとり、重要な作業である。

このように精神医学的な診断名を考えていくこと自体、われわれ心理臨床ないし心理療法に携わっていくものには大切な見方であると筆者は考えている。いわゆる精神医学的診断と心理療法的診断との相違もこの点にあると考えている。ここで精神医学的診断について細かく論じるいとまはないが、神田橋（一九八二）は精神医学的診断の機能を三点に要約し、おおむねつぎのように示している。

その①は「行動方針」である。すなわち、その診断によりつぎの対処法がセットになっていることである。例えば「敏感性関係妄想」のように、その診断により、「そっとしておいた方が良い」とかのその症状に対する対処、処理、行動方針が比較的ワンセットないしパックになっているような機能を示している。

筆者なりにこの機能を強くもっている診断名を示せば、ノイローゼとか神経衰弱、などである。これらの診断名は分裂病などと比較し、患者の治療的対処が割合容易に連想できるものであろう。また他の例を示せば、結核というより、その古い呼び名である「労咳」という診断名の方がこの機能においては優れていよう。というのは、結核とは、病気の原因を示すに近い診断であり、労咳とはそれを聞くだけで安静と養生がいかに必要かという行動方針を強く喚起させるような診断名とも思えるからである。

また診断機能の②として「共通言語」を挙げ、例えばＤＳＭⅢの試みのように、ある症状とその呼び名を専門家の間で客観性を高めようとするものであり、また③として「説明の道具」を挙げ、患者や家族の者にそれをもとに説明し、病気についての理解が正確になるような機能を挙げている。細かい説明は割愛するが、最近、学校恐怖症や登校拒否より不登校という呼び名にしようとする意見もこの③の機能に関係しているものと考えられる。また診断名とは、これらの機能において「役に立つよう工夫し作成されたもの」にしかすぎず、例えば分裂病という診断がそう思われがちなように、「決して永久、不滅のゆるぎないものではない」としている。

心理臨床家ないし心理療法家としてのわれわれは、原則として精神医学的診断を述べる立場にはないが、このことはわれわれが診断について関与しないということでは決してなかろう。なぜなら患者や家族の者は一般的に患者の診断についてくわしく知りたいと希望している事実それ自体、きわめて心理学的事実（増井、一九九三）

であり、心理学的事象であるからである。

心理療法的立場から診断の機能を考えると、精神医学的診断機能と異なるのは、先に挙げた機能のうち、特に①と③の機能が重要となり、その機能の拡大が特徴づけられよう。すなわち、病気について適当な名前を与えることにより、患者や家族の者がそれに対し適切な行動方向を与えられ、かつその名前で説明されることにより、より正確な理解が進行するような診断のあり方であり、これは心理療法的診断ないし症状への「呼び名つけ」とも言える作業の一つの特徴であろう。例えば分裂病という診断は、より個々人の分裂病の患者に見合うように工夫され、ある人には「長くかかる病気だが、安静ということをゆっくり考えていけば少しずつ楽になっていく病気」とか、ある時、またある人には「今はゆっくり休養することが必要」とか、またある時、ある人には「心の波風を立てない工夫が大切な病気」とかに変わってくるだろう。

これらの病名作り、すなわち、心理療法的診断は、いずれも、そのように患者や家族が理解することで行動方針が生まれ、自己理解が進行するように心がけられたものであり、精神医学的「分裂病」という診断とは一味異なるものであることは明らかであろう。

以上きわめて一般的な形で双方の診断の相違の特徴を示した。それは、本論のテーマである対人恐怖症とはあくまで精神医学的診断用語であり、それを述べるに先立ち、明確にしておかねばならない要件と考えたからであり、かつそれらを明確にすることはわれわれの仕事において比較的重要な要件の一つと筆者はつねづね考えているからでもある。

2　対人恐怖症という精神医学的診断と対人過敏（症）という心理療法的診断

対人事態におけるイメージ混乱とその恐れとしての対人恐怖

先に心理療法において、患者の症状体験を正確に伝える診断名の重要性を一般論として示した。それゆえここでは、従来から使用されてきた対人恐怖（症）という診断名が患者の苦慮を適切に伝えるものであるかという吟味を行いたい。というのはこのような吟味は、対人恐怖的傾向に悩む患者への共感性を高めることとなり、それ自体治療的であり、治療場面では重要な治療的機能を形成するからである。

対人恐怖症という名づけからすぐに連想するのは、彼らは他人そのものあるいは人間そのものを恐れると思われがちである。しかし彼等の苦しみをよく聞くと、彼らは客観的に存在している他人それ自体、何ら自己に対して危害を加えないことをよく知っている。対人恐怖症を正確に理解するためには、彼らが恐れているのは、対人事態において起こる彼らの内的イメージの混乱であるという事実を知る必要がある。すなわち、対人恐怖症を対人恐怖としてでなく、対人事態で発生するいろいろな考えやイメージの激変への恐怖症として理解しなおすのである。この考えは別に唐突なものでもなく、患者の内的苦慮それ自体を理解するという心理療法一般のモチーフにもつながるし、心的外傷は事実でなくイメージであるとする分析学の主要なテーマにもつながる。

客観的な他人それ自体と、他人にまつわる自己の体験的なイメージ混乱とを一応区別することにより、彼らの苦しさの理解がより正確になる。そして彼らにそう告げることにより、彼らにとり、ある程度の心の整理をつけることにもつながり、治療的自覚を促すことも多い。例えば「あなたは人それ自体を恐れるより、他人の前に出ると自分の中でいろいろ浮かび上がってくる感じで混乱して、その混乱がとても不快でどうしてよいかわからなくなるのが恐ろしいのでしょうか」と問うと多くの者は少々考えることが多い事実もそれを物語っていよう。

理論的に考えると、実際、どこまでが客観的存在でどこまでが純粋主観的体験としてのイメージ混乱なのか絶対的区別はつきにくい。しかし、一応このように、「人それ自体」と「心の中で起こること」との区別をつけることは、それでは自分の心の中で、何をどのように恐れているのか細かく点検すれば少し客観的にその恐れをみることができるという展開にもつながる。そして事実、何をどう恐れているのかという患者の体験的事実の整理は、多少とも患者の安堵感をもたらし、それ自体治療的であることも多いし、そのようなきわめて平凡でオーソドックスな心理療法の展開の導入にもなり得るからである。

また、この類の患者につぎのように確認してみると、この類の患者は精神医学的な対人恐怖症という名前より、対人過敏症でその過敏をもちあぐね、自らの多感性をどうしてよいかわからなくなっている彼らの実態がやや明確になってくる……、「ですからあなたは人がいる時、いろいろいっぱい頭の中や心に浮かんできて同時にいろいろなことが出てくるときもあり、それが苦しいんですね」とか「いっぱい感じすぎるから遠のいてしまう方が静かになって楽なんでしょうかね」とかの問いかけである。多くの患者は肯定するか再び心を吟味し出す。

むろんこの多感性、過敏性とは、いわゆる内向的な人一般の特徴でもあるし、それを落ち着いて受容できることができれば感受性や感性の豊かさや多角的発想や人の多面性への寛容性といった特性の母体になるものであることは言うまでもないことであろう。

3　思春期における対人恐怖的傾向の高まり

図1は対人恐怖症の中でも、対人状況における他人の視線にまつわる恐れを中心にした有症率を発達的にリサーチしたものである（阿部・増井、一九八一）。ここで言う有症率とは、例えば六ヵ月前から現時点までというふうに、ある一定期間以前から現在まで体験している自覚症状のことであり、期間を抜きに過去そういう事があったという罹患率とは異なっている。

この調査の対象は、普通に登校ないし勤務できている人であり、いわゆる入院患者ではない。図１は「他人の目が気になり自分の言動がひどく不自由になる」という対人恐怖のうち視線恐怖に関する項目にＹｅｓと答えたものをまとめたパーセンテージである。

図１にも明らかなように、調査対象校ないし所属集団により有症率の平均値は上下するが、多いところでは女性の場合、五〇％以上の有症率を示している。

また男女の有症率の差はあるが、いずれも一五～一七歳でピークに達しており、この年齢は、筆者の推定であるが、不登校が好発する時期と重なっているとも考えられる。それ以後は加齢と共に低下してくる。特に女性の場合、この図では示していないが、中年頃になるとこの傾向は一段と低下する。

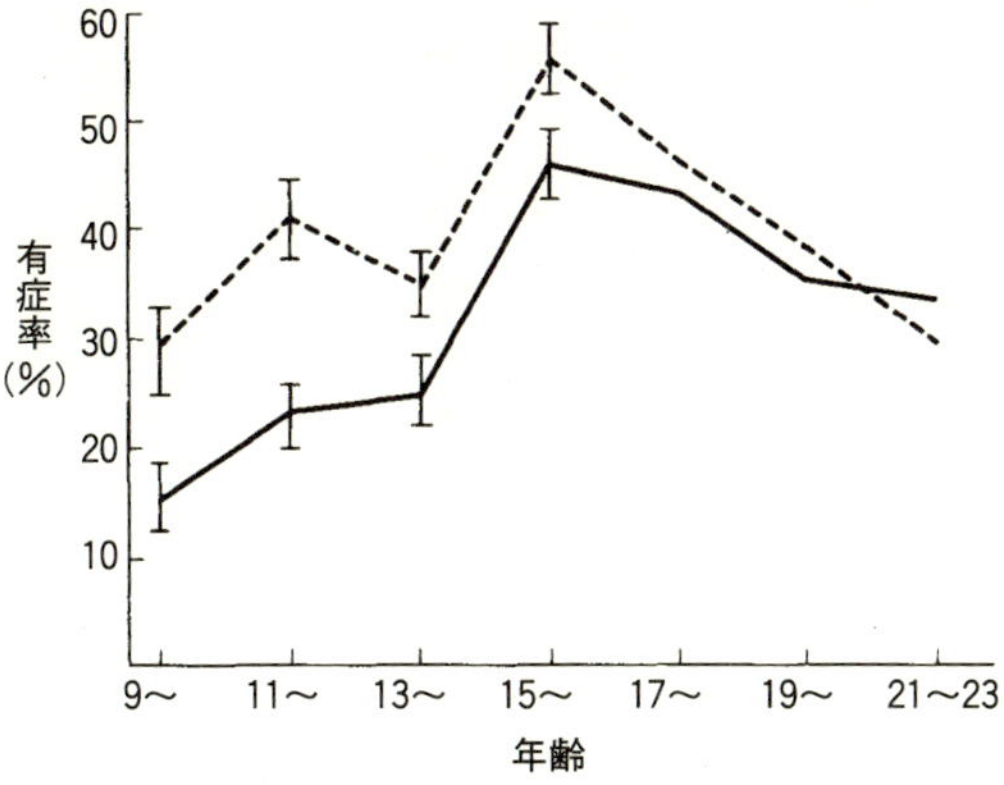

図１　恐怖症状の有症率
（実線は男性を破線は女性を示す）

それゆえ、それほど治療的とも言えないが、女性のこの類の患者には、年齢とともにその傾向が低下する事実を説明することも可能である。逆に男性の場合、中年期まで持ち越す傾向があることをわれわれの研究は示している。

いずれにせよ、視線に関する対人恐怖症的傾向はいわば思春期にピークを迎え、むしろそれが普通であると言ってもいい。この結果の解釈は別にしても、対人恐怖的傾向は思春期の場合、一般的であるとさえ考えられる。

4　治療的面接のための二、三のキーワード

ここまで対人恐怖症の苦慮の理解の枠組みについて述べてきたが、ここでは、治療面接に向けての二、三のキーワードと思えるものを比喩的、具体的に示してみたい。

防波堤作りとしての面接

対人恐怖症ないし対人恐怖的傾向に苦しむ患者の苦慮の世界は、おおよそつぎのようにたとえてみると多くの患者は肯定するし、面接の意味や位置づけ、ないしその目的まである程度明確にできる。

「ですからあなたの苦しみは、いろいろ他人がいる場面に遭遇するのが恐いのでしょうが、その他人そのものが恐いというより、その場面に出会った時の自分の心の中がどうしたらよいかわからないほど混乱し、ゴチャゴチャになって、また恥ずかしい失敗をするんじゃないかという混乱が恐いのだろうと思います。」

「自分がこうありたい自分でなかったり、最も嫌な自分であったりするのは誰でもひどく恐ろしいことです。そして、その根本は、気が弱いからとか考えているようですが、人がいる状況で自分の心や感じがいっぱいあって、混乱するんじゃないかと思います。もしそれらが一つ一つ感じとることができると、それほどではないと思います。」

「だからあなたの心はたとえるなら、心の外の外海というか外洋の波風が、何の防波堤もなく、もろに港につながれているあなたの心という船を揺さぶるのです。だからいつも、外の波風を受けるので、中にいる人は少しも休まりません。何が起こるのか心配で夜も眠られないほどです。ですからあなたにとって必要なのは、外の波風を途中で遮り、穏やかな波風に変える防波堤なのです。」

「もう少し言い換えると、あなたの心は、いつも裸のようで、外を感じすぎるのです。ですから、心に上手に

服を着せることが必要とも言えます。おおむねそうだとしたら、この場面は心に服をまとい、外からの波風を途中で遮る防波堤作りと言えます」などの確認である。

長いたとえになったが、多少ともこれである程度、治療の意味と目標の説明が患者への共感を基本にして達成できると思われる。患者は、ではどうすれば心に服を着せ、心の防波堤を作ることができるか質問する。それはこれから両者が考えていく大きなテーマでもある。

他の整理の場としての面接——困っている自分の点検とありのままの自分——

以前の例にならい、ここでもきわめて比喩的、具体的に述べてみる。

「ですからここでは、まず、自分が何について、どう困っているかできるだけ一つ一つ整理すると、少し自分が理解できてきて、また新しい見方ができるかもしれません。

たとえてみれば、あなたの対人的混乱は、渦巻きの真ん中にいると目がくらくら回って、ただ恐ろしいだけで、どこからどう手をつけていったらよいかなど考えも及ばない状態から、少しずつ渦巻きの外に出てみようというふうにも表現できます。渦巻きの真ん中にいる時は、自分が一体全体何がどうなっているかさえわからないので、とりあえずここでは、自分が何をどう困っているのか、例えばこの時こう困っている、こんな時こう困っている自分を一つ一つ点検していくのです。

その時大切なのは、困っている自分を駄目だとかつまらないとか自分を裁いたり、この問題はこうだとか、理屈で結論を出したりしないことです。大事なことは、ああ私は、このことでこんなふうに困っている、ああ私は、あのことでこんなふうに困っているというふうに、その一つ一つの全部が自分なのですから、困っている自分全部を、困っているものは困っているものとして、これも自分、あれも自分、というふうに、困っている自分も自分だから、と考え、率直に認めていくような心がけが大切です。

そしてできれば、家に帰って気が向けば、この困っている自分調べをして、心の整理をしてみて下さい。それに慣れると少しずつ、困っている自分とそれを見つめている自分に距離ができて、少し心が安らぐかもしれませんので。……」

例えるならこのような説明になろうか。

他の二、三のキーワード

その他のキーワードとして、「防衛反応としての対人恐怖」とか、「よくなることは上質な休養をとること」など思い浮かぶ。

紙面の都合で、これらの細かい説明は割愛するが、「防衛反応としての対人恐怖」とは、対人恐怖的反応は、症状であるとともに、患者がさらなる混乱を回避し、体験の一貫性をかろうじて保持しようとする生体の防衛反応として考えられることである。それゆえ、それは生体が安全に棲息するために必要な行為であり、それ自体何ら恥ずかしいことではなく、当たり前のこととしてまず患者に保証し、問題はその防衛の仕方であり、対人状況では、患者はその困り方に困っているので、困り方を細かく点検することで、別の困り方ができればよいというものである。

また「上質な休養をとる」ということは、「どうしたらよくなるのか」について、考えれば考えるほどむつかしくなり、それは不眠の患者がどうしたら眠れるか、一日中考えて疲れることと似ていることを患者に告げ、「どうしたらよくなるのか」という問いは「どうしたら上質な休養がとれるか」という問いに変えてみて、患者の緊張や心圧や脳圧をいかに低下させ、安静と沈静をどう深めるかについて話し合ってみるというものである。

5　随伴症状としての対人恐怖傾向の重要性

本論は対人恐怖症を中心にまとめるのが目的であるが、対人恐怖それだけが単一の主訴である場合は少なく、多少とも、うつ気分や引きこもりとか頭痛・腹痛・眩暈や悪心等の自律神経系に関係する身体症状が比較的随伴するようである。

精神医学診断とは、これらのうち、患者の訴えや悩みの中心になるものの特徴から診断されるわけである。だから診断が神経症的うつ病であれ不登校であれ、診断には対人恐怖症が前面に出ないが、患者の主訴をよく聞くと、多くの場合、対人恐怖的苦慮が認められる。例えば「人前に出るのは何となくおっくうか？」とか「外に出て他人の顔を見たとたん、心が冷凍されるように凍ってしまうか？」とか「人込みに出たり、バスや電車に乗るとひどく人目が気になったり緊張したりして逃げ出したくなるか」とか「グループの中にいるとひどく重い気分になるか？」とかの問いかけに肯定する場合がそれである。むろんこれらは患者から自発的に語られる時もある。

筆者の見るところ、患者の行動面において、いわゆる内閉、閉じこもり、自閉傾向が認められる時、対人恐怖傾向は必ずと言ってよいほどセットになっているようである。その主なものを思いつくまま列挙すれば、引きこもりが中心となっている不登校や、何らかのうつ感情が中心となっている人たちや分裂病であれ境界例であれ強迫神経症であれ、何らかの引きこもり行動が出ている場合、この対人恐怖的傾向は随伴しているようである。

本論で随伴症状としての対人恐怖症傾向をわざわざ取り上げた理由の一つは、診断として対人恐怖症が当てられていない場合も、患者の苦しみや問題を細かく聞いていくと、現実にはこの対人恐怖傾向がむしろ患者の問題や苦しみの中核となっていることが少なくないからである。例えば、主訴が学校に行けないことであり、診断が不登校であったとしても、細かく患者の苦しんでいる状況を確認すると、「外に出たとたん、心がコンクリートのようになってしまう」ことが問題であったり、「学校に行っても、休み時間同級生に対してどう話したらよいか悩むことが苦しい」ことであったり、「同級生がコソコソ話しているのを見ると自分のことを話しているようでつらい」などであり、これらを列挙するといとまがない。

またうつ気分が激しく、「とうてい外に出る気持ちがしない」時でも、「家の中で家族の者が動いたり声が聞こえるだけで妙に心や身体が疲れやすく」なったり、「外の声が聞こえるだけでイライラしたりする」といったふうに、対人状況での過敏性や易怒性が、患者の苦しむ状況に少なからず関与している場合などである。

これらは患者の困っていること、気がかりなことを一つ一つ虚心に確認するとじょじょに明確になってくる。それゆえ、対人恐怖症とは単一の分類で述べられるより、むしろ、とくに神経症水準の患者の苦しむ世界の理解において、きわめて重要な一つのキーワードとなり中核となるものであることを示しておきたいと思うのである。それゆえ、別の診断名がついていても、対人恐怖的傾向をむしろ影の主役となっている問題として考え、面接をすすめていく方が、患者の正確な理解を促進し、より効果的で治療的援助となることも少なくない。

文献

阿部和彦、増井武士「恐怖及び不安症状の年齢による増減と性差について——青少年の調査より——」『精神医学』二三巻五号、医学書院、一九八一、四九五-五〇四頁
神田橋條治『精神科診断面接のコツ』岩崎学術出版社、一九八二
増井武士「症状への「間」の努力を中心とした治療方法論の展開——患者体験に視座を据えた治療論——」九州大学教育学研究科博士論文、一九九三

（初出：「対人恐怖　対人事態でのイメージ混乱としての対人恐怖症」氏原寛、東山紘久編『発達とカウンセリング』ミネルヴァ書房、一九九四）

追想

私はイメージ研究から入ったからかもしれませんが、ほとんどの情緒障害はイメージ障害であると考える方がより的確に患者さんの内的状況が理解できるというのが私の持論です。イメージ障害というのは、知覚されたイメージに心的イメージが余分に自生的にくっついて肥大化して、身動きの取れないイメージに肥大していく障害であるとも言えます。そのように思って聞くと、その方の内的イメージの混乱がよく見えて、その苦しみもわかりやすいからです。認知のゆがみとか、リフレーミングとか難しい言葉を使わない方が良いようです。ですから前田重治先生がいつか私に言われ、また先生が小論でも書かれておられましたが、そのテーマは「たかがイメージ、されどイメージ」なのです。

このイメージ障害が硬化してくると自分の理念で自分を苦しめる妄念ともなり、抑うつ症の方には必ず認められる自縛のトラップとなるのですが、その原型はやはりイメージ障害と考える方がその方との接し方や工夫がより容易に浮かびやすくなりかつ適切なものになっていくからです。さらにそのように見ていくと「何とかできる」という発想と、「何とかなって行く」事実をもたらすからです。

抑うつ症の治療ポイント
――素朴な理論の臨床的有効性――

1　はじめに――我に帰るという原則――

本論ではテーマとして抑うつ症としたが、これを広く抑うつ感とするなら、病院関係の心理臨床において、それを伴わない患者を見つけるのが困難なほど、抑うつ感は主訴のみならず併発症状として多い。それは抑うつ感をより本来的な「自分の抑圧」と仮に考えれば、それは全ての患者に当てはまることであるので、当然の事とも考えられるし、同時にそこからの回復は私たちの仕事の普遍的な課題だともいえるからである。例えば診断が離人症となっていても、多くの患者は必ず気が重い、時として気持ちが乱れて死にたいなど、抑うつ感を伴うのは通常でさえある。

主訴はどうあれ、筆者の精神療法における普遍的な課題は平明に示せば「自分を取り戻すこと」であり、この自分とはいろいろな症状で苦しんでいる「自分自身」ないし「私自身」のことを示している。これは学術的には自己感覚の賦活とか、自我の強化とか、自己回復と示されている事象と同一の現象であり、患者の言葉によれば「落ち着いてきた」とか、「前よりあまり気にならなくなった」とか、「前より楽」とかいう表現となることを示している。それゆえ、抑うつ症の理解とその治療的面接の考察は他の主訴とする患者にも当てはまる、いわば中心的課題でもあるので、ここでは抑うつ症を中心に筆者の臨床感覚をふまえながらそれらの要件を考察していきたいと思う。また病院臨床の場合は大半は薬物併用治療となるが、その薬物も私は「自分を取り戻す」という大きな課題の一つの作業として考えるようにしている。

ただ、この作業のためには抑うつ感を主とするものは、面接がより治療的となるようなそれなりの組み立て方や私の臨床経験上、自己回復を早めるコツや手応えのようなものが確かにあるので、本論ではそれらを中心にまとめてみたいと思う。

ちなみに私が抑うつ症の患者と出会うのは企業場面でもあるが、病院場面と比較した場合、企業のそれは感覚的な表現となるが、比較的ないしとても「軽く」割合変化しやすいのに対し、病院関係の方はしっかりとその人の人間性に根がはえており、抑うつ的発想がしっかり内在化されているようである。この理由は簡単であるが、ここでは単なる臨床的感覚の特徴を示すだけでやめておきたい。

2　我に帰ること——悩みとその本人自体を図地反転としてみること——

さきの筆者の臨床の普遍的課題はいろいろな事や気持ちで苦しんでいる「私」という文章のなかの、「私」ないし「自分自身」を取り戻すことと示したが、それをごく簡単に示す事例があるので筆者の主旨をより明確にするため簡単に示したい。

患者は三五歳前後の男性で、抑うつ症特有の朝の心身の重さ、出勤嫌悪感や疲れやすさ、不眠、日中のイライラや仕事上の不安が強く、特に「自分はあまり仕事ができないので、いつ出向やリストラにされるか」とか「大きな仕事がまだ来ていないのに、その噂を聞くだけで一日中それが気になり、夜になるとまた気になり眠れない」という方であった。細部は紙面上割愛するが、その彼がある程度「そうなればその時考えればよい」といった、後述する「心配事の先送り」がある程度できかけていたものの、状態があまり十分でない時期に、彼を我に戻したのは、客観的に自分が出向を薦められるリストに実際に挙げられていたことを知ってからである。彼の予期不安は的中し、通常なら泣きっ面に蜂で余計にしょげるはずだが、彼はそれを機会に「やはり自分はそうか」という我に戻るきっかけとなり、予期不安は消失し、逆に「私はそれは嫌だ」という自分自身の声が出かけてきた。この現象がここで言う「悩み」が図になっていて、「私」が目立たない地になっているのが反転し、「私」が図となってくるという「私」についての図地反転である。筆者もこの反転を促進するため彼の仕事の専門性から現職に止まる方が患者にも会社にもプラスであるという意見書を示し、外的にもその声を支持しつつ面接の場でも彼の内的主張の声を援助し、結局彼は出向をまぬがれた。ところが彼はそれをきっかけに不眠や他の症状もみるみるうちに軽化し、半年後には彼のスローガンは「頑張らない」ということになり、極めて安定した状態が続いたので、終結したものである。

上述したケースは特例ではあるが、筆者の言う図地反転を見るということがわかりやすいので引用したが、図地反転とはいろいろな事に悩んでいることが仮に地であるなら、その悩んでいる「私」自身の気持ちや私自身の方に注意が行くと、それが新たな地となり、悩んでいること自体が図となるという反転現象のことを示している。この現象は抑うつ症の治療過程に程度や出方の差はあれ必ず見られる過程である。そこでは悩んでいる私が小さくなると同時に、悩んでいる「私」の私の方が拡大することが回復するということと同義であるので、このような過程を私は〈悩みと自己の図地反転〉と考えるようになった。それゆえ抑うつ症の場合、悩んでいる自分とそれについて感じている、より本来的な自分をあえて区別することが重要な見方となる。抑うつの精神療法の組み立て方の要点は、その面接においてこの図地反転が起こりやすいきっかけなり、それが発生しやすい条件をどのようにして組み立てていくかということである。そのために後述するようなさまざまな私なりの技法とまでは言えないが、抑うつ症の方の問いかけを重視するようにしている。

3　内なるDesireの賦活――夢作り作業――

われわれの仕事で出会う抑うつ症の患者ないしクライエント（以下、病院臨床のため患者と示す）に最も欠けていて大切なものは何かと聞かれたら、おそらく筆者は「その人を支えている夢」だと答えると思う。また冒頭にdesireと示したのは、正確にはサリバンの言う意味であり、特に抑うつ症の方の場合、夢ないしdesire（本人のより深い何らかの欲求に基づいた声ないし求め）か極めて貧困である事実は「暇なときに何をしたいのか？」という簡単な質問に「わかりません」と答える患者が多い事実が物語っている。また仮に夢があるにせよ、それは分裂症の人が「社会に参加して仕事をして結婚をし、普通に暮らす」というそれのように、そうできない自分を責めるというよりもっと自罪的に攻め立て、みじめな自分を感じさせ、自分を煮えたぎるほど焦らせている夢であり、それは苦しみのもとになっているとさえ言え、本人を支えるものではない場合が多い事実にもよっている。

抑うつ症の方の話は、抑うつ症特有の苦しみがまた次の苦しみを生み、不安は次の不安を呼び、それがまた自分の力を弱体化させ、また絶望感を呼ぶというエンドレスの形になりやすい。また治療者の方もその話に共感することで、手一杯という話はよく聞く。しかしこの作業は抑うつ症の精神療法においては、最も基本的な作業であることは間違いはないだろう。それも極めて治療者が人間的に対応することは重要である。しかし、それのみでは上述した図地反転を起こしやすい可能性が多い機会と条件を十分に備えてはいないようである。それゆえ、いかにこの図地反転を促進し、悩んでいる「私」が育成しやすくさせるかということについて筆者なりのいくつかの方法や患者への「問いかけ」があるのでそれらについて示すこととする。

4　空想の利用の重要性
——したいことがじょじょにわかってくるきっかけ作りとしての空想の利用——

先に抑うつ症の患者の一般的特徴として desire の枯渇を示した。また単に〈何かしたいことがあるならそれをしたら〉と伝えても、「何をしてよいかわかりません」といった反応を示し、場が沈黙がちになる事実も多い。しかし〈わからないといいながらも、今はきついのでじっと横になりたいという気持ちはあるでしょう〉と仮に質問するなら、治療初期の患者の場合は多くはイエスであり、〈それじゃしたいことは身体でわかっているのですよ。だから今のところそうしたいのなら、そうしたらよいと思いますよ〉といった対応は患者の desire の賦活のわずかなきっかけにもなりうるだろう。またやや反論できる元気がある患者の場合、いわく「そうしてだらだら横になっていると余計つらいんです」とか述べ、〈自分が何の価値もないくだらない人間のように思えてつらいんでしょう〉と対応すると、「はい、そうです」というやりとりになることが多い。その時、患者の言う「くだらない人間という考え方」について、あれこれ指摘をするなら、それは時として余計に患者の内にある「何もできない自分」を拡大しかねない。その時後述するが、〈そのつまらない人間という考えは少し元気になって、あなたが少し動ける（ないし働ける）ようになるまで、あまり自分についてあれこれ攻めるような考えは先送りにできれば少し良いいね〉とか自分を攻めることの先送りを勧めておけば「じっと横になっていたい私」の desire の賦活につながる可能性は拡大する。

ここで desire の賦活を重視するのは簡単に示せば、抑うつ症と言われる多くの方は「したいようにしてはいけないという思い込み」が強くて苦しんでいる人が多いからである。それゆえ、少しは「したいようにしてもいいんじゃないか」という素朴な理解であり、それゆえ「したいことが少しできる」ような内的条件を作りやすい面接が有用だということである。

こう示すと抑うつ的な発想をする健全な方達はたぶん、「それでは犯罪的行為でもOKか？」という異論もあるかもしれないが、それは臨床的事実知らずの屁理屈とも言え、犯罪的行為を達成できる人は抑うつ症にはかからないし、抑うつ症の人が万一犯罪的行為の desire を持つとしても、それは「死にたい」と言う desire と同次元のものとして、空想として共有することでその行為は現実には起こったことは一度もなかったという筆者の臨床的事実を示しておきたい。

前述したが抑うつ症の方の話は、治療者にとっても、どこも出口のない嫌な暗い景色が永遠に続くような気にさせるのは全く正確な共感であるといえる。それは全身でもって話を聞くほどそのような気になるし、また患者にそう伝えると多くの場合「イエス」だからでもある。しかしそれだけでは有効な治療面接になりにくいことも前述した。それゆえ筆者は時にはインテークの時からでも、あるいは聞く当方が苦しくなりかけたころに「ところで昔あなたが子どもの頃元気だった時、どんな遊びをしていたか？」とか、「今まで生きてきて最も楽しかったのはいくつくらいの時かな」とか聞いてみる。またそのことについて話をしてくれるか否かにかかわらず、より desire を賦活するために筆者がよく利用するのは「これは全く空想してもらいたいんだけど、仮に三〇〇万円の宝くじがあなたに当たったとして、それを一ヵ月以内で遊びに使わなければいけないとしたら、あなたならどう使うか空想してもらえませんか？」という問いかけをよくする。この問いかけの狙いは desire の賦活にあることと同時に、多くの患者の場合、その空想に入りかけると、その表情が和らぐか、時には笑顔になることである。この問いかけは筆者は遊び感覚でいつもやっている。例えば患者が「使い方がわからないので貯金やローンの返済に充てます」と答えるなら、「それは違反です。遊びのためにしか使ってはいけないというルールがあります」とかいうふうにである。

このときの患者の「したいこと」の空想は、私の臨床経験上、全く「慎ましすぎる」という表現に尽きる。例えば最も多いのは「家族で二、三日から多くて一週間くらいどこかの温泉に行ってゆっくりする」という類のものである。その時、「それはどこのどんなふうな温泉で、料理と部屋はどんなふうですか？」などイメージを明確にする対応は患者の desire の賦活のためにも、またそのファンタジーをよりリアルにして話に弾みをつけるためにも有用である。そして「それでいくらくらい？」となるが、大体皆の相場は一〇万円から多くて三〇万円内外をあげる。そこで〈家族ということもあるし、もう少し食べたいものを食べるなりしてみては〉とかの話となるが、いくら空想が贅沢にできても多くの方は残金の二〇〇余万の使い方に困り笑い出すことさえある。

そのように少し空想を膨らませる癖をつけておいて、「ところで、今何でもいいから何をしたいのか、じっとしていたいならそれでもよいし、見たいビデオがあるならそれでもよいし、自分にしたいことを自分に相談をする癖をつける」ことを勧め、気が向けば少しそれをやってみることを勧めておく。これらは自分戻しないし自体戻しともいえる一貫の作業のうちの一つであることは明白である。

5　家族への説明——したいようにさせることの意味の理解——

このように患者が「自分のしたいこと」に相談し、少し実行しかける前後に、患者に家族に対しそうすることの意味の説明が必要かということを必ず筆者は確かめるようにしている。そのことの家族の理解の有無は、家族の者の不安や現状や見通しを与えるためにも、また患者にとりより多少とも「したいこと」の自分が自分で認めやすくさせることは事実だからである。このとき、一方的に患者の眼から家族に伝えるのでなく、家族の心配、不安、不満から、患者と別の人間として理解を始めた方が当方の意が伝わりやすいことは増井（二〇〇二）に細かく記述しているのでここでは割愛する。

抑うつ症と言われる方の特徴をまた別の表現をすれば、「観念で人生を生きすぎ、実際の行為であまり生きていない」ことが挙げられる。例えば入院ないし自宅休養が必要な方にそれを伝えると「入院しても周りの状況が同じなら結局は同じなのではないか？」とか、「休んでもどうせ会社に行くのだから何も変わりはないのではないか」等である。そのことは「こう言われたけどこう言ったらこう思われるのではないか」という抑うつ症特有の自己完結的発想で、また自己の内に荷物を抱え込み、また元気をなくしていくという限りなき悪循環の繰り返しと同次元の問題だと考えられる。また、ある患者は冬に近くなって雪も降っていないのに、雪が降ると外来はどうなるのかと心配する人もいる。筆者は常々、それらの方にその不安の共感はするが、まだ入院も休養もしていないのに先々のことを考える苦しみの実害と同時に、「入院や休養をしてから、その時その時になってみてその時の状態で考えてみる」ような考えの癖を付けるようにしている。この作業はできるだけ不安や心配事を先送りにして、今の自分のしたいことが少しでき心の休養の深まりによる自己回復のためにである。このことは極めて皮肉なことではあるが、多くの患者は元気になりたいという希望があるにもかかわらず、あるいはその希望が高すぎ、かつ、重すぎるか逆に次々に事実起こるか起こらないかわからないような不安や心配事を抱え、「今の自分」がどんどんスポイルされ、やせ細っていっている実態は、心配事の先送りの意味として患者に必ず付け加えて話すように筆者はしている。

多くの患者は今の自分が肥るためにいろいろな心配事や不安を先送りすることがほとんどできなくなり、また疲れてしまうという事態がある。そして「先送り」ができてくると回復の兆しが現れやすいことも臨床的事実だからである。例えば、「以前より言う前に深く考えずに人に言えるようになった」とか「あまり考えないでやろうとしてやってみたら意外とスムーズで安心した」などよくある事実である。この先送りをより容易にするためにいろいろな不安や心配事を入れ物に入れて、横においておくこと（増井、一九九九）などの練習がその有効な助けとなることも付加しておく必要がある。

7　悩んでいる自分を横から眺める
——いろいろな事で悩んでいる私と、それを見る私との分化の促進——

筆者の考える面接を治療的にするということは、悩んでいる私のなかで困っている「私」の部分を何らかの形で膨らませることであることとその意味は冒頭で示した。またその育成条件を整えることが、抑うつ症に限らず、治療的面接の要件であることも示した。そのためにいろいろな悩みを話した後、その自分から抜け出すつもりになって身体を動かし、いろいろ悩んでいる私とそれを見ている私と治療構造的に分化することが抑うつ症の場合は特に有効であるようである。

筆者の場合、四〇分内外と予約面接時間が限られていることが多いので、具体的には残り一〇分くらいになると、一応話をまとめ、例えば、「こんなことや、あんなことで苦しんでいるあなたがそこにいることは、よくわかりました。それで、今からいろいろ悩んでいる自分からそっと抜け出すつもりで身体の位置を変えて、その悩んでいる自分を少し横の方から眺めてみて、少し彼（ないし彼女）についての印象なり感想を聞かせて欲しいのですが」と告げることを多々行っている。

むろん最初は患者の座っている所に直接治療者が行き、「いろいろ悩んでいるあなたがここにいるよね。そしてそこから少し抜け出すつもりでそのあなたの身体を移動させて、そうそう、ここらあたりから見た方がよいかな、それともここらあたりかな？」とか、直接治療者が適当と思われる場所を確認しながら誘導する。そして悩んでいる自分を彼とか彼女とかと三人称化して、その自分を眺めてみた時の簡単な感想を聞くのである。このとき、いろいろな反応があるが、多くは「そんなに力を入れなくてもよいのに」とか「少し可哀相だ」とか、極めて治療者が患者に伝えたい感想と重複することが多い。その場合治療者も全く同意見であることを伝え、「このように少し見方を変えると、自分が自分のことをすでに多く知っている」事実も伝えることが重要である。

また多くの患者は横から眺めた時の気持ちを確認すると、少しは「ほっとする」という安堵感を述べる。その時、その安堵感をじょじょに深めることが治療の目的でもあり、回復の条件であることを伝え、家で気が向いたり、嫌な気分になったりしたとき、いつでも横から眺めてみる練習をしてみることの意味を伝えておく。これは特に不安発作を伴うような抑うつ症の場合には、そのパニックへの対応として有効であることが多い。また、横から眺めても、まだいろいろな苦しみや苦悩を話し出したりする場合、またその自分を横から眺めたりすることもできるが、多くの場合、まだ患者が話したりない場合が多いようである。

この方法は、筆者の場合インテークの時から行うことさえあり、患者にとりそれほど困難な作業では決してないことは実際行ってみればすぐに判明することである。またかなり眺められるようになれば、その時の彼（ないし彼女）の表情や姿勢などを聞き、「何かあれば少しその彼が元気で、少し喜ぶようになるかな」といったフォーカシング的内省状況は容易に形成される。この横から眺めることも、いろいろなことで悩んでいる「私」自身の育成そのものといえよう。

ところが、このように気になることを入れ物に収めておいて、横においたり先送りしたりすると何もできないのではないかという意見は患者からではなく、やや理屈っぽい専門家から受けたことが何度かある。むろん、その方法をした結果ではなく、する以前にである。

この類の質問は、たぶんご自身が心が煮詰まった経験がなく、横においたり先送りする必要なく、その日のことを常にきちんと済ませられる方のように見受けられる。しかし心は煮えたぎり、次々に自分を苦しめる発想に引きずり込まれる状況のただ中にある抑うつ症の方に、何より必要な要件はまずは前より少しましな状態になれることであり、それが少しずつ拡大していくことであることは自明の事実とさえ思われる。そしてそれがただ一時のことであれ、その一時が無いのと有るのとでは、患者にとり天国と地獄ほどの差であろうと言っても過言ではなかろう。少しでもほっとできれば、その経験はマイナスの加算ではなくプラスの加算体験になりうるし、それは何かの形で拡大できると考えられると、筆者は考えるようにしている。誰の言葉かは失念したが筆者の好きな言葉に「治療面接において常に達成可能な希望を治療関係で共有することは極めて重要な事である」という言葉に思い当たる。筆者の場合この姿勢を常に崩さないように心掛けてもいる。

8 「仮に全てをクリアーしたとしたら？」という空想

抑うつ症の方の話を聞いて共感するほど、治療者が抑うつ的になる事実は前述したが、そのようなとき、筆者は時々「今までいろいろな苦しみを聞きましたが、仮に空想をたくましくして、あなたがそれら全てをクリアーにしたとしたら、どんな気分になり、何をやりたいか少し空想してくれませんか」と面接時に問う。これも「よくなりたい」という患者のdesireの部分を空想により賦活することの問いかけの一つである。多くの場合、治療関係が安定しているなら患者はこの問いかけに微笑して、その空想を始め、それを語るときの表情は、明らかに悩みを語っている時のそれは異なっている。このとき筆者は常にその空想としっかりと手を結ぶようにしている。この問いかけは、「元気だった頃、どんな楽しい面白い時間をすごしたか」という問いかけにより、もう少し深い患者のdesireの部分を賦活するようである。

9　休み方の相談——完全にワープできる内的世界の育成——

上述した技法とまでは言い難いさまざまな抑うつ症の患者への問いかけは、全て患者に対する休み方の相談に通じている。抑うつ症に限らずわれわれ日本人はともいえるし、他の患者にもいえることだが、特に抑うつ症の場合、どのように動いたらよいかは極めてよく考えているが、どのように休めば心がより回復するかということについての発想や経験が圧倒的に不足している。この事実を換言すれば、身体は休んでいても心は決して休まず、焦りや不安に満ちていて、それゆえに回復の足を引っ張っている内的事実が常に抑うつの方にはあることは特記する必要もない、もはや常識とさえいえる抑うつ症の実態である。それほど長期に渡ることは抑うつ症や、一応治ってまた落ち込むということの繰り返しをする患者を、心の「休み方」という側面から見ることは抑うつ症の治療的面接には不可欠であると思われる。抑うつ症の治療とは換言すれば休み方や、より本来的な自分の desire に基づいた時間の過ごし方の発見のプロセスとも言えると筆者は考えている。それはまた換言すれば、仕事も何もかも忘れて、ワープできる内的世界の育成とも言える。

10　むすび——自殺および死について——

抑うつ症とセットになるのは自傷行為や希死念慮ないし自殺願望である。筆者の場合、長年この仕事をしてきてまだ一人の自殺者も出していない。この事実は、以前中井久夫先生に私の面接について話を聞いて頂ける時があり、その時先生に「サリバンは『空想は行為を遅滞さす』とも言っていた」というコメントをもらったこととどこか重複している。漠然としているが確信めいた臨床感覚と関係があるようである。そしてその時私はまさにその事実を随分前から何となく知っていていて面接していたような気がしていた。自殺者が出ていないことの一つはたぶんこのためであろうとも思われて仕方ない。このサリバンの表現を筆者なりの正確な表現をすれば「抑圧された願望の空想の治療関係における共有はある行為を遅滞さす」と示せるようだ。自殺という行為それ自体は、死にたいという気持ちの共有や、「どんなふうに死にたいのか」という空想の共有により、かなりないし確実にその行為を遅滞さすことは筆者の臨床的実感である。

この臨床的事実を如実に物語るあるケースのことを示したい。彼女は「死にたい、死なせてくれ」と訴え続け、いろいろな病院に入院を拒否されたり、また次に紹介されたりしている方であった。そんな彼女が、ある知人から筆者に紹介されてきたとき、「あなたの死にたい気持ちはよくわかります。けどどんなふうに死にたいのか、それを話してくれませんか」と聞いた時のその彼女の表情の変化である。その問いかけから数秒後、彼女の表情は一変し、笑顔さえ浮かべ、そんなこと聞いてくれる先生は今までいなかった、そんな先生に初めて会ったと述べたことが思い出される。むろん彼女は自殺せず、今は老人介護のプロを目指している。

「死んではいけない、それより一日でも生きることの方がどれほど勇気のいることか」くらいは多くの治療者は言っているものと思われる。しかしそれが患者の支えにかろうじてなるための治療的関係の深まりは極めて重要である。しかしそのような時「どのように死にたいのか、仮に死ぬならどんなことを言い置きたいのか」という、死にたい気持ちを空想で膨らませることは、理屈上その実行を早めることのように思われるかもしれないが、臨床的事実はその逆であり、筆者の場合その事実は決してなかった。その類の疑問も先に示した臨床的事実を抜きにした単なる理屈のようにさえ思える。この事実は、筆者にのみ成立するのか否かは不明であるが、スーパーバイズを通じて、やはり客観的事実に近いのではないかという感想が最近深まりつつある。

中井先生のコメントによれば、サリバンは死にたいと訴える患者自身の死後の自分の白骨のどの部分を拾うのかという空想まで拡げていると聞いたが、まだ筆者はそこまで行っていないので、その類の空想の治療的有用性は予測できるが不明である。しかし「遺書を書く」という形で死に対しての心の整理や、その遺書についての相互討論や、いかに楽に死ねるかという空想の出し合いは筆者の場合は何度もあり、その都度自殺という行為は達成されなかった臨床的事実は述べておきたいと思う。

文献

増井武士『迷う心の「整理学」——心をそっと置いといて——』講談社現代新書、一九九九

増井武士『不登校児からみた世界——共に歩む人々のために——』有斐閣、二〇〇二

（初出：「病院場面での抑うつ症の治療的面接の組み立て方」『臨床心理学』三巻三号、金剛出版、二〇〇三）

追想

私の全てとも言える論文の中であえて「うつ病」とせず、「抑うつ症」としているのは治療的進行を前向きにとらえやすくするという意味が当然その底にあります。「うつ病」とするととても治りにくく、またすぐに再発するというイメージがあり、それを避けるためにです。

「抑うつ症」という概念は、たぶん、精神医学用語にはないと思います。しかし私の持論ですが医学診断用語と患者に伝える診断用語は絶対に区別した方が良いと思います。後者はそれを聞いた患者さんなり周りの方にとって自己理解と治療方針がセットになっている方が好ましいのは当然だからです。

本論の論旨は極めて素人的で単純です。「気分がすぐれずに嫌な時、その嫌なことにかかわらず、楽しいことを膨らます方が嫌なことは小さくなっていく」という理論です。もう少し述べると、抑うつ症を何とかしようとしてそれ自体に関わると治療構造や関係自体が「抑うつ症」に類似して、治療関係が抑うつ症にかかってしまうので、それと異質な構造関係にした方が良いという提案と実践とその証としてのケースです。

抑うつ症の方にどうなりたいかという desire の部分をどう膨らますのか、何度も繰り返すようですが「何もしたくない、ただ横になっていたい」というのは desire なのですから、それを言葉化して意識的にでき

ていることを明確にして、横に「なりたい」という気持ちを明確にし、「それならそのようにしている事はしたい事をしていることになるんですから」などと上手に少しずつ意識化してその傾向を育てていくことは、それを拡大していくと自殺などの危機回避をかねた重要なポイントになります。

これを専門家の前で話すと、「そんな単純なものでない」と言われますが、そのような方は必ずどこかで臨床的事実知らずの頭だけの極めて難解な治療的理論を考えておられるような方が大半だったように思います。大体そのような方が「うつ傾向」を示すものですので用心してください。

この論文はわかりやすく臨床的成果が副作用なく認められる方法で皆があまり考えていないものですので、一読されるに値するものだと自分では思っています。特に産業や企業に携わっている方には特に勧めています。

気持ちにケリをつける

――即効的な自己感覚（自体感）の賦活に向けて――

キーワード：自己感覚の賦活、気持ちの定着化、「ケリ」をつける

1 目的

自分が自分であり、自己なりの言動をとれるという自己感覚の回復はおそらくあらゆる立場を超えた普遍的な治療目標であろう。しかし、従来の方法においてその感覚回復は、患者の要求に反して時間のかかるものでありがちであった。この患者の「早くよくなりたい」気持ちにむやみに応じようとすることは治療者（以下、Ｔｈと略記）の焦りや無力感を高め、労多く益少ない結果となるが、仮にその気持ちに即座に対応できる方法があり、自己感覚の活性化の早期の発生を促すことができるなら、それに越したことはない。報告者はここ数年、この課題に取り組んできたが、いくつかの方法が定着し、その臨床的効用も確認されてきているので、本報告はその方法の一つである。

多くの患者は何らかの意味で、自己が抱えるいろいろな問題に「ケリ」をつけたいと願っているのは周知の事実であろう。だが、どうすれば「ケリ」がつくのかわからないのも事実である。そして、その問題のケリとは決

して言葉で語られた問題の内容のケリではなく、内容についての心のケリであることはわれわれの世界では常識的な見方ともいえよう。これはわれわれは言語学者でなく、心理学者であるという基本的な職業的特殊性においてでもある。それゆえ、仮に患者が抱える問題についての気持ちに空想的にであれ、というよりもより正確には悩みの本質は空想であり、その空想のケリがつかないというところが基本的な問題であるのだが、仮に患者自体が「ケリ」をつけた気持ちになれるほど自己感覚は活性化することは、われわれの日常生活からみても明白であり、この研究はその方法と結果とその吟味に向けられている。

2　方　法

この方法と効用を支える軸は四本である。①患者が語る問題の内容の言葉でなく、その問題についての気持ちをまず明確にすることである（内容から気持ちへの転換）。②その気持ちを何らかの形で形として定着することであり（心の定着化）、③それを自分自身どんなふうに処理をしたらケリがついた気になるかを空想し、その場で実行可能なことは実際行うこと（問題への主体感の模索とその実行による主体感の活性化）、④ケリをつけられない自分を容易に眺めやすくするために、その自分をその場は置いておき、少し離れた場所から眺め、自然に出る感想からの多様な気づきを容易にするための構造化（自己分割化による自己感覚の活性化）である。以上の概要を具体的な方法として示すと以下のようになる。

①患者の述べた問題から、Th、患者双方によるそれに対する気持ちの探索と明確化。

②A4用紙四分の一くらいの紙に、その気持ちを文字に示してそれにふさわしい形なり枠を与える（心の定着化）。

③①②の繰り返しにより数枚たまった気持ちの「ケリ」をつけるため、一枚ずつその紙について患者が納得す

る処理の空想と実践（自己感覚の探索と活性化）。

④以上が終了した後、問題を抱えている自分を横から眺めて、できれば困っている自分がうなずくフレーズの発見（自己分割化による自己感覚の活性化）である。これをもう少し具体的に示すため、症例報告を兼ねて以下に示す。

3　結　果

ここでは方法的なバリエーションとこの方法の適用上のポイントを示すために論述の後に（ポイント）と示している。また複数の症例報告をするが、紙面の都合上ここではこの方法のやや典型的な活用例を示す。

症例：三一歳、男性。多様な病院めぐりをして、いろいろと薬を変え四年くらいになるが、うつうつとして考え込み、おどおどとした不安の多少の回復感はあったが、なかなかそれ以上はすっきりせずに、紹介状を持参して来院。その気持ちを確認していくと、うつうつとした気持ちとか、おどおどとした気持ちなど一枚ずつ紙に示し、それにふさわしい形をゆっくりとイメージして（ポイント）、紙のどこかにそれにふさわしいところに記入していったが、一〇枚くらいたまったところで最後に長年感じてきたどうとも言えない気持ちがあるというので、「どうとも言えない気持ち」と示すのはどうかと提案すると、大いに同意して、それに形を与え、まだ何か残っている感じがあるというので同様に「残っている感じ」とし、それらで約八〇％今の気持ちが出たとのことなので（ポイント、初期は六〇％くらいの方が適当）、定着化のステップは終了した。

そして、それぞれの気持ちについて自分が最も納得する処理の仕方での空想を促すと、よくわからないというので、例えば私なら「うつうつとした気持ち」は適当な形にちぎって川に流したいような気がする（ポイント、私ならこうすると自分の実感を伝えた方が患者の処理法を促す例えになりやすい）と伝えると、彼はそうでなく、まず細かく手でちぎりたいというので、そのちぎり方にこだわり、できるだけ納得のいくちぎり方をするように伝えたところ（ポイント）、細かくちぎり、それをどうすればケリが付くような気がするか空想を促したところ、部屋の窓からバラバラと放り投げたら気がすむようだと言うので、実際できるだけ自分のイメージに近いようにそうするよう勧め（ポイント）、次々にケリを付けていった。特徴的なことは、いつも残っている感じはなかなかぴったりくる処理が思い当たらないと言うので、面接時間の都合上それらならその紙を私が預かるということはどうかと提案すると、机の引き出しに入れて置いてくれというので、一応全ての気持ちにケリをつけた。

その後、困っている自分を少し横から眺めた感想を求めると、「何や、こんなことか」と言っているようだと言うので、見ているあなたもそう思うかと聞くと、イエスと言うので分割化のステップは終了した。ついでに今の自分の気持ちを確認する（ポイント）と、長年続いたうっとうしさが初めて少しましな気持ちになれたというので、次回まで気が向けばこのようなことをやっておくように伝えた。

結果的に、彼はやり方のわからないところを三回くらい実際に行ってみる（ポイント）だけで、随分前より気が楽に自由に動ける気がする時期が半年くらい続いたので困ったときだけの来院とし、一応終結した。彼は私の「悩みは所詮空想の産物だから、それより明確な空想ができると、悩みは自然にしぼんでいくのは当たり前だからね」というつぶやきがとても印象的だったとのことであった。

4　考　察——方法の意義や基本的留意点について——

定着化の意義

この方法の特徴と原則の一つは、筆者の持論であるが、患者が語る事柄から、その気持ちへの翻訳作業から始まる。なぜなら、患者が欲しているのは、その事柄についての気持ちの理解であり、よくわかってくれたとの患者の意見はおおむねそれに準拠している。この作業の質が面接を治療的なものにする大きな要因の一つであろう。加えてこの方法はその気持ちを聞き流すのではなく、自己賦活を効果的にするために一枚の紙に一つの気持ちを文字で書き、それにふさわしい形を与えることである。この作業は、文字という形でデジタルに明確化し、形というアナログな要素でもってデジタルに割り切れない心の部分を補うということを狙いとしている。そのためには気持ちと言葉というアナログとデジタルの狭間についてのＴｈの理論化が、この方法を使いこなす一つの骨子となる。また方法的には必ず一枚の紙に一つの気持ちに止め、多くの気持ちは一枚ずつ紙面に記入した方が、この方法が有効に作用する原則でもある。

適用、禁忌症について

またこの方法の適用症としては、比較的よくなりたいという気持ちが全面に感じられる患者なら、多くの場合何らかの効用があるが、禁忌症として症状が活性化して自体感が衰弱している場合などは、少しやってみて疲れるようなら即座に中止した方がよい。ちなみにグループワークなどで行ってみても少し心的負荷がかかる方法であるので、当初は全ての気持ちの六〇％くらい示せれば十分であるとしている。

また、納得のいくケリのつけ方で示した紙全体を少し眺めるのは良しとしても、全体をまとめての処理の仕方を考えるようであれば、必ず中止した方がよい。というのは患者の知的混乱を防ぐという意味より、一つ一つ別々なものとして確実に納得するケリのつけ方を空想すること自体に自己感覚の活性化の準備状況が形成されるからである。

注

その他の方法的な要点や方法や理論の持つ簡便性や、方法から立脚する理論的軸については、紙面の都合上口頭にて報告した。

（第24回日本人間性心理学会大会、二〇〇五）

追想

そろそろ随分たまっている自分の考えのうち未発表の分を少しでも発表して私の仕事に「ケリ」をつけたつもりで学会発表したところ、司会の岡村達也先生が、「増井さん、どうしてこのような発表をしたのですか？」と聞かれてドキッとしました。自分の仕事にケリをつけようとしていることがわかったのでしょうか？　私は「それは何とも今のところ言いづらくて」とかごまかしておきました。

また、質問で理屈っぽそうな東京？　の方が「こんなにいろいろ気持ちが出るものですかね。普通はなかなか出ないのですがね」と聞かれて「九州の患者は率直なんですよね。割合、東京あたりに比べて」とか誤魔化していたら、その先生が「それまでの治療関係という要因もあるしですね」とソフトに言ってくれました。実に人の言いたいことをわかられるセンスの良い方と思いました。

ところがその質問をされた方が実際に、紙のかわりに黒板でためしてもらったところ、「あぁ、なるほどね。すぐに出るね」とのことでした。とくに私の提案する方法は、聞き読むだけでは、全く「アホクサ」と思われるのですが、実際やってみると本当にいろんなことが「出る」のです。

神経症圏内での「自閉療法」の効用
――心理臨床における嘘と誠――

1　目　的

自閉療法とは神田橋ら（一九七六）の提案した当時分裂病と言われている方への治療的援助方法である。それは報告者の理解では、理論的には秘密論に立脚し、彼等は内的に個的で秘密性を帯びる体験ほど、公共性、開示性を帯び、秘密性が高じるほど人に知られてしまうという分裂病の苦慮体験論に立脚している。それゆえ彼等は外的に自閉するのは、対人事態では内的には超自開され、その対応に大わらわであるゆえ、その内的自閉を可能にするため、対人対応を極めて〈表面的、事務的、意図して本当の事を話すのを避け、隠すこと〉を勧める方法であると論者は理解している。しかしこの事実は、時には閉じこもりがちや無口で口下手の神経症の方にも十分に類似共通する傾向である。彼等が他人の接触を嫌がるのは、他者と接した時に、どっとわき上がる内的イメージの混乱が苦しい（「誠」の同時多発的苦慮状況）のであり、他人自体何も害意もないことは十分頭で理解している。このような時、その内面を意図的に「隠し」、「語らないでおく」ことの内的操作が可能なら、対人事態での混乱は低下するという仮説は十分成立しうる。本論では「内心を語る」ことによる不都合を治療関係において「語らないで隠しておく」工夫を行うことで十分な治療的達成が可能であることを事例とともに報告し、その考察をするものである。

2 症例報告

報告では、臨床的適用をわかりやすくするため、二症例の概要を報告するが、ここではそのうちの一つを示す。

症例1　一六歳、男性、診断：対人恐怖症（不登校）

母親が述べるところによると、「約一年くらい前から登校しなくなり、外に出ると人が自分ばかり見ているから気分が悪いと一歩も出ない」とのことであった。初診時に服薬を外来医から勧められていたが拒否、筆者に会いに来たということでお会いした。当初文字通り、「もやし」を人にしたような相貌で、彼の虚弱性がうかがわれた。面接初期に彼が少しずつ語り出すことは、親の頑な信仰とその活動を子どもに強要する怒りと、両親に対する罵倒の言葉であった。Ｔｈ（以下治療者を示す）は「もっともな話」と考え、共感していたが、その傾向が高まり、母より「来院してから余計調子が悪くなり、病院から帰ると自分たちを責め、感情がとても不安定である」との話が出て、本人に〈ここに来て、いろいろな気持ちを話した後、心の状態が平和でなくなるのではないか〉を確認すると、本人は頷き、「ついイライラして親に言いたい以上に言ってしまっていることはよくわかる」というので、〈ここで話すとつい本心が出てしまって、その収め方がわからなくなるのでは〉と確認すると、彼は大いに頷いた。そこで〈あなたが、そのような本心を話すのでなく、それを隠してしまって、もっと差し障りのない他の話を試しに一ヵ月位してみるのも悪くはない〉と提案すると、彼はどういうわけかにんまり笑い同意したので、後は差し障りのないプロ野球の話となっていった。すると彼は驚くような博学ぶりで各チームの戦力分析や今年の予想などを話し出した。論者もその類の知識があるので、彼の評価と論者の評価の相違などについて語り、予約時間を超えることが頻繁であった。この話が続いて約三ヵ月後あたりより、彼の表情や言葉の声が随分柔らかくなり、時には笑い声で「先生もなかなかやるね。けどそれは甘いよ」とかと異論を唱えたりするようになっていた。そして、その表情や態度には当初の「もやし」は薄れ、心中の目鼻立ちがくっきりしているようであり、また母も来院を楽しみにしている様子であると語っていた。このようなプロ野球の話が続く間、彼が「家庭のこと」について三回くらい話しかけて来たが〈話す方が良いか、隠しておく方が良いかよく考えて、それで良いなら話して良いが、気分が悪いなら止めた方が良い〉という提案に彼は全て話すのを「止める」選択をしていた。その後約一年くらいした頃から「先生、俺ね、少し親の信仰がどんなものか知っても良いと思うから、少し一緒に出かけようと思う」と述べ、以後自然に時々気が向いたら野球の話のための来院となった。その間、母はスーパーなどの買い物や映画やドライブに行くようになり、ついで保健室登校も可能になったとの話であった。

3 考察――心理臨床における「嘘と誠」――

①いわゆる通常の適応における「嘘」の効用と重要性ならびに井戸端会議における「嘘」の実態とその効用。

（井戸端会議の話で「お宅のお子さんは成績も良く羨しいですね」とかよく耳にするが内心では何とも思っていない。「おべっか」の効用を考えてみること）

②「口べた」ないし閉じこもり状態の内的状態としての、「誠」同時多発選択不能苦慮状況と「上辺だけ」「嘘をつくつもり」という「心構え」の治療的意義などについて。

（①ほどでもないが「口先だけ」で対人関係は何とかなっている「事実」を見直すこと）

③「誠」を語ることを是とする我々の信仰（？）についての危険性とその副作用および「嘘」の治療的効用の認識の必要性。

(「本当のこと」を語ることは身体の内的状況を時として極めて不安定にさせ、「嘘」から少し「本当」めいた話になるのは健康であるという考えを再認識すること)

④本方法適用上の index としての対人恐怖傾向とその適用上のポイントおよび状態像の確認方法など。

⑤その他の留意点(反動形成と考えられる人や表面だけしか語れない人への適用について)などについて考察してみたい。

(第25回日本心理臨床学会、二〇〇六)

文献

神田橋條治、荒木富士夫「「自閉」の利用」『精神神経学雑誌』七八巻一号、一九七六

追想

「適応ほど簡単なものはありません。それは学習できるもので、足し算ができる方なら誰でも可能です」と患者さんに伝えることは時として大切です。それは、三つのことをマスターするだけで済むからです。一つ目は挨拶です。二つ目は週刊誌でも読み、差し障りのない話題を作ることです。三つ目は、本心を語らず形だけ、表面だけで事が済めば十分であると考えることです。この形ができて初めて少し本心が語れるときもあるのですが、この形抜きに本心を語らずとも語ろうとしている患者さんの何と多いことかと思います。ほとんどのと言っていいほど患者さんは、「本質」を語ろうと努力し、「形」というセンスとカテゴリーが薄いのです。それゆえ私の面接では、多少とも必ず本心でない差し障りのない話が出やすいように心がけています。ですから、他で聞いていると実に他愛もない話が多いのですが、実は、「それで良い」というサインがしっかり送れることの治療者自体の自己認識が大切なことです。それらは大半は「どうでもよい」ないし

「嘘」なのです。しかしこの世は嘘で固まっているなら「本当」なのです。このことを伝えて少し体験できると成人も含め、笑い話として自分の「苦しみ」が語られるようになるのが早いようです。

著者略歴

増井武士（ますい・たけし）

1945年和歌山市生まれ。1973年九州大学大学院教育学研究科博士課程修了。専門は精神療法学、治療面接学、メンタルヘルス論及びメンタルヘルスマネージメント。産業医科大学医学部助教授（教育学博士）、同大学病院精神・神経科および産業医実務研修センターを併任。日本心理臨床学会常任理事。同学会倫理委員長などを経て同学会編集委員、同学会理事などを歴任。2007年約30年にわたる産業医科大学退官後、現在東亜大学客員教授、日本産業カウンセリング学会理事などを務める。

JIMBUN SHOIN Printed in Japan.
ISBN978-4-409-34041-7 C3011

治療的面接《ちりょうてきめんせつ》への探求《たんきゅう》 1

二〇〇七年 九 月二〇日 初版第一刷印刷
二〇〇七年 九 月二五日 初版第一刷発行

著　者 増井武士
発行者 渡辺博史
発行所 人文書院
〒六一二-八四四七
京都市伏見区竹田西内畑町九
電話〇七五(六〇三)一三四四
振替〇一〇〇〇-八-一一〇三
印刷 創栄図書印刷株式会社
製本 坂井製本所

乱丁・落丁本は小社送料負担にてお取替致します。

http://www.jimbunshoin.co.jp/